内经针法

刺络放血疗法

李平华　孟祥俊　著

中国健康传媒集团
中国医药科技出版社

U0267174

内 容 提 要

　　本书作者多年反复研读《内经》刺络有关知识，尽量还原《内经》有关刺络放血的原意，对其散在的刺络内容进行了系统的整理、归纳、总结、提炼、升华，并与中医理论、临床治疗进行了有机对接，形成了系统的刺络疗法。本书是一部实用性参考书，易于学习、运用，适于针灸科、康复科、骨科等临床工作者阅读、参考。

图书在版编目（CIP）数据

内经针法：刺络放血疗法 / 李平华，孟祥俊著 . — 北京：中国医药科技出版社，2019.12

　　ISBN 978-7-5214-1350-2

　　Ⅰ . ①内… 　Ⅱ . ①李… ②孟… 　Ⅲ . ①放血疗法（中医） 　Ⅳ . ① R245.31

中国版本图书馆 CIP 数据核字（2019）第 205799 号

美术编辑　　陈君杞
版式设计　　也　在

出版　**中国健康传媒集团** │ 中国医药科技出版社
地址　北京市海淀区文慧园北路甲 22 号
邮编　100082
电话　发行：010-62227427　　邮购：010-62236938
网址　www.cmstp.com
规格　710×1000mm $\frac{1}{16}$
印张　16 $\frac{1}{2}$
字数　251 千字
版次　2019 年 12 月第 1 版
印次　2019 年 12 月第 1 次印刷
印刷　三河市国英印务有限公司
经销　全国各地新华书店
书号　ISBN 978-7-5214-1350-2
定价　**49.00 元**

版权所有　盗版必究
举报电话：010-62228771
本社图书如存在印装质量问题请与本社联系调换

获取新书信息、投稿、为图书纠错，请扫码联系我们。

前言

　　《内经》是我国最早的医学经典，几千年来一直指导着临床治疗。其内容博大精深，治疗方法多种多样、极其丰富，其中论述最多的不是中药而是针灸，针灸中运用频率最高、最广的不是现在通用的毫针，而是锋针刺络，刺络的相关内容分布于《素问》《灵枢》的许多篇章，治疗病证竟然有一百余种之巨，包含临床各科疾病，足以显示出《内经》时期，古人对刺络疗法的重视，可见刺络的强大生命力。

　　我们反复学习《内经》刺络的有关知识，对其散在的内容进行了归纳、总结、提炼，对其理论进行了升华，形成了系统的刺络理论。包括刺络的有关气血、经络、脏腑的基础知识，络脉病的病因病机、诊断，刺络放血的作用、部位、针具、原则、刺法、出血情况，刺络疗法适宜病证等。

　　学习的目的是运用，我们在学习《内经》、古今各家刺络方法的基础上进行了系统总结探索，对临床 100 余种常见病、部分疑难病结合临床实践整理成册，奉献给社会，奉献给读者。

　　由于受水平所限，有些部分如络穴、无结、刺阴络、刺卫、络脉的诊断，尤其是脏腑络脉病的诊断等内容尚欠缺。有些内容尚没有形成自己独特的见解，如六经出血规律等，希望通过本书抛砖引玉，能有更多的读者、专家进一步研究和完善。

　　本书是我们的初步尝试，难免有不完善、不准确甚至失误之处，敬请广大读者、专家批评指正。

编者

2019 年 4 月

目 录

总 论

各 论

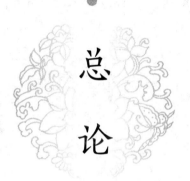

总　论

　　刺络放血疗法是运用锋针等针具，刺破络脉、穴位等，通过出血，祛除瘀血、外邪，调理气血，达到防治疾病目的的治疗方法。有时刺络没有出血而出气，或刺皮调节卫气，我们认为是刺络放血疗法的特殊形式，刺络放血疗法是《内经》最主要、最常用的治疗方法。《素问·离合真邪论》："温血也，刺出其血，其病立已。"

　　《灵枢》开篇讲到黄帝欲用九针疏通经络、调节气血，使气血在经脉中运行、出入离合循环无阻，则人体康健，《灵枢·九针十二原》："欲以微针通其经脉，调其血气，营其逆顺出入之会。"而调理气血最直接、最快捷的方法就是刺络放血。

第一章　气血与经络

刺络调理的是气血，故有必要先了解《内经》有关气血的生理、病理。气血是人体的精微物质，脏腑、组织、器官的营养来源，如果气血瘀滞，则会影响脏腑的功能活动，故气血对于人体来说至关重要，《素问·调经论》："人之所有者，血与气耳。"

第一节　气血

一、气

（一）气的概念

气是人体内活力很强运行不息的极精微物质，是构成人体、维持人体生命活动的基本物质之一。《灵枢·决气》："上焦开发，宣五谷味，熏肤，充身，泽毛，若雾露之溉，是谓气。"

（二）气的生成及与脏腑的关系

1. 来源于水谷

水谷进入脾胃，化生水谷精微，水谷精微上传于肺，通过肺布散全身，供应脏腑、组织、器官等，可见气由脾胃化生，由肺主管，《灵枢·营卫生会》："人受气于谷，谷入于胃，以传与肺，五脏六腑，皆以受气。"

2. 来源于自然界之气

气还与自然界之气有关，自然界的清气经过鼻、喉、气管吸入肺，在肺中与与体内化生的水谷精气相结合而成，《素问·阴阳应象大论》："天气通于肺。"《素问·五脏生成》："诸气者，皆属于肺。"《素问·六节藏象论》："肺者，气之本。"

3. 来源于先天之气

气来源于先天之气、真气，与后天谷气相合共同充养机体，先天之气在气的生成过程中起着重要作用，《灵枢·刺节真邪》："真气者，所受于天，与谷气并而充身也。"

从气的来源可知，气生成与脾肺肾等脏腑关系密切。此外，气的运行还与肝主疏泄、调畅气机的作用有关，肝的功能正常，则气机调畅，气机运行正常，肝失疏泄，气机失调，则气行郁滞。

（三）气的分类

《内经》按气不同功能，有不同分类。

1. 卫气、营气、真气、宗气

按不同性质、功能、来源，《内经》将气分为卫气、营气、真气、宗气等。

（1）卫气

卫气是行于脉外具有保卫、温煦作用的气，来源于水谷精微，是气中剽悍滑利部分，运行脉外，不受脉管约束，外而分布皮肤、肌腠、四末，内而分布脏腑、胸腹，布散全身，发挥作用，白天行于阳，夜晚行于阴。《素问·痹论》："卫者，水谷之悍气也，其气剽疾滑利，不能入于脉也，故循皮肤之中，分肉之间，熏于肓膜，散于胸腹。"《灵枢·邪客》："卫气者，出其悍气之慓疾，而先行于四末、分肉、皮肤之间，而不休者也。昼日行于阳，夜行于阴，常从足少阴之分间，行于五脏六腑。"

（2）营气

营气是行于脉中而具有营养作用的气，营气来源于水谷精微，是血液的重要组成部分，进入脉中，循脉运行全身，内入脏腑，外达肢节，终而复始，营周不休。《素问·痹论》："荣者，水谷之精气也，和调于五脏，洒陈于六腑，乃能入于脉也，故循脉上下，贯五脏，络六腑也。"《灵枢·邪客》："营气者，泌其津液，注之于脉，化以为血，以荣四末，内注五脏六腑，以应刻数焉。"

（3）真气

真气是禀受先天的精气，又称元气，为人体生命活动的原动力，是人体最根本、最重要的气，与后天的水谷之气结合充养人体，《灵枢·刺节真邪》：

"真气者，所受于天，与谷气并而充身也。"

（4）宗气

宗气是由水谷之精气与自然界的清气形成于肺、聚合于胸中的气，能循喉咽、贯心脉而行呼吸，与肺及呼吸关系最为密切。《灵枢·邪客》："故宗气积于胸中，出于喉咙，以贯心脉，而行呼吸焉。"《灵枢·刺节真邪》："宗气留于海，其下者注于气街，其上者走于息道。"

2. 脏腑之气、经络之气

按气分布于脏腑、经络的部位划分为脏腑之气、经络之气。

脏腑之气是一身之气按其不同的构成，分布到脏腑而形成不同功能的气，是由脏腑化生的运行不息以推动和调节脏腑生理功能的精微物质，按脏腑划分脏腑之气，分为心气、肺气、脾气、肝气、肾气、胆气、胃气等，并各有其功能，《灵枢·脉度》："肺气通于鼻，肺和则鼻能知臭香矣；心气通于舌，心和则舌能知五味矣；肝气通于目，肝和则目能辨五色矣；脾气通于口，脾和则口能知五谷矣；肾气通于耳，肾和则耳能闻五音矣。"

经络之气是运行于经络系统的精微物质，也是经络的功能活动，是各种信息、刺激的感应、传导等。

3. 阴气、阳气

按阴阳划分分为阴气、阳气。阳气具有温养、推动全身组织、维护脏腑功能的作用物质。阴气是具有滋润、濡养作用的物质。

阴气与阳气相对。泛指事物的两个对立面之一。如就机能与物质来说，阴气指物质，阳气指功能；就脏腑机能来说，则五脏之气为阴气，六腑之气为阳气；就营卫之气来说，则营气为阴气，卫气为阳气；就运动的方向和性质来说，则行于内里的、向下的、抑制的、减弱的、重浊的为阴气，行于外表的、向上的、兴奋的、增强的、轻清的为阳气。《素问·生气通天论》篇："阳气者……是故阳因而上，卫外者也……阳气者，精则养神，柔则养筋……阴者，藏精而起亟也，阳者，卫外而为固也。"

4. 正气、邪气

按是否致病又分为正气、邪气。

正气又称正风，是指与季节相协调的正常气候，一般不会致病。现多指的是人体的正常功能活动以及对外界环境的适应能力、抗病能力和康复能力。

邪气又称虚风，是指不知不觉伤害人体的贼风，一旦中伤人体，易深陷不能自行消散，现多指六淫致病之气，《灵枢·刺节真邪》："正气者，正风也，从一方来，非实风，又非虚风也。邪气者，虚风之贼伤人也，其中人也深，不能自去。"

（四）气的功能

1. 温煦作用

气的温煦是气有温暖作用，是通过激发、推动各脏腑、器官生理功能，促进机体新陈代谢实现的，气是机体热量的来源，是机体产生热量的物质基础，《灵枢·决气》："熏肤……若雾露之溉，是谓气。"《灵枢·本脏》："卫气者，所以温分肉。"《素问·痹论》："卫者……熏于肓膜，散于胸腹。"

2. 卫外作用

气的卫外作用是指气能护卫肌肤、抵御外邪入侵，既病之后，又能与外邪抗争，驱邪外出。《素问·生气通天论》："阳气者……是故阳因而上，卫外者也。"《灵枢·本脏》："卫气和则分肉解利，皮肤调柔，腠理致密矣。"

3. 固摄作用

气的固摄作用是指对血、津液、精液等液体物质的统摄、稳固，防止流失，使其按正常渠道运行。《灵枢·本脏》："卫气者……司开阖者也。"《素问·生气通天论》："阳者，卫外而为固也。"

4. 推动作用

气的推动作用是指气具有激发、促进作用，能激发、推动人体生长发育及各脏腑、经络的生理功能，推动肺的呼吸，血的生成、运行等。《灵枢·邪客》："故宗气积于胸中，出于喉咙，以贯心脉，而行呼吸焉。"

5. 营养作用

气的营养作用是指气为机体活动提供营养物质，以供给各脏腑、经络等功能活动需要。《灵枢·决气》："充身，泽毛，若雾露之溉，是谓气。"《素问·生气通天论》："阳气者，精则养神，柔则养筋。"《灵枢·本脏》："卫气者，所以……充皮肤，肥腠理。"《灵枢·刺节真邪》："真气者，所受于天，与谷气并而充身也。"

气虚或气滞，影响气的功能，则产生气不足、功能失常的一系列临床表现，《素问·调经论》："血气不和，百病乃变化而生。"

二、血

（一）血的概念

血是循行于脉中而富有营养的红色液体，是构成人体组织、维持人体生命活动的基本物质之一。《灵枢·决气》："中焦受气取汁，变化而赤，是谓血。"

（二）血的生成、运行及与脏腑的关系

血的生成来源于水谷精微、营气、精髓等，与脏腑心肝脾肺肾有着密切关系。《素问·六节藏象论》："心者……其充在血脉。"《灵枢·邪客》："营气者，泌其津液，注之于脉，化以为血。"

1. 心主血

血液顺着脉管遍布全身，无处不到，环周不休，形成一个密布全身上下、内外的网络，通过脉能将营养物质输送到全身。心的功能正常，则血脉流畅。《素问·五脏生成》："诸血者，皆属于心。"《素问·痿论》："心主身之血脉。"《素问·六节藏象论》："心者，生之本，神之处也，其华在面，其充在血脉。"《素问·五脏生成》："心之和脉也，其荣色也。"

2. 肺朝百脉、参与造血

《灵枢·营卫生会》："此所受气者，泌糟粕，蒸津液，化其精微，上注于肺脉，乃化而为血。"说明肺参与造血活动，而且肺所朝的百脉为造血提供了场所，全身的血液，都要通过经脉而聚会于肺，通过肺进行清浊气体交换，再经过百脉而输布于全身。肺气充足，则血行正常，肺气虚弱，行血无力，则血行障碍。《素问·经脉别论》："脉气流经，经气归于肺，肺朝百脉，输精于皮毛。毛脉合精，行气于府。府精神明，留于四脏。"

3. 肝藏血生血

肝主藏血是肝具有贮藏血液、调节血量的作用，并能防止出血，肝藏血的功能正常，则血行正常，肝藏血的功能异常，则或瘀血或出血。《素问·五脏生成》："故人卧血归于肝，肝受血而能视，足受血而能步，掌受血而能

握，指受血而能摄。"

肝还有造血功能，参与血液的生成，《素问·六节藏象论》："肝者……其充在筋，以生血气。"

4. 脾生血、统血

脾胃化生的水谷精微是血液的物质基础和来源，中焦化生的水谷精微，流注于溪谷分间，渗入孙络，加上津液调和，通过心肺的气化作用，变为血液，脾胃健运则血液充足，而发挥其营养全身的功能。《素问·经脉别论》："食气入胃，浊气归心，淫精于脉。"《灵枢·营卫生会》："中焦亦并胃中，出上焦之后，此所受气者，泌糟粕，蒸津液，化其精微，上注于肺脉，乃化而为血，以奉生身。"《灵枢·痈疽》："中焦出气如露，上注溪谷，而渗孙脉，津液和调，变化而赤为血。"脾胃虚弱，化生无力，则血液不足，不能发挥其滋润、濡养作用。

脾主统血，是指脾统摄血液在脉管中运行，防止溢于脉外，能够使血液保持在脉内运行而不溢出，防止出血的发生。《难经·四十二难》："脾主裹血，温五脏。"

5. 肾精化血

肾主藏精生髓，《素问·阴阳应象大论》："肾生骨髓。"精髓是化生血液的基本物质之一，肾精充足，则血液化生有源，所以肾直接影响着血的虚实盛衰。

（三）血的作用

1. 营养和滋润作用

血在脉中循行，内至脏腑，外达皮肉筋骨，如环无端，运行不息，不断地对全身各脏腑、组织、器官起着营养和滋润的作用。《灵枢·营卫生会》："乃化而为血，以奉生身。"《灵枢·本脏》："人之血气精神者，所以奉生而周于性命者也。"若血不足，便可引起全身或局部血虚的变化，出现头晕、目眩、面色无华、毛发干枯、肌肤干燥、四肢麻木等症状。

2. 血是神志活动的物质基础

血是神志活动的物质基础，血液充足，神得血养，才能神志清晰，精神充沛。若血虚，则神无所养，常会出现惊悸、失眠、多梦、健忘等神志异常病证。《灵枢·平人绝谷》："血脉和利，精神乃居。"《灵枢·营卫生会》："血者，神气也。"

三、气血的关系

气与血是人体内的两大类基本物质，在人体生命活动中占有很重要的地位，如《素问·调经论》："人之所有者，血与气耳。""血气不和，百病乃变化而生。"

（一）气为血之帅

气为血之帅，包含气能生血、气能行血、气能摄血三个方面。

1. 气能生血

气能生血，是指血液的化生离不开气作为动力。血液的化生以营气、津液和肾精作为物质基础，在这些物质本身的生成以及转化为血液的过程中，每一个环节都离不开相应脏腑之气的推动和激发作用，这是血液生成的动力。气能生血还包含了营气在血液生成中的作用，营气与津液入脉化血，使血量充足。因此，气的充盛则化生血液的功能增强，血液充足；气的虚亏则化生血液的功能减弱，易于导致血虚的病变。

2. 气能行血

气能行血，是指血液的运行离不开气的推动作用，血液的运行有赖于心气、肺气的推动、肝气的疏泄调畅、脾的统血，气充盛，气机调畅，则血行正常，反之，气的亏少则无力推动血行，或气机郁滞不通则不能推动血行，都能够产生血瘀等病变。再者，气的运行发生逆乱，升降出入失常，也会影响血液的正常运行，出现血液妄行的病变，如气逆者血随气升，气陷者血随气下，等等。

3. 气能摄血

气能摄血，是指血液能正常循行于脉中离不开气的固摄、统摄作用。气能摄血主要体现在脾气统血的生理功能之中。脾气充足，发挥统摄作用使血行脉中而不致溢出脉外，从而保证了血液的正常运行及其濡润作用，脾气虚"气不摄血"或"脾不统血"，则血溢脉外而出血。

气能生血、行血和摄血的三个方面体现了气对于血的统帅作用，故概括地称之为"气为血之帅"。

（二）血为气之母

血为气之母，包含血能养气和血能载气两个方面。

1. 血能养气

血能养气，是指气的充盛及其功能发挥离不开血液的濡养，在人体各个部位中，血不断地为气的生成和功能活动提供营养，故血足则气旺。人体脏腑、肢节、九窍等任何部位，一旦失去血的供养，这些部位即可出现气虚衰少或气的功能丧失的病变。血虚的病人往往兼有气虚的表现，其道理即在于此。

2. 血能载气

血能载气是指气存于血中，依附于血而不致散失，赖血之运载而运行全身，血液虚少的病人，也就会出现气虚病变。而大失血的病人，气亦随之发生大量地丧失，往往导致气的涣散不收，漂浮无根的气脱病变，称为"气随血脱"。

血能养气与血能载气，体现了血对于气的基础作用，概括地称之为"血为气之母"。总之，血属阴，气属阳。气血阴阳之间协调平衡，生命活动得以正常进行，反之，"血气不和，百病乃变化而生"（《素问·调经论》）。因此刺络放血，通过调整气血之间的关系，使其恢复协调平衡的状态是治疗疾病的常用法则之一。

第二节　经络

经络是运行气血的通道，反映了气血的盛衰、通畅与否，如果气血瘀滞，经络不通，经络及其腧穴也是治疗部位，尤其是络脉、络穴。

一、经络概念

经络是经脉和络脉的总称，是运行全身气血，联络脏腑形体官窍，沟通上下内外，感应传导信息的通路系统，是人体结构的重要组成部分。

二、经络组成

（一）经脉

经脉，有路径之意，是经络系统中纵行的主干，经脉贯通上下，沟通内外，经脉大多循行于人体的深部，不能看到。《灵枢·脉度》："经脉为里。"《灵枢·经脉》："经脉十二者，伏行分肉之间，深而不见。"经脉有一定的循行部位。经脉包括十二经脉、十二经别、奇经八脉、十二经筋、十二皮部等。

1.十二经脉

十二经脉为经络系统的主体，包括手三阴经、足三阴经、手三阳经、足三阳经，共四组，每组三条经脉，合称十二经脉，也为运行、调节人体气血的主体。《灵枢·海论》："夫十二经脉者，内属于腑脏，外络于肢节。"

2.奇经八脉

奇经八脉即督脉、任脉、冲脉、带脉、阴跷脉、阳跷脉、阴维脉、阳维脉，合称奇经八脉。奇经八脉有统率、联络和调节全身气血盛衰的作用。

3.十二经别

十二经别是十二经脉别出的正经，它们分别起于四肢，循行于体内，联系脏腑，上出颈项浅部。阳经的经别从本经别出而循行体内，上达头面后，仍回到本经；阴经的经别从本经别出而循行体内，上达头面后，与相为表里的阳经相合，十二经别不仅可以加强十二经脉中相为表里的两经之间的联系，而且因其联系了某些正经未循行到的器官与形体部位，从而补充了正经的不足。

4.十二经筋

十二经筋是十二经脉之气"结、聚、散、络"于筋肉、关节的体系，为十二经脉的附属部分，是十二经脉循行部位上分布于筋肉系统的总称，它有联络百骸，维络周身，主司关节运动的作用。

5.十二皮部

十二皮部是十二经脉在体表一定部位上的反应区。全身的皮肤是十二经脉的功能活动反映于体表的部位，所以把全身皮肤分为十二个部分，分属于十二经，称为十二皮部。

（二）络脉

络脉，有网络之意。络脉是经脉分出的分支，较经脉细小，《灵枢·脉度》："经脉为里，支而横者为络。"络脉纵横交错，网络全身，无处不至。络脉循行体表，可以看到，《灵枢·经脉》："诸脉之浮而常见者，皆络脉也……脉之见者皆络脉也……诸络脉皆不能经大节之间，必行绝道而出入，复合于皮中，其会皆见于外。"络脉有别络、孙络、浮络等，还分为阳络、阴络、脏腑之络等。

1. 别络

别络是络脉系统中比较主要的部分，亦是络脉的主干，对全身无数细小的络脉起着主导作用。络脉从较大的别络分出后，脉气逐渐细小，同躯干各部组织发生紧密联系。别络多为斜行的支脉，十五别络有本经别走邻经之意，共有十五支，包括十二经脉在四肢各分出的络，躯干部的任脉络、督脉络及脾之大络，十五别络的功能是加强表里阴阳两经的联系与调节作用，十五络穴为调节别络的主要穴位。

2. 孙络

从别络所分出的细小络脉，称为孙络，《灵枢·脉度》："络之别者为孙。"孙络为最细小络脉，属络脉分支，遍布全身，为脉内外的分界处，也是脉内外之气的交会处、交通处，有三百六十五处，具有"以溢奇邪，以通荣卫"的作用，《素问·气穴论》："孙络三百六十五穴会，亦以应一岁，以溢奇邪，以通荣卫。"这是因为孙络分布范围最广，最先接触到病邪，而营卫，特别是卫气，就是通过孙络散布到周身。当病邪侵犯人体时，孙络和卫气首先发挥其重要的抗御作用，邪气只有到脉内，营气才开始发挥作用。临床上发现的体表反应点，是孙络分布的所在，也是卫气所停留和邪气所侵犯的部位。

3. 浮络

分布于皮肤表面的络脉，称为浮络，即《灵枢·经脉》："诸脉之浮而常见者……复合于皮中，其会皆见于外。"浮络是浮行于浅表皮部而浮现的络脉，分布广泛，有沟通经脉、输达肌表的作用。络脉瘀滞往往在浮络表现出来，而出现粗大怒张紫暗，也就是结络。

浮络根据所在皮部的位置不同，将其分为三阴、三阳的浮络，反映三阴、三阳经的病情，也是循经联络的理论依据。《素问·皮部论》："阳明之阳，名曰害蜚，上下同法，视其部中有浮络者，皆阳明之络也。其色多青则痛，多黑则痹，黄赤则热，多白则寒，五色皆见，则寒热也。络盛则入客于经，阳主外，阴主内。少阳之阳，名曰枢持，上下同法，视其部中有浮络者，皆少阳之络也。络盛则入客于经，故在阳者主内，在阴者主出，以渗于内，诸经皆然。太阳之阳，名曰关枢，上下同法，视其部中有浮络者，皆太阳之络也。络盛则入客于经。少阴之阴，名曰枢儒，上下同法，视其部中有浮络者，皆少阴之络也。络盛则入客于经，其入经也，从阳部注于经，其出者，从阴内注于骨。心主之阴，名曰害肩，上下同法，视其部中有浮络者，皆心主之络也。络盛则入客于经。太阴之阴，名曰关蛰，上下同法，视其部中有浮络者，皆太阴之络也。络盛则入客于经。凡十二经络脉者，皮之部也。"

4.阳络、阴络、脏腑之络

阳络、阴络、脏腑之络为络脉的另一种分类方式，络脉不但分布于体表，而且还随经脉分布于体内上下、内外，我们看到体表的只是络脉的一小部分，大量的深入脏腑、组织、器官内部，无处不到，根据所处内外、上下及脏腑表面又分为阳络、阴络、脏腑之络等，所以络脉病证不但表现为体表疼痛等症状，还表现为脏腑症状、内部症状。《灵枢·百病始生》："阳络伤则血外溢，血外溢则衄血；阴络伤则血内溢，血内溢则后血。肠胃之络伤，则血溢于肠外，肠外有寒，汁沫与血相抟，则并合凝聚不得散而积成矣。"《素问·缪刺论》："邪客于足少阴之络，令人卒心痛，暴胀，胸胁支满无积者。"

（1）阳络

络脉分布于上部、表面的称为阳络，上部的既包括表面的，也包括内部的，表面的为肉眼所见，是络脉的主体，即我们所说的浮络，也是络脉治疗的主要部位，内部的只有病理出血才能感觉到。也有人认为手足阳经的络脉为阳络。

（2）阴络

络脉分布于下部、内部称为阴络，深部阴络较广、较多，肉眼体表不能看到，只能推测到，部分病证，尤其疑难病证，只刺体表络脉，效果不理想，需要针刺深部络脉，只能选择部分较大安全的阴络深刺刺血，大量细小阴络无法选取。也有人认为手足阴经的络脉为阴络。

（3）脏腑之络

分布到内部脏腑的络脉称为脏腑之络，多属于阴络，也有属于阳络，如分布到胃肠称为胃肠之络等，分布到肝胆称为肝胆之络，等等。脏腑之络位置较深，不能针刺放血，只能针刺所属经络皮部阳络、较深阴络，通过经络调节，达到治疗脏腑之络目的。

5. 络穴

络穴是络脉之气聚结之处，包括十五络穴、三百六十五络穴等。

（1）十五络穴

十四经十五络是人体经络学说经脉别出的络脉起始处，是经气与络气交会之所，它们有特殊作用，与一般的络脉不同，临床最为常用，《内经》十五络脉络穴为手太阴之别为列缺、手少阴之别为通里、手厥阴之别为内关、手太阳之别为支正、手阳明之别为偏历、手少阳之别为外关、足太阳之别为飞阳、足少阳之别为光明、足阳明之别为丰隆、足太阴之别为公孙、足少阴之别为大钟、足厥阴之别为蠡沟、任脉之别为尾翳、督脉之别为长强、脾之大络为大包等。

《灵枢·经脉》："手太阴之别，名曰列缺。起于腕上分间，并太阴之经直入掌中，散入于鱼际……手少阴之别，名曰通里。去腕一寸，别而上行，循经入于心中，系舌本，属目系……手心主之别，名曰内关。去腕二寸，出于两筋之间，循经以上，系于心包，络心系……手太阳之别，名曰支正。上腕五寸，内注少阴；其别者，上走肘，络肩髃……手阳明之别，名曰偏历。去腕三寸，别入太阴；其别者，上循臂，乘肩髃，上曲颊偏齿；其别者，入耳合于宗脉……手少阳之别，名曰外关。去腕二寸，外绕臂，注胸中，合心主……足太阳之别，名曰飞阳。去踝七寸，别走少阴……足少阳之别，名曰光明。去踝五寸，别走厥阴，下络足跗……足阳明之别，名曰丰隆。去踝八寸，别走太阴；其别者，循胫骨外廉，上络头项，合诸经之气，下络喉嗌……足太阴之别，名曰公孙。去本节之后一寸，别走阳明；其别者，入络肠胃……足少阴之别，名曰大钟。当踝后绕跟，别走太阳；其别者，并经上走于心包下，外贯腰脊……足厥阴之别，名曰蠡沟。去内踝五寸，别走少阳；其别者，循胫上睾，结于茎……任脉之别，名曰尾翳。下鸠尾，散于腹……督脉之别，名曰长强。挟脊上项，散头上，下当肩胛左右，别走太阳，入贯脊……脾之大络，名曰大包。出渊腋下三寸，布胸胁。"

十五络穴的作用：一是络穴主治其络脉虚实的病证。如手少阴心经别络，实则胸中支满，虚则不能言语，皆可取其络穴通里治疗。二是络穴可沟通表里两经，故有"一络通两经"之说，不仅能治本经病，也能治相表里的经脉的病证。如手太阴肺经的络穴列缺，既能治肺经的咳嗽、喘息，又能治相表里的手阳明大肠经的齿痛、头项疼痛等疾患。三是急性病证，刺络穴出血，有良好的效果。

（2）三百六十五络穴

关于络脉穴位，张介宾注：孙络之云穴会，以络与穴为会也，穴深在内，络浅在外，内外为会，故曰穴会，非谓气穴之外别有三百六十五络穴也。可以理解经穴与血络内外相接处就是络穴，同一穴位（包括阿是穴），较深处为腧穴，较浅处为络穴，刺深为刺经穴，刺浅为刺络穴，故《素问·气穴论》说络穴也有三百六十五穴会，也是这个道理。络穴也是遍布于人体全身的，如阿是穴等，而缪刺应用的络穴仅为散布在四肢末端等一部分而已，《素问·气穴论》："孙络三百六十五穴会，亦以应一岁，以溢奇邪，以通荣卫，荣卫稽留，卫散荣溢，气竭血著，外为发热，内为少气。疾泻无怠，以通荣卫，见而泻之，无问所会……肉之大会为谷，肉之小会为溪。肉分之间，溪谷之会，以行荣卫，以会大气。"

三、经与络的关系

经与络是经络系统的两个组成部分，关系极为紧密。

（一）经与络的联系

经与络直接相连、循行相贯，遍布全身，形成一个纵横交错的联络网，通过有规律的循行和反复频繁的联络交会，组成了经络系统，把人体五脏六腑、肢体官窍及皮肉筋骨等组织紧密地联结成统一的有机整体。

1. 经脉为主干、络脉为分支

经络为一个系统，经脉为经络系统主干，较粗大，由络脉汇聚而成，数量较少。络脉为经络系统分支，由经脉发出，较细小，络脉包括浮络、孙络数量较多，不可胜数，无处不到，《灵枢·脉度》："经脉为里，支而横者为络，络之别者为孙。"

2. 经脉循行于里、络脉浮行于表

经脉循行于内里，不能看到，络脉浮行于体表，可以看到，《灵枢·经脉》："雷公曰：何以知经脉之与络脉异也？黄帝曰：经脉者，常不可见也，其虚实也，以气口知之。脉之见者皆络脉也。"

络脉运行全身，无处不到，多浮行于体表，也可浮行于脏腑、器官表面，而脏腑、器官表面已深入于里，《灵枢·百病始生》："起居不节、用力过度则络脉伤。阳络伤则血外溢，血外溢则衄血；阴络伤则血内溢，血内溢则后血。肠胃之络伤，则血溢于肠外。"

3. 气血先注络脉、后注经脉

血液由水谷精微化生之后，先灌注孙络，孙络满溢，再注于络脉，络脉充盈之后，再灌注经脉，而发挥营养全身的作用，《灵枢·痈疽》："中焦出气如露，上注溪谷，而渗孙脉，津液和调，变化而赤为血，血和则孙脉先满溢，乃注于络脉，皆盈，乃注于经脉。"

（二）经与络的区别

经与络既有密切联系，又有明显区别（见表2-1）。

1. 经粗大为干、络细小为支

经脉虽然看不到，但为主干，较粗大，络脉较细小，结络虽然较粗大，但为病理异常怒张之络脉。

2. 经深隐络浅显

经脉深行于分肉之间，较深，不可看到，络脉浮行于体表，较浅，多可看到。《灵枢·经脉》："经脉十二者，伏行分肉之间，深而不见。其常见者，足太阴过于外踝之上，无所隐故也。诸脉之浮而常见者，皆络脉也。"

经脉有时也循行于表，络脉分支也深入于脏腑、器官表面，其实已入里。

3. 经脉纵行、络脉横行

经脉循行顺着躯干、四肢，多纵行，络脉循行于经脉之间，多横行。《灵枢·脉度》："经脉为里，支而横者为络。"极个别也有例外，如经脉之带脉横行，络脉成网状结构，也有纵行者。

4. 经、络与脏腑关系

十二经脉与脏腑存在着直接、规整的一一对应关系，《灵枢·海论》："夫十二经脉者，内属于腑脏，外络于肢节。"十二经筋、十二经别、十二皮部等虽然与脏腑关系不太密切，但也存在一一对应关系。十五络脉除任督络脉、脾之大络外都与脏腑有一定的对应关系，加强表里阴阳两经的联系与调节，浮络、孙络与脏腑没有直接关系，只是通过皮部划分存在间接关系。

5. 脉诊经脉病变、结络诊络脉病变

经脉的虚实盛衰通过经脉、脉诊可以诊断，但不能从体表看到，络脉病变不能反映到经脉上，不能通过脉搏诊断，只能通过体表络脉的改变来诊断。《灵枢·经脉》："经脉者常不可见也，其虚实也，以气口知之。脉之见者，皆络脉也。"

表 2-1　经脉与络脉的关系

项目	经脉	络脉
主次	主干	分支
大小	粗大	细小
深浅	深	浅
循行	多纵行	多横行
与脏腑关系	直接	间接
望诊	不可见	可见
脉诊	可诊断	不能

四、经络的生理功能

（一）经脉生理功能

经脉生理功能主要表现在沟通表里上下，联系脏腑器官；通行气血，濡养脏腑组织等，从而保证了人体生命活动的正常进行。所以说，经络是运行气血，联络脏腑肢节，沟通内外上下，调节人体功能的一种特殊的通路系统。《灵枢·本脏》："经脉者，所以行血气而营阴阳，濡筋骨，利关节者也。"《灵枢·海论》："夫十二经脉者，内属于腑脏，外络于肢节。"

（二）络脉生理功能

1.十五别络生理功能

（1）沟通表里，加强联络

加强了十二经脉中表里两经之间的联系，加强经络主干与主干之间、主干与分支之间、分支与分支之间的联络，以调节机体的整体平衡和维持机体内环境的稳定。

（2）渗灌气血，濡养全身

输送营卫气血，渗灌濡养全身，保证经气环流，成为具体联系的纽带和效应的信使。《灵枢·小针解》："节之交，三百六十五会者，络脉之渗灌诸节者也。"

2.孙络生理功能

（1）渗化血液

津液经孙络渗入血脉之中，变化而赤为血，孙络成为化生血液的主要场所，成血之后，首选充盈孙络，《灵枢·痈疽》："中焦出气如露，上注溪谷，而渗孙脉，津液和调，变化而赤为血，血和则孙脉先满溢，乃注于络脉，皆盈，乃注于经脉。"

（2）通达营卫

营行脉中，卫行脉外，二者在孙络贯通，实现"以通营卫"、营卫交会贯通的作用。

（3）溢奇邪

孙络为奇邪的侵袭部位，奇邪自皮毛而溢于络者，以左注右，以右注左，其气无常处而不入于经，留滞于络，为奇邪致病的特点。《素问·气穴论》："孙络三百六十五穴会，亦以应一岁，以溢奇邪。"

3.浮络生理功能

浮络分布于肌肤体表的络脉。

（1）沟通经脉，输达肌表

浮络为各经络系统的末梢，不同经络间相合交接、交会，是通过浮络实现的, 故浮络有沟通经脉、输达肌表的作用, 能输布气血以濡养全身肌表。

（2）反应病邪, 助诊疾病

浮络位居体表, 外邪侵袭, 浮络首先受到影响, 根据浮络的变化能反应疾病的寒热虚实, 帮助诊断疾病。

（3）与皮相合, 沟通表里

浮络为络脉的末端、外层, 在外与机体表层皮肤相合, 故见于外,《灵枢·经脉》:"诸络脉皆不能经大节之间, 必行绝道而出入, 复合于皮中, 其会皆见于外。"在内与脏腑、器官等表层相合, 故刺络虽只刺皮肤表层, 但结构相合决定了功能的密切联系, 故针刺外在浮络可治疗内在络脉病。

第三节　脏腑、气血与经络的关系

人体是以脏腑为中心, 靠经络来联系、沟通、传导, 气血由脏腑化生、经络运输, 脏腑、经络又赖气血滋润、濡养, 共同完成机体生理功能, 脏腑、气血、经络有着密切的关系。

一、脏腑与经络

脏腑与经络关系密切, 表现为经络属于脏腑, 脏腑靠经络联络等。

（一）经络属于脏腑

1. 十二经脉络属脏腑

十二经脉包括手三阴经、手三阳经、足三阳经、足三阴经, 与脏腑存在——对应关系, 隶属于脏腑, 手太阴经属肺络大肠、手厥阴经属心包络三焦、手少阴经属心络小肠、手阳明经属大肠络肺、手少阳经属三焦络心包、手太阳经属小肠络心、足阳明经属胃络脾、足少阳经属胆络肝、足太阳经属膀胱络肾、足太阴经属脾络胃、足厥阴经属肝络胆、足少阴经属肾络膀胱。阳经属腑络脏, 阴经属脏络腑, 经脉与脏腑的互相络属, 加强了脏腑与经脉的联系。

2. 十二经别属于脏腑

十二经别是十二经脉附属, 为十二经脉别出的正经, 它们分别起于四肢，循行于体内，联系脏腑，上出颈项浅部。阳经的经别从本经别出而循行体内，上达头面后，仍回到本经；阴经的经别从本经别出而循行体内，上达头面后，与相为表里的阳经相合，十二经别不仅可以加强十二经脉中相为表里的两经之间的联系，而且因其联系了某些正经未循行到的器官与形体部位，从而补充了正经之不足。十二经脉属于脏腑，其附属同样属于脏腑，更加强了脏腑与经脉的联系。

3. 络脉属于脏腑

十五别络有本经别走邻经之意，共有十五支，包括十二经脉在四肢各分出的络脉，躯干部的任脉络、督脉络及脾之大络，十五别络的功能是加强表里阴阳两经的联系与调节作用，十二络脉分属脏腑，脾之络脉从属于脾，任督二脉络脉从属于附近脏腑。

4. 浮络属于脏腑

浮络是浮行于浅表部位而常浮现的络脉，分布广泛，有沟通经脉、输达肌表的作用，能输布气血以濡养全身肌表，其分为三阴、三阳之络，按三阴、三阳划分皮肤部位，与脏腑有间接对应关系。

5. 孙络属于脏腑

孙络从别络分出最细小的分支，为最细小络脉，属络脉分支，《灵枢·脉度》："络之别者为孙。"孙络遍布全身，难以计数，十二络脉分属脏腑，其孙络亦从属其脏腑，脾之络脉的孙络从属于脾，任督二脉络脉的孙络从属于附近脏腑。

（二）脏腑靠经络联络

1. 脏腑靠十二经脉直接联系

十二经脉是经络的主干，与脏腑有规整的一一对应络属关系，是脏腑联络的主要承担者，脏腑间生理功能的变化、病理的相互影响，十二经脉是其联络的主体。

2. 脏腑靠十二经筋、十二经别间接联系

十二经别不仅可以加强十二经脉中相为表里的两经之间的联系，而且因其联系了某些正经未循行到的器官与形体部位，从而补充了正经之不足，对脏腑有间接联系。

十二经筋是十二经脉之气"结、聚、散、络"于筋肉、关节的体系，是十二经脉的附属部分，为十二经脉循行部位上分布于筋肉系统的总称，它有联缀百骸，维络周身，主司关节运动的作用，对脏腑有间接联系。

3.脏腑靠络脉联系

十五别络的功能是加强表里阴阳两经的联系与调节作用，对脏腑有间接联系。

十二络脉分属脏腑，其孙络亦从属其脏腑，脾之络脉的孙络从属于脾，任督二脉络脉的孙络从属于附近脏腑，对脏腑有间接联系。

浮络按三阴、三阳划分皮肤部位，与脏腑有间接对应关系，对脏腑有间接联系。

二、气血与经络

经络为气血运行的通道，对气血的运行至关重要，其功能活动又要靠气血为其提供营养物质。

（一）气血充养经络

经络的功能活动要靠气血提供营养，气血充足，则经络充盈，经络得养，功能正常，气血不足，则经络萎细，经络失养，运行气血、营养全身的功能不足。

（二）经络运输气血

中焦化生的水谷精微，流注于溪谷之间，渗入孙络，通过心肺的气化作用，变为血液，故脾胃健运则心血充足，而发挥其营养全身的功能。《素问·经脉别论》："食气入胃，浊气归心，淫精于脉。"《灵枢·营卫生会》："中焦亦并胃中，出上焦之后，此所受气者，泌糟粕，蒸津液，化其精微，上注于肺脉，乃化而为血，以奉生身。"《灵枢·痈疽》："中焦出气如露，上注溪谷，而渗孙脉，津液和调，变化而赤为血。"

病理状态下脏腑、气血病变，经络功能受到影响，经络或气血虚少而萎细，或气血不通而瘀阻，血瘀经络之中，留滞经络，尤其络脉，体表多有显现的络脉粗大怒张，瘀血留滞部位通过刺络可速去瘀血，较快缓解症状。

第二章 络脉

第一节 络脉病的病因病机

正常情况下，素体强壮，正气强盛，七情调和，经络气血运行正常，脏腑功能如常，人体发挥正常的生理功能，则筋骨劲强，关节清利，邪气无从侵袭，络脉无法产生病变。《素问·上古天真论》："虚邪贼风，避之有时，恬淡虚无，真气从之，精神内守，病安从来。是以志闲而少欲，心安而不惧，形劳而不倦，气从以顺，各从其欲，皆得所愿。"《灵枢·本脏》："是故血和则经脉流行，营复阴阳，筋骨劲强，关节清利矣。"

一、病因

如若正气不足，或年老失养，遇到外感六淫、内伤七情、饮食失调、劳倦失宜，则气血或虚弱，或运行紊乱、瘀滞，经络郁滞，发为疾病。《素问·调经论》："夫邪之生也，或生于阴，或生于阳。其生于阳者，得之风雨寒暑，其生于阴者，得之饮食居处，阴阳喜怒。"《灵枢·百病始生》："夫百病之始生也，皆生于风雨寒暑、清湿喜怒。喜怒不节则伤脏，风雨则伤上，清湿则伤下。三部之气，所伤异类。"《灵枢·贼风》："尝有所伤于湿气，藏于血脉之中，分肉之间，久留而不去；若有所堕坠，恶血在内而不去；卒然喜怒不节，饮食不适，寒温不时，腠理闭而不通；其开而遇风寒，则血气凝结，与故邪相袭，则为寒痹；其有热则汗出，汗出则受风，虽不遇贼风邪气，必有因加而发焉。"

（一）六淫侵袭，气血失调，经络郁滞

风寒暑湿燥火六邪太过侵袭人体，从皮毛而入，进入络脉，或留滞于络，或由络入经，由腑入脏，发为疾病。《素问·皮部论》："邪之始入于皮也，泝然起毫毛，开腠理；其入于络也，则络脉盛色变；其入客于经也，则

感虚乃陷下；其留于筋骨之间，寒多则筋挛骨痛，热多则筋弛骨销，肉烁䐃破，毛直而败……邪客于皮，则腠理开，开则邪入客于络脉，络脉满则注于经脉，经脉满则入舍于脏腑也。"在邪气侵袭过程中，也可能出现既有络脉部分滞留，也有部分入里于经脉，经脉、络脉同病，或侵袭之后，留滞络脉不传，只有络脉病，或传入经脉，出现经脉病等各种各样情况。

六淫性质不同，致病特点各不相同，临床表现也不相同，《素问·阴阳应象大论》："风胜则动，热胜则肿，燥胜则干，寒胜则浮，湿胜则濡泻。"

1. 寒邪致病

寒邪为经络病变的主要致病邪气，寒性收引凝滞，寒邪侵袭人体，经络多凝涩瘀阻不通，不通则痛，多致疼痛性疾病，是致痛的主要原因。《灵枢·痈疽》："寒邪客于经络之中则血泣，血泣则不通。"《素问·举痛论》："寒气入经而稽迟，泣而不行，客于脉外则血少，客于脉中则气不通，故卒然而痛。"《素问·痹论》："痛者，寒气多也，有寒故痛也。"络脉瘀滞表现为颜色变黑变青、形态变粗等。《素问·经络论》："寒多则凝泣，凝泣则青黑。"

2. 风邪致病

风为致病的先导，多先于其他病邪侵袭人体，《素问·骨空论》："风者百病之始也。"风邪致病，多侵袭人体上部，《素问·太阴阳明论》："故伤于风者，上先受之。"六淫致病，其他邪气多夹风侵袭，合而为病，《素问·痹论》："风寒湿三气杂至，合而为痹也。"风邪为病，其络脉瘀滞多表现为青色。

3. 热邪致病

热邪可为外感，但多为内伤，脏腑蕴热，可出现热象、伤阴、动风、动血并引起发热、口渴喜冷饮、大便干、小便黄、烦躁、苔黄、舌质红、脉数等。热邪为病，其络脉多表现为红色。《灵枢·经脉》："赤则有热。"《素问·经络论》："热多则淖泽，淖泽则黄赤。"

4. 湿邪致病

湿性黏滞、重浊，湿邪侵袭，身体多困浊沉重，《素问·生气通天论》："因于湿，首如裹。"湿邪多入侵人体下部，而为水肿、积液的等病证，《素问·太阴阳明论》："伤于湿者，下先受之。"

（二）七情内伤，气机紊乱，脏腑失调

七情调和，则五脏安定，经络通利，循行如常，《灵枢·本脏》："志意和则精神专直，魂魄不散，悔怒不起，五脏不受邪矣。"

七情内伤，情志过度，喜、怒、忧、思、悲、恐、惊七种情绪异常变化，超过机体耐受极限，导致人体脏腑功能失调，气机紊乱，气机升降失调，气机郁滞，发为疾病，《素问·举痛论》："百病生于气也。怒则气上，喜则气缓，悲则气消，恐则气下，寒则气收，炅则气泄，惊则气乱，劳则气耗，思则气结，九气不同，何病之生？岐伯曰：怒则气逆，甚则呕血及飧泄，故气上矣。喜则气和志达，荣卫通利，故气缓矣。悲则心系急，肺布叶举，而上焦不通，荣卫不散，热气在中，故气消矣。恐则精却，却则上焦闭，闭则气还，还则下焦胀，故气不行矣。寒则腠理闭，气不行，故气收矣。炅则腠理开，荣卫通，汗大泄，故气泄。惊则心无所倚，神无所归，虑无所定，故气乱矣。劳则喘息汗出，外内皆越，故气耗矣。思则心有所存，神有所归，正气留而不行，故气结矣。"

气机病变，可表现为气血运行异常，或气机紊乱，《灵枢·五乱》："清浊相干，乱于胸中，是谓大悗。故气乱于心，则烦心密嘿，俯首静伏；乱于肺，则俯仰喘喝，接手以呼；乱于肠胃，则为霍乱；乱于臂胫，则为四厥；乱于头，则为厥逆，头重眩仆。"《素问·生气通天论》："阳气者，大怒则形气绝，而血菀于上，使人薄厥。"或气滞血瘀，经络不通，日久入络，络脉可出现颜色、形状等改变。

（三）饮食起居异常，脏腑损伤

饮食起居异常为重要的致病因素，分为饮食失宜和起居异常等，《素问·调经论》："夫邪之生也，或生于阴，或生于阳……生于阴者，得之饮食居处。"饮食失宜包括饥饱无度、饮食不洁、饮食偏嗜等，饮食失宜能损伤脾胃，导致脾胃疾病的发生，为内伤病的主要致病因素之一。起居异常包括起居生活无规律、过度熬夜，夫妻生活无规律，房劳过度，居住环境恶劣，外邪易于侵袭等，都是导致脏腑功能异常、气血运行失常、经络阻滞不通的原因。

饮食起居异常，损伤脏腑，影响脏腑功能，可表现为脏腑功能失调，或脏腑功能减弱等，《灵枢·淫邪发梦》："气淫于腑，则有余于外，不足于内；气淫于脏，则有余于内，不足于外。"《灵枢·邪气脏腑病形》："若醉入房，汗出当风，则伤脾。有所用力举重，若入房过度，汗出浴水，则伤肾。"

脏腑功能异常，影响气血运行，出现气血的异常临床症状，《灵枢·口问》："上气不足，脑为之不满，耳为之苦鸣，头为之苦倾，目为之眩；中气不足，溲便为之变，肠为之苦鸣；下气不足，则乃为痿厥心悗。"日久可出现经络郁滞，络脉结聚，也可表现为气血虚弱、不足，经络空虚，功能减弱的表现等。

（四）外伤劳损，经络瘀阻

外伤或慢性劳损也是经络损伤的重要原因，外伤导致血溢脉外，出现体表出血或内部出血，也可瘀于络脉而不外出，凝聚积集于局部；慢性劳损微量多次损伤经络，逐渐形成瘀血聚集瘀滞，或瘀阻不通，或影响脏腑的功能活动，出现临床症状等，也表现为络脉瘀阻怒张、变黑变粗，形状各异，《灵枢·百病始生》："起居不节、用力过度则络脉伤。阳络伤则血外溢，血外溢则衄血；阴络伤则血内溢，血内溢则后血。肠胃之络伤，则血溢于肠外，肠外有寒，汁沫与血相抟，则并合凝聚不得散，而积成矣。"《灵枢·邪气脏腑病形》："有所堕坠，恶血留内，若有所大怒，气上而不下，积于胁下，则伤肝。"

（五）奇邪入络，留滞络脉

奇邪入络为络脉奇病独特致病因素，只侵袭络脉，不流注经脉，即络病经不病，有别于其他病邪，故称"奇邪"，奇邪致病从皮毛侵入，进入孙络后，就逗留孙络不去，由于络脉闭塞不通，邪气不得入于经脉，可以流溢于大络中，邪气侵入大络后，在左边的就流窜到右边，在右边的就流窜到左边，或上或下，或左或右，在络脉中流溢，只影响到络脉而不能进入经脉之中，从而随大络流布到身体各部，邪气流窜无一定地方，也不能进入经脉俞穴，所以病气在右而症见于左，病气在左而症见于右，必须右痛刺左，左痛刺右，才能中邪祛病。《素问·缪刺论》："邪客于皮毛，入舍于孙络，留而不去，闭塞不通，不得入于经，流溢于大络而生奇病也。夫邪客大络者，左注右，右注左，上下左右，与经相干，而布于四末，其气无常处，不入于经俞。"

二、病机

人体体质不同、致病邪气不同、侵袭部位不同等，疾病发生、发展、传变的方式不同，有多种多样，千差万别，发病机理也多种多样。

（一）病邪传变路径

1. 皮毛 – 孙络 – 络脉 – 经脉 – 脏腑

正常病邪的传变是从表入里、由外向内，由浅入深，首先侵袭皮毛，向里传至孙络，由孙络传于络脉，由络脉传于经脉，最后传于脏腑，这是疾病的传变规律，《素问·调经论》："风雨之伤人也，先客于皮肤，传入于孙脉，孙脉满则传入于络脉，络脉满则输于大经脉。"《素问·皮部论》："邪客于皮，则腠理开，开则邪入客于络脉，络脉满则注于经脉，经脉满则入舍于脏腑也。"《灵枢·经脉》："络盛则入客于经。"

上述传变为常态，但在传变过程中因邪气留滞的部位不同、邪气的性质不同，会产生不同的临床症状。《灵枢·百病始生》："是故虚邪之中人也，始于皮肤，皮肤缓则腠理开，开则邪从毛发入，入则抵深，深则毛发立，毛发立则淅然，故皮肤痛；留而不去，则传舍于络脉，在络之时，痛于肌肉，其痛之时息，大经乃代；留而不去，传舍于经，在经之时，洒淅喜惊；留而不去，传舍于输，在输之时，六经不通四肢，则肢节痛，腰脊乃强；留而不去，传舍于伏冲之脉，在伏冲之时，体重身痛；留而不去，传舍于肠胃，在肠胃之时，贲响腹胀，多寒则肠鸣飧泄，食不化，多热则溏出糜；留而不去，传舍于肠胃之外、募原之间，留著于脉，稽留不去，息而成积。或著孙脉，或著络脉，或著经脉，或著输脉，或著于伏冲之脉，或著于膂筋，或著于肠胃之募原，上连于缓筋，邪气淫泆，不可胜论。"

邪气留滞络脉，会顺着络脉在络脉间上下、内外流动，部位呈现流动性，其络脉郁滞部位不同，会产生不同的临床症状。如《灵枢·百病始生》："其著孙络之脉而成积者，其积往来上下，臂手孙络之居也，浮而缓，不能句积而止之，故往来移行肠胃之间，水凑渗注灌，濯濯有音，有寒则䐜䐜满雷引，故时切痛。其着于阳明之经，则挟脐而居，饱食则益大，饥则益小。"

2. 脏腑 – 经脉 – 络脉 – 孙络 – 皮毛

与外感致病相反，此为内生致病，由内向外、由里向表传变，脏腑首先患病，功能异常，内生病邪，邪气外传，首先传至经脉，通过经脉传至络脉，由络脉传至孙络，最后传于皮毛，表现为络脉瘀滞和皮毛色泽、形态改变，临床多见于脏腑病在体表的反应点、色泽改变、血络、脏腑功能失常等。《灵枢·卫气失常》："血气之输，输于诸络，气血留居，则盛而起。"

（二）络脉病的致病特点

1. 络脉病的多样性

在传变过程中留滞络脉，由于其在络脉不同，产生不同的病理变化，有的在表，有的在里；有的在一络，有的在多络，各不相同，各有侧重，产生不同的临床症状，如寒热、疼痛、出血、积聚、胸闷、耳聋、癫疾、痈肿、大厥等。《灵枢·百病始生》："起居不节、用力过度则络脉伤。阳络伤则血外溢，血外溢则衄血；阴络伤则血内溢，血内溢则后血。肠胃之络伤，则血溢于肠外，肠外有寒，汁沫与血相抟，则并合凝聚不得散，而积成矣。"《素问·缪刺论》："邪客于手阳明之络，令人气满胸中，喘息，而支胠，胸中热……邪客于手阳明之络，令人耳聋，时不闻音，刺手大指次指爪甲上，去端如韭叶，各一痏，立闻；不已，刺中指爪甲上与肉交者，立闻。其不时闻者，不可刺也。耳中生风者，亦刺之如此数。左刺右，右刺左……邪客于足阳明之络，令人鼽衄，上齿寒。"《灵枢·癫狂》："癫疾始生，先不乐，头重痛，视举目赤甚，作极已而烦心。候之于颜，取手太阳、阳明，太阴，血变而止。"《灵枢·痈疽》："寒邪客于经络之中则血泣，血泣则不通，不通则卫气归之，不得复反，故痈肿。"《素问·调经论》："络之与孙脉，俱输于经，血与气并，则为实焉。血之与气，并走于上，则为大厥，厥则暴死；气复反则生，不反则死。"

2. 三阴三阳经体表络脉改变

邪气侵袭三阴三阳经不同络脉，形成不同的浮络改变，产生不同的临床表现，其浮络按其皮部划分为手足三阴三阳病，《素问·皮部论》："阳明之阳，名曰害蜚，上下同法，视其部中有浮络者，皆阳明之络也。其色多青则痛，多黑则痹，黄赤则热，多白则寒，五色皆见，则寒热也……少阳之阳，名曰枢持，上下同法，视其部中有浮络者，皆少阳之络也。太阳之阳，名曰关枢，上下同法，视其部中有浮络者，皆太阳之络也……少阴之阴，名曰枢儒，上下同法，视其部中有浮络者，皆少阴之络也。络盛则入客于经，其入经也，从阳部注于经，其出者，从阴内注于骨。心主之阴，名曰害肩，上下同法，视其部中有浮络者，皆心主之络也……太阴之阴，名曰关蛰，上下同法，视其部中有浮络者，皆太阴之络也。"

3. 久病入络

由于络脉与脏腑、经脉相连，疾病日久病邪由脏腑、经脉传于络脉，即"久病入络"，病邪滞留络脉，邪在络脉，调理脏腑，难以到达络脉，调理经脉、腧穴，不及络脉，故治疗脏腑和腧穴无法消除络脉郁滞，病久难愈，络脉郁滞不去，则邪不去、病不愈，只有调理脏腑、经脉的同时与刺络同时进行，才能去除络脉病邪、郁滞，使久病痊愈。

（三）奇邪入络

《灵枢·血络论》："黄帝曰：愿闻其奇邪而不在经者。岐伯曰：血络是也。"张景岳注："奇，异也。邪自皮毛而溢于络，以左注右，以右注左，其气无常处，而不入于经，是为奇邪。"为络脉奇邪入络病独特的致病方式，奇邪侵袭，入于浅表孙络，郁滞于络，使络脉闭塞不通，留滞不去，不再内传入经，而流溢传布于大络，其大络部位有深有浅，有体表有内脏，充斥于人体络脉各部，奇邪在大络间左右、上下流溢，左侧有病注于右，右侧有病注于左，出现病邪在一侧症状在另一侧的络脉"奇病"，治疗则是以左取右，或以右取左，选择对侧络脉、络穴进行治疗。《素问·缪刺论》："今邪客于皮毛，入舍于孙络，留而不去，闭塞不通，不得入于经，流溢于大络而生奇病也。夫邪客大络者，左注右，右注左，上下左右，与经相干，而布于四末，其气无常处，不入于经俞，命曰缪刺。"

由于人体体质的差异，络脉位置、属性有别，奇邪的性质、强弱不同，其致病形式多种多样，奇邪可入一络，也可入两络，甚至多络，既有体表症状，也有内脏症状，还有经脉、络脉同时侵袭，同时发病的。

1. 奇邪侵袭一络

奇邪入络，多侵袭一条络脉，入于一络，如邪入手少阳之络，《素问·缪刺论》："邪客于手少阳之络，令人喉痹舌卷，口干心烦，臂外廉痛，手不及头。"邪入足厥阴之络，《素问·缪刺论》："邪客于足厥阴之络，令人卒疝暴痛。"邪入足太阳之络，《素问·缪刺论》："邪客于足太阳之络，令人头项肩痛。"

即使邪入同一条络脉，由于邪气强弱不同、体质不同，入侵络脉部位不同、深浅不同，其临床表现也不相同。如邪客于足少阴之络，可表现卒心痛、暴胀、胸胁支满无积，也可表现为嗌痛，不可内食，无故善怒，气上走贲上。邪客于足太阳之络，可出现头项肩痛，也可出现拘挛背急、引胁而痛，内引心而痛。邪客于手阳明之络，可表现为耳聋、时不闻音，也可出现气满胸中、喘息、而支肤、胸中热等。

2. 奇邪侵袭两络、多络

若邪气较重，体质较差，也可出现奇邪侵袭两络，甚至多络，引起两络，甚至多络郁滞，共同发病，出现两络，甚至多络的临床症状。如，同入手足阳明络，《素问·缪刺论》："缪传引上齿，齿唇寒痛，视其手背脉血者去之，足阳明中指爪甲上一痏，手大指次指爪甲上各一痏。"邪入手足少阴、太阴、足阳明之络，《素问·缪刺论》："邪客于手足少阴太阴足阳明之络，此五络皆会于耳中，上络左角，五络俱竭，令人身脉皆动，而形无知也，其状若尸，或曰尸厥。刺其足大指内侧爪甲上，去端如韭叶，后刺足心，后刺足中指爪甲上各一痏，后刺手大指内侧，去端如韭叶，后刺手少阴锐骨之端，各一痏，立已。"

3. 奇邪侵袭经与络

奇邪常规应该只入络脉，不入经脉，但特殊情况下也有同时影响经脉与络脉的，经络同病，如阴邪阳邪相合而形成痹证，使邪气内溢于经，外注于络，这样阴分阳分的邪气都有余，所以针刺时虽出血较多，经脉也不会变虚。《灵枢·血络论》："阴阳相得而合为痹者，此为内溢于经，外注于络，如是者，阴阳俱有余，虽多出血而弗能虚也。"再如外伤上影响厥阴之脉、下伤少阴之络，出现经络同病，《素问·缪刺论》："人有所堕坠，恶血留内，腹中满胀，不得前后，先饮利药。此上伤厥阴之脉，下伤少阴之络。"

4. 奇邪入络致病特点

（1）奇邪入侵部位与病发部位相反

奇邪入侵络脉，循络脉流溢，由左及右，由右及左，出现对侧症状，奇邪入侵部位与发病部位相反，故治疗病在左取之右，病在右取之左。《素问·缪刺论》："夫邪客大络者，左注右，右注左，上下左右。"

（2）奇邪可侵袭于表，亦可侵袭于里

人体络脉可分布体表，尤其浮络体表清晰可见，络脉郁滞，络脉充盈变粗，形成结络，表现为肌表显现，但络脉不单循行于表，也循行于里，可

深入内脏、组织、器官，奇邪侵袭，循络入里，郁滞内脏、组织、器官等络脉，表现为内部症状。如邪邪客于足少阴之络，出现多种内脏症状，《素问·缪刺论》："邪客于足少阴之络，令人卒心痛，暴胀，胸胁支满无积者……邪客于足少阴之络，令人嗌痛，不可内食，无故善怒，气上走贲上。"

（3）只侵袭络脉，不侵袭经脉

奇邪只侵袭络脉，在络脉中流溢传布，一般不侵袭经脉，经脉无病。《素问·缪刺论》："夫邪客大络者，左注右，右注左，上下左右与经相干，而布于四末，其气无常处，不入于经俞。"

（4）奇邪入络可有结络，也可无结络

奇邪入络，留滞络脉，尤其体表络脉，络脉郁滞，可表现为络脉充盈的结络，也可没有结络，但有结络的临床表现，即可缪刺治疗。内脏等络脉郁滞，即时有也无法看到结络，体表可有结络，也可无结络，仍需体表络脉、络穴缪刺治疗。《灵枢·经脉》："故诸刺络脉者，必刺其结上，其血者虽无结，急取之以泻其邪而出其血，留之发为痹也。"

5. 奇邪入络病证

（1）奇邪入络，出现络脉不通的疼痛病证

邪入络脉，可表现为络脉不通的疼痛疾病，《素问·举痛论》："寒气入经而稽迟，泣而不行，客于脉外则血少，客于脉中则气不通，故卒然而痛。"邪客于手少阳之络，喉痹舌卷、口干心烦、臂外廉痛、手不及头；邪客于足太阳之络，头项肩痛，人拘挛背急，引胁而痛；邪客于足少阳之络，枢中痛，髀不可举；邪客于足太阴之络，腰痛引少腹控䏚，不可以仰息等。《素问·缪刺论》："邪客于足少阳之络，令人留于枢中痛，髀不可举。"

（2）奇邪入络，出现络脉不通的脏腑失调病证

络脉既分布于体表，也分布于内脏，可表现为影响脏腑，出现脏腑功能失调的疾病，其临床表现多种多样，如邪客于手阳明之络，气满胸中、喘息而支胠、胸中热；邪客于足少阴之络则嗌痛、不可内食、无故善怒、气上走贲上；邪客于足少阳之络则胁痛不得息、咳而汗出等。《素问·缪刺论》："邪客于手阳明之络，令人气满胸中，喘息而支胠，胸中热。"

（3）奇邪入络，同时出现络脉不通疼痛和脏腑失调病证

奇邪入络，可同时出现络脉不通引起疼痛和脏腑失调病证，如邪客于手少阳之络表现为喉痹舌卷、口干心烦和臂外廉痛、手不及头等。《素问·缪刺论》："邪客于手少阳之络，令人喉痹舌卷，口干心烦，臂外廉痛，手不及头，刺手小指次指爪甲上，去端如韭叶，各一痏。"

（4）奇邪入络，出现络脉不通的五官病证

络脉既分布于体表、内脏，也分布于头面五官，奇邪入络，络脉瘀滞，可出现头面五官病证，如耳鸣、耳聋、鼻衄、牙痛、咽喉痛等。《素问·缪刺论》："邪客于手阳明之络，令人耳聋，时不闻音……邪客于足阳明之络，令人鼽衄，上齿寒……邪客于足少阴之络，令人嗌痛。"

（三）营卫失调，气滞血瘀，经络瘀阻

营者血也，卫者气也，营卫即气血，营行脉中，卫行脉外，营卫在体内循脉运行，从而供给机体以营养物质，保证人体正常的生理需要，维持正常的生理功能，《灵枢·痈疽》："夫血脉营卫，周流不休，上应星宿，下应经数。"《灵枢·卫气》："其浮气之不循经者为卫气；其精气之行于经者为营气。阴阳相随，外内相贯，如环之无端。"《灵枢·海论》："余闻刺法于夫子，夫子之所言，不离于营卫血气。"《灵枢·营卫生会》："壮者之气血盛，其肌肉滑，气道通，荣卫之行不失其常，故昼精而夜瞑。"

营卫失常，气血不和，运行不通，则产生各种病变，《素问·调经论》："五脏之道，皆出于经隧，以行血气，血气不和，百病乃变化而生，是故守经隧焉。"

1. 营卫失调，机能失常

营卫失调，气血运行失常，则影响脏腑、组织、器官功能活动，使其功能失常，出现各种临床症状，如外邪侵袭半身，稽留营卫之中，营卫功能衰减，邪气独居其处，就会形成半身不遂的偏枯证。《灵枢·刺节真邪》："虚邪偏客于身半，其入深，内居荣卫，荣卫稍衰，则真气去，邪气独留，发为偏枯。"老年人气血衰弱，肌肉枯槁，气道运行涩滞，脏腑不能相互沟通协调，营卫失调，营气衰少，卫气内扰，故白天精力差，夜间难以入睡。《灵枢·营卫生会》："老者之气血衰，其肌肉枯，气道涩，五脏之气相搏，其营气衰少，而卫气内伐，故昼不精，夜不瞑。"卫气留滞胃中，蓄积不行，运

行失常，没有固定位置，蓄积于胁部则胁部支满，蓄积胃中则胃部胀满，蓄积于胸则气逆喘息。《灵枢·卫气失常》："卫气之留于腹中，稸积不行，苑蕴不得常所，使人支胁胃中满，喘呼逆息者。"

2. 营卫失调，气滞血瘀，经络瘀阻

（1）营卫失调，气血为病

营卫失调，则气血运行失常，发生病变，如营气外泄，皮肤多汗湿润，为气血发生病变，《灵枢·卫气失常》："营气濡然者，病在血气。"

（2）营卫失调，气滞血瘀，经络瘀阻

营卫失调，气血运行失常，气血郁滞，日久形成气滞血瘀，经络瘀阻不通，络脉怒张形成血络，如营气滞留血脉之中，则气血运行涩滞不通，卫气运行也阻滞不通，气滞血瘀，壅积为病，《灵枢·痈疽》："营卫稽留于经脉之中，则血泣而不行，不行则卫气从之而不通，壅遏而不得行。"如气血输注之处，主要输注体表血络，气血壅滞留居，则血络充盈胀盛为结络，《灵枢·卫气失常》："血气之输，输于诸络，气血留居，则盛而起。"

3. 荣卫稽留

孙络具有流注邪气、通达营卫的作用，外邪侵袭，营卫郁滞，稽留营血，卫气耗散，发为疾病。《素问·气穴论》："孙络三百六十五穴会，亦以应一岁，以溢奇邪，以通荣卫，荣卫稽留，卫散荣溢，气竭血著，外为发热，内为少气。疾泻无怠，以通荣卫，见而泻之，无问所会。"《灵枢·刺节真邪》："用针之类，在于调气，气积于胃，以通营卫，各行其道。"

第二节　经络病的诊断

经络的诊断要通过经络望诊、经络按诊、脉诊等方式进行详细检查，判断经络是否异常及其虚实寒热，对经病、络病进行诊断。

一、经病、络病诊断

（一）经脉脉诊，络病视诊

经脉循行于里，肉眼看不到，但其寒热虚实的变化反应在寸口脉上，靠脉的体状、快慢、强弱等判断经脉的寒热虚实，即"气口知之"，络脉多浮行于表，肉眼可见，其寒热虚实的变化通过望诊即可判断，由于在络不在经，故脉搏没有变化，不能诊断络病，《灵枢·经脉》："经脉十二者，伏行分肉之间，深而不见。其常见者，足太阴过于外踝之上，无所隐故也。诸脉之浮而常见者，皆络脉也……经脉者，常不可见也，其虚实也，以气口知之。脉之见者皆络脉也。"

（二）经有常色，络无常色

经脉与脏腑具有规整的一一对应关系、相互络属，关系密切，其经脉的颜色与脏腑相一致，即手少阴、手太阳与心、小肠皆为红色，手太阴、手阳明与肺、大肠皆为白色，足厥阴、足少阳与肝、胆皆为青色，足太阴、足阳明与脾、胃皆为黄色，足少阴、足太阳与肾、膀胱皆为黑色，络脉与脏腑的关系为间接关系，颜色影响不大，没有固定颜色，经常变化。《素问·经络论》："岐伯对曰：经有常色，而络无常变也。帝曰：经之常色何如？岐伯曰：心赤、肺白、肝青、脾黄、肾黑，皆亦应其经脉之色也。"

（三）阳络随气候，阴络随经脉

络脉分为阳络、阴络，阴络位置靠里，可循行脏腑间，与经脉、脏腑相连，受经脉、脏腑的影响比较大，其颜色的变化与经脉、脏腑相应；阳络位居体表，与经脉、脏腑联系较少，受经脉、脏腑的影响比较小，其颜色的变化与经脉、脏腑关系不大，由于位居体表，与外界直接接触，受外界气候变化影响较大，故其颜色随四时变化而变化，变化无常。《素问·经络论》："阴络之色应其经，阳络之色变无常，随四时而行也。寒多则凝泣，凝泣则青黑；热多则淖泽，淖泽则黄赤。此皆常色，谓之无病。五色俱见者，谓之寒热。"

（四）阳络体表络脉的诊断

阳络位居体表，清晰可见，通过络脉及其变化可以测知络脉病的虚实寒热盛衰，为临床治疗提供依据。

1.络脉形状反应络脉的虚实盛衰

络脉形状、长短反应络脉的充盈度，可推知络脉的虚实、络脉郁滞、瘀阻、内有邪气等，络脉变粗、变大、变长说明邪气瘀滞，越粗大坚硬说明郁滞、瘀阻越重，如血脉盛的，络脉坚硬胀满而发赤，或上或下，无固定的部位，小的像针，大的像筷子。络脉萎细、短小、凹陷说明正气虚弱、鼓动无力，络脉郁滞不重。《灵枢·血络论》："血脉盛者，坚横以赤，上下无常处，小者如针，大者如筋。"《灵枢·经脉》："其青短者，少气也。"

2. 络脉颜色反应病邪性质

络脉位居体表，受外界气候变化较大，外邪侵袭络脉，其病邪性质不同，则络脉颜色变化也不相同，所以根据络脉颜色的改变，可推知邪气致病情况，如络脉呈现青色，表明是寒气凝滞于内，气血不通的病证，呈现红色表明体内有热的病证，鱼际反应胃的病证，鱼际的络脉呈现青色，则胃中有寒，鱼际的络脉呈现红色，则胃中有热。络脉突然呈现黑色，则为留滞已久的痹证，络脉颜色时而红、时而黑、时而青，则为寒热相间病证，络脉颜色发青且细小，则为元气衰少的病证。《灵枢·经脉》："凡诊络脉，脉色青则寒且痛，赤则有热。胃中寒，手鱼之络多青矣；胃中有热，鱼际络赤。其暴黑者，留久痹也；其有赤有黑有青者，寒热气也。"

（五）脏腑之络、经脉之络的诊断

脏腑之络、部分经脉之络深入体内，其络脉郁滞多表现为脏腑功能失调的症状，而没有体表的疼痛表现，如《灵枢·百病始生》："肠胃之络伤，则血溢于肠外，肠外有寒，汁沫与血相抟，则并合凝聚不得散，而积成矣。"《素问·缪刺论》："邪客于足少阴之络，令人卒心痛，暴胀，胸胁支满无积者……邪客于手阳明之络，令人气满胸中，喘息而支肤，胸中热……邪客于手阳明之络，令人耳聋，时不闻音……邪客于足少阴之络，令人嗌痛，不可内食，无故善怒，气上走贲上。"其诊断较为困难，只能寻找其他方面的蛛丝马迹，一般从以下方面参考。

1. 根据脉象是否改变

如某脏腑、经脉的脉象没有改变，但有脏腑失调的症状，说明不是脏腑及其经脉病证，而是脏腑、经络的络脉病。

2. 体表络脉的改变

全身络脉为一个有机整体，相互联系，相互影响，尤其同一脏腑、经脉的络脉联系更为紧密，深部络脉郁滞、瘀阻，体表络脉多有改变，可有明显变化如结络，也可有微细变化，通过体表的变化结合内部症状有助诊断脏腑、经脉络病，通过体表结络、络穴可以治疗内部病证。

3. 所属皮部拔罐后颜色的改变

拔罐，起罐后局部皮肤颜色改变，如变黑、变红、变紫等，说明该皮部对应的脏腑、经脉及其络脉有郁滞、邪气等，治疗多取脏腑、经脉的络脉、络穴，如取所属四肢末端穴位刺络。

4. 艾灸后所属皮部有否花斑

皮部艾灸后留有较多花斑、颜色较深，说明该皮部对应的脏腑、经脉及其络脉有郁滞，治疗取脏腑、经脉的络穴，尤其其所属四肢末端的穴位进行刺络。

5. 其他方面

舌下静脉的变粗、变暗，肌肤粗糙、甲错，皮肤局部血运差、发白等，可以助诊脏腑、经脉、络脉等病变。

也请同行们多观察、多思考、多研究，以便有更好的诊断方法，更加完善络脉脏腑、经络病证的诊断。

（六）经络虚实诊断

经络虚实的诊断《素问》有详尽的论述，通过寸口脉和尺肤的变化来反应经络病的虚实寒热，寸口脉象急、尺肤弛缓说明经与络俱实；寸口脉表现热证脉象、尺肤反而寒凉，说明经气有余而络气不足；尺肤发热胀满、寸口脉象迟涩，说明经虚络满；寸口脉、尺肤、气皆虚，说明经络俱虚，《素问·通评虚实论》："帝曰：经络俱实何如？……岐伯曰：经络皆实，是寸脉急而尺缓也……帝曰：络气不足，经气有余，何如？岐伯曰：络气不足，经气有余者，脉口热而尺寒也……帝曰：经虚络满何如？岐伯曰：经虚络满者，尺热满，脉口寒涩也……帝曰：何谓重虚？岐伯曰：脉虚气虚尺虚，是谓重虚。"

二、十五络脉病诊断

《灵枢》对十五络脉病的症状、诊断、取穴、治疗等进行了详细论述，为后世提供了遵循。

（一）十五络脉病诊断部位

无论十五络脉症状如何，络脉改变部位，一般在络穴的位置，《灵枢·经脉》："取之所别者也。"即手太阴之别为列缺、手少阴之别为通里、手心主之别为内关、手太阳之别为支正、手阳明之别为偏历、手少阳之别为外关、足太阳之别为飞阳、足少阳之别为光明、足阳明之别为丰隆、足太阴之别为公孙、足少阴之别为大钟、足厥阴之别为蠡沟、任脉之别为尾翳、督脉之别为长强、脾之大络为大包等。

《灵枢·经脉》："手太阴之别，名曰列缺。起于腕上分间，并太阴之经直入掌中，散入于鱼际……手少阴之别，名曰通里。去腕一寸，别而上行，循经入于心中，系舌本，属目系……手心主之别，名曰内关。去腕二寸，出于两筋之间，循经以上，系于心包，络心系……手太阳之别，名曰支正。上腕五寸，内注少阴；其别者，上走肘，络肩髃……手阳明之别，名曰偏历。去腕三寸，别入太阴；其别者，上循臂，乘肩髃，上曲颊偏齿；其别者，入耳合于宗脉……手少阳之别，名曰外关。去腕二寸，外绕臂，注胸中，合心主……足太阳之别，名曰飞阳。去踝七寸，别走少阴……足少阳之别，名曰光明。去踝五寸，别走厥阴，下络足跗……足阳明之别，名曰丰隆。去踝八寸，别走太阴；其别者，循胫骨外廉，上络头项，合诸经之气，下络喉嗌……足太阴之别，名曰公孙。去本节之后一寸，别走阳明；其别者，入络肠胃……足少阴之别，名曰大钟。当踝后绕跟，别走太阳；其别者，并经上走于心包，外贯腰脊……足厥阴之别，名曰蠡沟。去内踝五寸，别走少阳；其别者，循胫上睾，结于茎……任脉之别，名曰尾翳。下鸠尾，散于腹……督脉之别，名曰长强。挟膂上项，散头上，下当肩胛左右，别走太阳，入贯膂……脾之大络，名曰大包。出渊腋下三寸，布胸胁……此脉若罗络之血者。"

（二）实则必见，虚则必下

此为十五络脉虚实病变的诊断，由于人的体质、年龄不同，致病邪气强弱不同，侵袭人体引起的络脉改变也不相同，正邪较盛者，可引起络脉充盈，则为实证，络脉粗壮显现，容易看到；正气虚弱，抗邪无力，则为虚证，络脉空虚下陷，不易看到，《灵枢·经脉》："凡此十五络者，实则必见，虚则必下。"

（三）十五络脉的虚实症状

《灵枢》对十五络脉虚实症状进行了详尽的叙述，是古人临床经验的高度概括，现在仍具有指导意义，为临床判断虚实的重要原则。

《灵枢·经脉》："手太阴之别……其病实则手锐掌热，虚则欠䶗，小便遗数……

手少阴之别……其实则支膈，虚则不能言……

手心主之别……实则心痛，虚则为烦心……

手太阳之别……实则节弛肘废，虚则生疣，小者如指痂疥……

手阳明之别……实则龋聋，虚则齿寒痹隔……

手少阳之别……病实则肘挛，虚则不收……

足太阳之别……实则鼽窒，头背痛，虚则鼽衄……

足少阳之别……实则厥，虚则痿躄，坐不能起……

足阳明之别……其病气逆则喉痹瘁喑，实则狂巅，虚则足不收，胫枯……

足太阴之别……厥气上逆则霍乱，实则肠中切痛，虚则鼓胀……

足少阴之别……其病气逆则烦闷，实则闭癃，虚则腰痛……

足厥阴之别……其病气逆则睾肿卒疝，实则挺长，虚则暴痒……

任脉之别……实则腹皮痛，虚则痒搔……

督脉之别……实则脊强，虚则头重。高摇之……

脾之大络……实则身尽痛，虚则百节尽皆纵。"

（四）视之不见，求之上下

人体发育不同，高矮胖瘦有别，其经脉长短不同，络脉长短粗细也不相同，络脉所别行分出的部位也会有差异，同时邪气侵袭部位不同，所以十五络脉病变不一定在书中所描述络穴位置，如果络穴没有明显改变，则应该在络穴的周围、附近寻找，看有否隆起、凹陷、酸胀、疼痛、肤色改变等，以确定病变部位、治疗部位。《灵枢·经脉》："凡此十五络者……视之不见，求之上下。人经不同，络脉异所别也。"

第三节　刺络放血的作用

刺络放血是《内经》最常用的针刺方法，使用的频率最高，从治疗后的疗效来看，多有立竿见影之效，有着重要的治疗作用。

一、疏散表邪，驱邪外出

邪初侵袭，尚未深入于经，邪在表浅浮络，多刺浅表血络，使邪气随血而出，即可疏散表邪、驱邪外出，使表邪从外而解。《灵枢·经脉》："凡刺寒热者皆多血络，必间日而一取之，血尽而止，乃调其虚实。"张介宾注解《灵枢·经脉》："故诸刺络脉者，必刺其结，上甚血者，虽无结，急取之，以泻其邪而出其血。"时解释为："今西北之俗，但遇风寒痛痹等疾，即以绳带紧束上臂，令手肘青筋胀突，乃用磁锋于肘中曲泽穴，次合结络上，砭取其血，谓之放寒。"两者方法如出一辙，所取部位亦有相同之处。

对于外邪入里侵袭经络，锋针刺络放血，使外邪随着血液外流排出，外邪随之而去，治疗四时八风之客于经络之中。《灵枢·九针论》："四者时也，时者四时八风之客于经络之中，为痼病者也。故为之治针，必筒其身而锋其末，令可以泻热出血，而痼病竭。"

二、清泻热邪，泻火解毒

针刺络脉、络穴放血，热邪、火毒等随着外出之血得以排出，起到了清泻热邪、泻火解毒、消痈排脓的作用，是治疗热性疾病快捷、高效的治疗方法，既可治疗热邪内郁，也可治疗热毒内蕴，热盛肉腐为脓，又可治疗脏腑、经络内热等，为古今所常用，也是针刺治疗各种热病的主要方法。《灵枢·九针论》："四曰锋针……主痈热出血。"《灵枢·热病》："热病面青脑痛，手足躁，取之筋间，以第四针（锋针），于四逆……热病数惊，瘛疭而狂，取之脉，以第四针，急泻有余者，癫疾毛发去，索血于心，不得，索之水，水者肾也。热病身重骨痛，耳聋而好瞑，取之骨，以第四针，五十九刺，骨病，不食啮齿耳青，索骨于肾，不得，索之土，土者脾也……热病体重，肠中热，取之以第四针，于其俞及下诸指间，索气于胃络，得气也。热病挟脐急痛，胸胁满，取之涌泉与阴陵泉，取以第四针，针嗌里。"《灵枢·杂病》："颌痛，刺手阳明与颌之盛脉出血……颌痛，刺足阳明曲周动脉见血，立已。"《素问·长刺节论》："治痈肿者，刺痈上，视痈小大深浅刺。刺大者多血，小者深之，必端内针为故止。"《素问·缪刺论》："嗌中肿，不能内，唾时不能出唾者，缪刺然骨之前，出血立已。左刺右，右刺左。"

三、祛除瘀血，活血化瘀

刺络放血可直接祛除"恶血""留血""血脉盛者坚横以赤""血络""盛经""盛血""温血""结上"等瘀血，随着瘀血的排出，则瘀血得除，起到了迅速祛除瘀血、消除瘀滞、活血化瘀、消肿止痛等作用，临床症状多有缓解或消失，也是治疗各种瘀血病证迅速、快捷的方法。《素问·针解》："菀陈则除之者，出恶血也。"《灵枢·血络论》："血脉盛者，坚横以赤，上下无常处，小者如针，大者如筋，则而泻之万全也。"《灵枢·脉度》："经脉为里，支而横者为络，络之别者为孙。盛而血者疾诛之，盛者泻之。"《灵枢·经脉》："诸刺络脉者，必刺其结上，甚血者虽无结，急取之，以泻其邪而出其血，留之发为痹也。"《素问·离合真邪论》："帝曰：补泻奈何？岐伯曰：此攻邪也。疾出以去盛血，而复其真气，此邪新客，溶溶未有定处也，推之则前，引之则止，逆而刺之，温血也，刺出其血，其病立已。"《灵枢·逆顺肥瘦》："黄帝曰：循掘决冲奈何？岐伯曰：血浊气涩，疾泻之，则经可通也。"《灵枢·刺节真邪》："一经上实下虚而不通者，此必有横络盛加于大经，令之不通，视而泻之，此所谓解结也。"《素问·调经论》："血有余，则泻其盛经，出其血。"

四、舒筋活络，疏通经络

外邪、瘀血阻络，经络不通而引起经久不愈之痼疾，针刺放血可使经络瘀阻之血得以排出、消散，经络畅通，痼疾而愈，故针刺放血具有舒筋活络、疏通经络止痛的作用，是快速疏通经络的方法。《灵枢·官针》："病在经络痼痹者，取以锋针。"《灵枢·寿夭刚柔》："久痹不去身者，视其血络，尽出其血。"《灵枢·脉度》："经脉为里，支而横者为络，络之别者为孙。盛而血者疾诛之。"《素问·调经论》："视其血络，刺出其血，无令恶血得入于经，以成其疾。"《灵枢·五乱》："气在于臂足，取之先去血脉，后取其阳明、少阳之荥输。"

也可根据经络的调节，选取血络刺络放血，多选取井穴。《素问·疟论》："先腰脊痛者，先刺郄中出血。先手臂痛者，先刺手少阴、阳明十指间。先足胫酸痛者，先刺足阳明十指间出血。"《素问·刺腰痛》："足太阳脉令人腰痛，引项脊尻背如重状，刺其郄中太阳正经出血，春无见血。"

五、调节脏腑，补虚泻实

脏腑与经脉存在着规整的一一对应关系，这种对应关系是以脏腑为中心，通过经络将人体各个组织、器官、四肢、百骸联接成一个有机整体，浮络位居表浅，纵横交错，但通过十二皮部与脏腑存在对应关系，络脉也可深入脏腑、深部组织，与脏腑相连，所以通过络穴、血络等针刺放血可以调节脏腑的功能，刺络放血是治疗脏腑病证的较好方法，尤其是久病患者，邪入络脉者。《灵枢·寿夭刚柔》："病在阴之阳者，刺络脉。"《素问·脏气法时论》："肝病者，两胁下痛引少腹，令人善怒；虚则目䀮䀮无所见，耳无所闻，善恐，如人将捕之。取其经，厥阴与少阳。气逆则头痛，耳聋不聪，颊肿，取血者。心病者，胸中痛，胁支满，胁下痛，膺背肩胛间痛，两臂内痛；虚则胸腹大，胁下与腰相引而痛，取其经，少阴太阳，舌下血者，其变病，刺郄中血者。脾病者，身重，善肌，肉痿，足不收行，善瘈，脚下痛；虚则痛满肠鸣，飧泄食不化。取其经，太阴阳明少阴血者。肺病者，喘咳逆气，肩背痛，汗出，尻阴股膝髀腨胻足皆痛；虚则少气不能报息，耳聋嗌干。取其经，太阴足太阳之外厥阴内血者。肾病者，腹大胫肿，喘咳身重，寝汗出，憎风；虚则胸中痛，大腹小腹痛，清厥，意不乐。取其经，少阴太阳血者。"《素问·刺热》："肺热病者，先淅然厥，起毫毛，恶风寒，舌上黄，身热。热争则喘咳，痛走胸膺背，不得大息，头痛不堪，汗出而寒；丙丁甚，庚辛大汗，气逆则丙丁死。刺手太阴、阳明，出血如大豆，立已。"《素问·刺腰痛》："中热而喘，刺足少阴，刺郄中出血。"《素问·长刺节论》："阳刺，入一傍四处，治寒热，深专者刺大脏，迫脏刺背俞也，刺之迫脏，脏会，腹中寒热去而止。与刺之要，发针而浅出血。"

络脉瘀阻，多以脏腑实证为主，治疗通过刺络放血，瘀血得排，实邪随之外出，脏腑功能恢复正常，是治疗脏腑实证较好方法。《灵枢·血络论》："血脉盛者，坚横以赤，上下无常处，小者如针，大者如筋，则而泻之万全也。"《素问·调经论》："神有余则泻其小络之脉，出血勿之深斥，无中其大经，神气乃平。"《素问·缪刺论》："人有所堕坠，恶血留内，腹中满胀，不得前后，先饮利药。此上伤厥阴之脉，下伤少阴之络。刺足内踝之下、然骨之前血脉出血，刺足跗上动脉；不已，刺三毛上各一痏，见血立已，左刺右，右刺左。"《灵枢·热病》："心疝暴痛，取足太阴、厥阴，尽刺去其血络。"

刺络调节也可有补益之效，具有补益作用，用以治疗络脉、脏腑虚证等，祛除较轻邪气郁滞，使经络的疏通，利于脏腑、经络等正气的畅通、恢复，《灵枢·癫狂》："短气，息短不属，动作气索，补足少阴，去血络也。"《灵枢·寒热病》："肌寒热者，肌痛，毛发焦而唇槁腊，不得汗。取三阳于下，以去其血者，补足太阴，以出其汗。"《素问·调经论》："血……不足，则补其虚经，内针其脉中，久留而视，脉大，疾出其针，无令血泄……形有余则泻其阳经，不足则补其阳络。"

六、平衡阴阳，调节机体

1. 络穴具有调节人体左右气血，平衡阴阳的作用

十五别络的功能是加强表里阴阳两经的联系与调节，络穴皆有联络、调节、平衡人体左右气血的作用，对络脉、络穴的针刺，可平衡人体左右、阴阳，络脉、络穴是人体的平衡系统，治疗具有较好平衡阴阳的作用。

2. 缪刺以左治右、以右治左，平衡左右阴阳

缪刺是治疗奇邪在大络间左右、上下流溢，出现病邪在一侧、症状在另一侧的络脉"奇病"的刺法，治疗方法则是以左取右，或以右取左，选择对侧进行治疗，能协调、调节左右病因与症状，也具有调节机体、平衡阴阳的作用，《素问·缪刺论》："夫邪客大络者，左注右，右注左，上下左右，与经相干，而布于四末，其气无常处，不入于经俞，命曰缪刺。"

可见刺络具有平衡阴阳、调节机体的作用，所以《素问·阴阳应象大论》曰："故善用针者，从阴引阳，从阳引阴，以左治右，以右治左。"

第四节　刺络放血的部位

刺络放血部位可以是结络，浮络，皮肤粗糙、变暗、颜色改变处，也可以是络穴等，有时相距几毫米的穴位出血，血的颜色和出血量都有很大的差别，所以刺络部位选择力求准确无误。

一、刺络的选取部位原则

刺络的选取部位、原则与普通针刺相似，但有其特殊性，主要有以下原则。

（一）循经取络

循经取络包括本经取络、同名经络取络、表里经取络等。

1. 本经取络

络脉循行虽然以横行为主，但其从经脉发出，从属于经脉，其调节作用是通过经脉、络脉共同作用而实现的，其取穴原则同经脉选穴。本经取络，病变与所取络脉、络穴在同一条经络的循行路线上，只是上下等位置不同，如循足太阳经络取络，《素问·刺腰痛》："足太阳脉令人腰痛，引项脊尻背如重状，刺其郄中太阳正经出血，春无见血。"《素问·疟论》："足太阳之疟，令人腰痛头重，寒从背起，先寒后热，熇熇暍暍，热止汗出，难已，刺郄中出血。"《灵枢·杂病》："厥，挟脊而痛至顶，头沉沉然，目晄晄然，腰脊强，取足太阳腘中血络。"《素问·缪刺论》："邪客于足太阳之络，令人头项肩痛。刺足小指爪甲上，与肉交者，各一痏，立已。不已，刺外踝下三痏，左取右，右取左，如食顷已。"再如循足少阳经取络，《素问·刺腰痛》："少阳令人腰痛，如以针刺其皮中，循循然不可以俯仰，不可以顾，刺少阳成骨之端出血，成骨在膝外廉之骨独起者，夏无出血。"《素问·缪刺论》："邪客于足少阳之络，令人胁痛不得息，咳而汗出。刺足小指次指爪甲上与肉交者，各一痏，不得息立已，汗出立止，咳者温衣，一日已。"

本经取络不但包括本经脉络穴，还包括大络所过、主治所及和经筋所过、主治所及等。

大络加强了十二经脉中表里两经之间的联系，强调经络主干与主干之间、主干与分支之间、分支与分支之间的联系，以调节机体的整体平衡和维持体内环境的稳定，并能输送营卫气血，渗灌濡养全身，所以大络能治疗经脉病证，其络穴也能治疗络脉所过病证，如手阳明经不循行于耳，但手阳明之别循行于耳，其别者，上曲颊偏齿……入耳合于宗脉，故能治疗耳聋等病证。如《素问·缪刺论》曰："邪客于手阳明之络，令人耳聋，时不闻音，刺手大指次指爪甲上，去端如韭叶，各一痏，立闻……耳聋，刺手阳明。"

经筋是十二经脉之气"结、聚、散、络"于筋肉、关节的体系，为十二经脉的附属部分，是十二经脉循行部位上分布于筋肉系统者，有联缀百骸，维络周身，主司关节运动的作用，络脉也随经筋分布，如邪气侵入足太阴经的络脉，《灵枢·经筋》："足太阴之筋，起于大指之端内侧……其直者，络于膝内辅骨，上循阴股，循腹里，结于肋，散于胸中，其内者，着于脊。"

足太阴经的络脉不通，使人腰痛连及少腹，牵引至胁下，不能挺胸呼吸等。《素问·缪刺论》："邪客于足太阴之络，令人腰痛，引少腹控䏚，不可以仰息。刺腰尻之解，两胂之上，是腰俞，以月死生为痏数，发针立已。左刺右，右刺左。"

2. 同名经络取络

同名经络取络，就是络脉病变，除取本经络脉、络穴外，还可取与之同名的络脉、络穴进行治疗，如手太阳病变，取足太阳的络穴进行治疗。如《素问·缪刺论》说："邪客于臂掌之间，不可得屈。刺其踝后，先以指按之痛，乃刺之，以月死生为数，月生一日一痏，二日二痏，十五日十五痏，十六日十四痏。"

3. 表里经取络

表里经取络是一经络脉有病，除取本经络脉、络穴外，还选取与其相表里的络脉、络穴进行治疗。

（1）十五别络表里经联络

十五别络的功能是加强表里阴阳两经的联系与调节作用，络穴皆有联络、调节、平衡人体左右气血的作用，故对络脉、络穴的针刺，可平衡人体表里经脉、左右、阴阳等，十五别络的络脉、络穴是人体的平衡系统，治疗具有较好平衡阴阳的作用。《灵枢·经脉》："手太阴之别，名曰列缺。起于腕上分间，并太阴之经直入掌中，散入于鱼际。其病实则手锐掌热，虚则欠㰦，小便遗数。取之去腕一寸半。别走阳明也。"

（2）其他表里经取络

其他络脉病证，也可表里经取络，如《灵枢·五邪》："邪在肾，则病骨痛阴痹。阴痹者，按之而不得，腹胀腰痛，大便难，肩背颈项痛，时眩，取之涌泉、昆仑，视有血者尽取之。"《素问·刺疟》："胃疟者，令人且病也，善饥而不能食，食而支满腹大，刺足阳明、太阴横脉出血。"

（二）对侧取络

刺络具有调节人体左右气血，平衡阴阳的作用，所以取对侧络脉、络穴以治疗病证为血络取穴的特色，如缪刺以左治右、以右治左、平衡左右阴阳。《素问·缪刺论》："夫邪客大络者，左注右，右注左，上下左右，与经相干，而布于四末，其气无常处，不入于经俞，命曰缪刺。"所以《素问·阴阳应象大论》曰："故善用针者，从阴引阳，从阳引阴，以左治右，以右治左。"

（三）四肢末端取络

四肢末端取络是经脉病的取穴原则之一，也是络脉病的主要取穴原则。其原因有三。

①络脉为经脉分支，循行、布散于经脉不到之处，是对经脉循行不足的有效、必要补充，四肢末端为络脉、络穴密集之处。

②病理性血络多分布四肢肘膝以下的末端，也可理解为肘膝以下络脉易于郁滞，郁滞处即为取络部位。

③络脉有通营卫、溢奇邪的作用，四肢末端尤其井穴为营卫交聚、奇邪侵袭之处，故为取穴部位。

（四）局部取络

肢体疼痛等局部病证，在病变局部寻找变粗、变硬的血络而刺之，使瘀血、奇邪尽出，《灵枢·官针》："络刺者，刺小络之血脉也。"《素问·刺疟》："先头痛及重者，先刺头上及两额、两眉间出血。"《素问·缪刺论》："凡痹往来，行无常处者，在分肉间痛而刺之，以月死生为数，用针者随气盛衰，以为痏数，针过其日数则脱气，不及日数则气不泻。"

（五）辨证取络

辨证取络就是辨别病变所属脏腑、经络，选取脏腑及其经络的络脉、络穴进行治疗。如目疾病变，因肝开窍于目，经络属足厥阴肝经，故治疗选取足厥阴络脉、络穴进行治疗。肾开窍于耳，主二阴，耳、大小便病变取足少阴络脉、络穴进行治疗，同时肾主骨生髓，骨髓病变也选足少阴络脉、络穴进行治疗。辨证取络更能体现中医的整体观念和辨证论治的原则，是选取络脉的重要原则。

（六）前后取穴

前后取穴刺络，以增强疗效，如疟疾可刺前面的廉泉与后面背腧穴。《素问·刺疟》："疟……先其发时如食顷而刺之，一刺则衰，二刺则知，三刺则已；不已，刺舌下两脉出血；不已，刺郄中盛经出血，又刺项已下侠脊者，必已。"

（七）上下取穴

上病取下、下病取上也是刺络的原则，临床多以上病取下为主。如《素问·缪刺论》："邪客于足少阴之络，令人卒心痛，暴胀，胸胁支满无积者，刺然骨之前出血，如食顷而已……邪客于手阳明之络，令人耳聋，时不闻音，刺手大指次指爪甲上，去端如韭叶，各一痏，立闻。"

二、选取部位

刺络放血的针刺部位分二类，一类是"结络"，即络脉显现处，络脉瘀阻的显现部位；另一类是"无结"，即络脉不显现处，虽然不显现，但具备络脉瘀阻的特征，为外邪、瘀血的郁滞部位，多为压痛点、络脉、络穴等，通过治疗，取得同样好的疗效，甚至疗效更为长久。《灵枢·经脉》："诸刺络脉者，必刺其结上，甚血者虽无结，急取之，以泻其邪而出其血，留之发为痹也。"

（一）结络

"结络"又称"血络""结上"等，为奇邪入络、络脉瘀滞最主要、最常见的病变表现。《灵枢·阴阳二十五人》："其结络者，脉结血不和。"即指病理状态下出现于体表的颜色、形态变化的络脉（浮络），即络脉怒张粗大显现，多不高出皮肤，为络脉血聚瘀积之处，医生易于识别、掌握，是治疗的主要部位，为临床医务工作者所熟知，是主要的刺络部位，通过刺络放血，使瘀血迅速排出，外邪、瘀血随之外排，症状随即消失。《灵枢·卫气失常》："血气之输，输于诸络，气血留居，则盛而起。"《灵枢·经脉》："诸刺络脉者，必刺其结上。"《素问·三部九候论》："上实下虚，切而从之，索其结络脉，刺出其血，以见通之。"《灵枢·血络论》："血脉盛者，坚横以赤，上下无常处，小者如针，大者如筋，则而泻之万全也。"《灵枢·脉度》："经脉为里，支而横者为络，络之别者为孙。盛而血者疾诛之，盛者泻之。"《素问·调经论》："视其血络，刺出其血，无令恶血得入于经，以成其疾。"《灵枢·根结》："久痹不去身者，视其血络，尽出其血。"《素问·缪刺论》："有痛而经不病者，缪刺之。因视其皮部有血络者尽取之，此缪刺之数也。"《灵枢·经脉》："凡刺寒热者皆多血络，必间日而一取之，血尽而止，乃调其虚实。"《灵枢·水胀》："黄帝曰：肤胀、鼓胀可刺邪？岐伯曰：先泻其胀之血络，后调其经，刺去其血络也。"《灵枢·血络论》："黄帝曰：愿闻其奇邪而不在经者。岐伯曰：血络是也。"

1. 结络形态、色泽

（1）结络形状

结络形状多种多样，粗细不同，形状各异，《内经》称为"小者如针""大者如筋"等，结络形状、大小反映络脉郁滞程度，越大说明郁滞越重，《灵枢·血络论》："血脉盛者，坚横以赤，上下无常处，小者如针，大者如筋。"临床形状主要有蚯蚓状、点状、结节状、短棒状、卧蚕状、豆状、疮状、蜘蛛状、人字状、精子状、树枝状，等等。

（2）充盈程度

邪入络脉，络脉郁滞，不但有形状改变，还有充盈程度的改变，《内经》描述为"独坚""盛坚""盛者""坚横""坚""盛"等，充盈程度反映络脉郁滞程度，越"坚""盛"说明郁滞越重。《灵枢·九针十二原》："血脉者，在腧横居，视之独澄，切之独坚。"《灵枢·血络论》："血脉盛者，坚横以赤，上下无常处，小者如针，大者如筋，则而泻之万全也。"《灵枢·脉度》："经脉为里，支而横者为络，络之别者为孙。盛而血者疾诛之，盛者泻之。"《素问·疟论》："疟之且发也，阴阳之且移也，必从四末始也。阳已伤，阴从之，故先其时坚束其处，令邪气不得入，阴气不得出，审候见之，在孙络盛坚而血者，皆取之，此真往而未得并者也。"

（3）结络色泽

正常的络脉颜色，阴络深在内，与经接近，其色与经相应；阳络浅在体表，距经较远，受经脉颜色的影响较小，但接受外界气候变化刺激较多，颜色受四时气候变化的影响，秋冬多寒，出现青黑色，春夏多热，出现黄赤色，为正常络脉颜色，不是发病。《素问·经络论》："阴络之色应其经，阳络之色变无常，随四时而行也。寒多则凝泣，凝泣则青黑；热多则淖泽，淖泽则黄赤。此皆常色，谓之无病。"

病理状态下络脉颜色发生改变，结络颜色变化多为青、青红、蓝、蓝紫、黑、红、淡红、鲜红、暗红等。《灵枢·经脉》："凡诊络脉，脉色青则寒且痛，赤则有热。胃中寒，手鱼之络多青矣；胃中有热，鱼际络赤。其暴黑者，留久痹也；其有赤有黑有青者，寒热气也；其青短者，少气也。"《灵枢·血络论》："血脉盛者，坚横以赤。"

2. "结络"多位于肘膝腕踝关节附近

"结络"部位较多，全身皆可出现，但以肘膝腕踝关节附近为多，尤其膝后面、内面、外面、肘阴面、踝、腕关节周围是结络的主要部位，因为关节处皮肤松弛，皱褶多，经络循行曲折而不顺直，易于瘀滞曲面。《灵枢·杂病》："衃血，取手太阳，不已，刺宛骨下，不已，刺腘中出血。"《素问·刺腰痛》："足太阳脉令人腰痛，引项脊尻背如重状，刺其郄中太阳正经出血，春无见血。少阳令人腰痛，如以针刺其皮中，循循然不可以俯仰，不可以顾，刺少阳成骨之端出血，成骨在膝外廉之骨独起者，夏无出血……腰痛侠脊而痛几几然，目晾晾，欲僵仆，刺足太阳郄中出血。"《素问·刺疟》："足太阳之疟，令人腰痛头重，寒从背起，先寒后热，熇熇暍暍，热止汗出，难已，刺郄中出血。"

3. 足经、阳经多"结络"

根据"结络"的部位、络脉循行部位及其皮部，"结络"足经、阳经多，手经、阴经少，多出现在以下络脉和部位。

（1）足太阳腘中结络

足太阳腘中血络为临床最多见的血络，多粗大色青黑，形状各异，数目较多，大小粗细不均，向上下直接、间断延伸，为足太阳络脉郁滞所致。《素问·刺腰痛》："足太阳脉令人腰痛，引项脊尻背如重状，刺其郄中太阳正经出血，春无见血……腰痛侠脊而痛几几然，目晾晾，欲僵仆，刺足太阳郄中出血。"《素问·刺疟》："足太阳之疟，令人腰痛头重，寒从背起，先寒后热，熇熇暍暍，热止汗出，难已，刺郄中出血。"《灵枢·杂病》："厥，挟脊而痛至顶，头沉沉然，目晾晾然，腰脊强，取足太阳腘中血络。"《灵枢·热病》："风痉身反折，先取足太阳及腘中及血络出血；中有寒，取三里。"

（2）足少阳结络

足少阳血络临床较为常见，多位于膝关节及其上下、小腿外侧足少阳循行部位处，为足少阳络脉郁滞所致。《素问·刺腰痛》："少阳令人腰痛，如以针刺其皮中，循循然不可以俯仰，不可以顾，刺少阳成骨之端出血，成骨在膝外廉之骨独起者，夏无出血。"《灵枢·四时气》："善呕，呕有苦，长太息，心中憺憺，恐人将捕之，邪在胆，逆在胃，胆液泄则口苦，胃气逆则呕苦，故曰呕胆。取三里以下胃气逆，则刺少阳血络以闭胆逆，却调其虚实以去其邪。"

（3）足太阴、厥阴结络

足太阴、厥阴血络临床时有见到，多位于膝关节、小腿内侧足太阴、厥阴循行部位处，可有所侧重，为足太阴、厥阴络脉郁滞所致。《灵枢·热病》："心疝暴痛，取足太阴、厥阴，尽刺去其血络。"《灵枢·癫狂》："狂而新发，未应如此者，先取曲泉左右动脉及盛者见血，有顷已。"

（4）足阳明结络

足阳明结络在临床上偶尔出现，多位于膝关节、小腿前侧足阳明经循行部位处，为足阳明络脉郁滞所致。《素问·刺疟》："胃疟者，令人且病也，善饥而不能食，食而支满腹大，刺足阳明、太阴横脉出血。"

（5）足少阴结络

足少阴结络在临床上偶尔出现，多位于大腿、膝关节、小腿内后侧、脚内侧足少阴经循行部位处，为足少阴络脉郁滞所致。《灵枢·寒热病》："骨寒热者，病无所安，汗注不休，齿未槁，取其少阴于阴股之络。"

（6）手阳明结络

手阳明血络位于上肢前外侧手阳明经循行部位处，临床时有出现，为手阳明络脉郁滞所致，《灵枢·杂病》："颀痛，刺手阳明与颀之盛脉出血。"

（7）其他

此外，结络还有皮肤之络、手背血络、阴跷血络、耳间血络、舌下血络等。

①皮肤血络：《灵枢·四时气》："温疟汗不出，为五十九痏。风水肤胀，为五十七痏，取皮肤之血者，尽取之。"

②手背血络：《素问·缪刺论》："缪传引上齿，齿唇寒痛，视其手背脉血者去之，足阳明中指爪甲上一痏，手大指次指爪甲上各一痏，立已。左取右，右取左。"

③阴跷血络：《灵枢·热病》："癃，取之阴跷及三毛上及血络出血。"

④耳间血络：《灵枢·五邪》："邪在肝，则两胁中痛，寒中，恶血在内，行善掣，节时肿。取之行间以引胁下，补三里以温胃中，取血脉以散恶血，取耳间青脉以去其掣。"

4. "结络"也可表现在内脏

在体表的"结络"，肉眼可见，但络脉既分布于体表，又分布于内脏，且体表与内脏络脉相互联通、相互影响，奇邪侵袭，顺络入侵内脏，内脏络脉郁滞，形成肉眼不可见的"结络"，内脏"结络"也是常见的病理表现，临床发病率较高，其可以单独出现，只有内脏症状，也可与体表"结络"同时出现，表现为体表、内脏同时出现症状，治疗应选择体表结络、络穴等，以祛除奇邪、疏通络脉，通过络脉的调节，疏通内脏络脉，达到通过刺络体表，治疗内脏"结络"郁滞的目的。如《灵枢·百病始生》："阳络伤则血外溢，血外溢则衄血；阴络伤则血内溢，血内溢则后血。肠胃之络伤，则血溢于肠外，肠外有寒，汁沫与血相抟，则并合凝聚不得散，而积成矣。"《素问·缪刺论》："邪客于足少阴之络，令人卒心痛，暴胀，胸胁支满无积者，刺然骨之前出血，如食顷而已；不已，左取右，右取左，病新发者，取五日已。邪客于手少阳之络，令人喉痹舌卷，口干心烦，臂外廉痛，手不及头，刺手小指次指爪甲上，去端如韭叶，各一痏。壮者立已，老者有顷已。左取右，右取左，此新病，数日已。邪客于足厥阴之络，令人卒疝暴痛。刺足大指爪甲上，与肉交者，各一痏。男子立已，女子有顷已。左取右，右取左。"

5. "结络"不是静脉曲张

静脉曲张多位于下肢，血管粗大、较长、高起、饱满、按之空虚、位居皮下、肤色多不改变，多纵行或者成团如蚯蚓状，为缓慢运行的血液，不要放血；结络因脉络郁结，血行不畅，致瘀血停滞所致，《灵枢·阴阳二十五人》："其结络者，脉结血不和，决之乃行。"结络局部肤色改变、细小、较短、多不高于皮肤，位居皮内，多纵行，也可横行，为病理性血络，需要排出，用泻血的方法疏通脉络，使血运正常。

（二）无结

有的络脉病变，虽然"无结"，但有奇邪入络，或瘀血留滞络脉的表现，也应通过刺络治疗，此类病证较多，《灵枢·经脉》："其血者虽无结，急取之，以泻其邪而出其血，留之发为痹也。"

1. 络穴

络穴为临床最主要的刺络部位，有三百六十五穴，包括腧穴及十五大络等，络穴与经穴同名，位深者为经，位浅者为络，深刺为刺经，浅刺为刺络，刺络点刺即可，《素问·气穴论》："孙络三百六十五穴会，亦以应一岁，以溢奇邪，以通荣卫，荣卫稽留，卫散荣溢，气竭血著，外为发热，内为少气。疾泻无怠，以通荣卫，见而泻之，无问所会。"《灵枢·小针解》："节之交，三百六十五会者，络脉之渗灌诸节者也。"通过络穴放血，使奇邪、瘀血等随血而出，畅通络脉，调节经络的功能活动，常用穴位如下。

（1）井穴

井穴为最常见的刺络穴位，因其部位较浅，既可调节经脉，也可调节络脉，具有祛除奇邪、清泻热邪、调节脏腑、疏通经络等作用，《内经》运用较多，《素问·缪刺论》39处刺血有24处刺井穴，现在临床仍广泛运用，是最主要的刺络穴位，如《灵枢·顺气一日分为四时》："病在脏者，取之井。"《素问·缪刺论》："邪客于手少阳之络，令人喉痹舌卷，口干心烦，臂外廉痛，手不及头，刺手小指次指爪甲上，去端如韭叶，各一痏。壮者立已，老者有顷已。左取右，右取左，此新病，数日已。邪客于足厥阴之络，令人卒疝暴痛。刺足大指爪甲上，与肉交者，各一痏。男子立已，女子有顷已。左取右，右取左。邪客于足太阳之络，令人头项肩痛，刺足小指爪甲上，与肉交者，各一痏，立已。不已，刺外踝下三痏，左取右，右取左，如食顷已。邪客于手阳明之络，令人气满胸中，喘息，而支胠，胸中热，刺手大指次指爪甲上，去端如韭叶，各一痏，左取右，右取左，如食顷已……邪客于手阳明之络，令人耳聋，时不闻音，刺手大指次指爪甲上，去端如韭叶，各一痏，立闻；不已，刺中指爪甲上与肉交者，立闻。其不时闻者，不可刺也。耳中生风者，亦刺之如此数。左刺右，右刺左……邪客于五藏之间，其病也，脉引而痛，时来时止，视其病，缪刺之于手足爪甲上，视其脉，出其血，间日一刺，一刺不已，五刺已。缪传引上齿，齿唇寒痛，视其手背脉血者去之，足阳明中指爪甲上一痏，手大指次指爪甲上各一痏，立已。左取右，右取左。"《素问·刺疟》："诸疟而脉不见，刺十指间出血，血去必已……先手臂痛者，先刺手少阴、阳明十指间。先足胫酸痛者，先刺足阳明十指间出血。"等等。

（2）五十九热穴

五十九热穴为《内经》常用的治疗热病的穴位，现代中医临床也多沿用。用以治疗热病，也可用以治疗其他病证，现代中医临床选穴较少，一次选五十九穴者较少。刺络多点刺、浅刺。《灵枢·热病》："热病身重骨痛，耳聋而好瞑，取之骨，以第四针，五十九刺，骨病，不食啮齿耳青，索骨于肾，不得，索之土，土者脾也……所谓五十九刺者，两手外内侧各三，凡十二痏；五指间各一，凡八痏，足亦如是；头入发一寸傍三分各三，凡六痏；更入发三寸边五，凡十痏；耳前后口下者各一，项中一，凡六痏；巅上一，囟会一，发际一，廉泉一，风池二，天柱二。"

（3）背部穴位

背部穴位尤其背俞穴为临床最常用的腧穴，也是治疗脏腑病的络穴，古今运用较多，可用毫针经刺，也可络刺，尤其是脏腑病证。《素问·刺疟》："疟脉满大急，刺背俞，用中针，傍五胠俞各一，适肥瘦，出其血也……疟脉满大急，刺背俞，用五脏俞、背俞各一，适行至于血也……先其发时如食顷而刺之，一刺则衰，二刺则知，三刺则已；不已，刺舌下两脉出血；不已，刺郄中盛经出血，又刺项已下侠脊者，必已。舌下两脉者，廉泉也……风疟，疟发则汗出恶风，刺三阳经背俞之血者。"《素问·缪刺论》："邪客于足太阴之络，令人腰痛，引少腹控䏚，不可以仰息。刺腰尻之解，两胂之上，是腰俞，以月死生为痏数，以针立已。左刺右，右刺左。邪客于足太阳之络，令人拘挛背急，引胁而痛。刺之从项始数脊椎侠脊，疾按之应手如痛，刺之傍三痏，立已。"

（4）涌泉穴

涌泉为特殊的井穴，是常用的络刺穴位，可单独选择，也可配合其他穴位使用。

①涌泉：单取涌泉治疗足少阴络病。《素问·缪刺论》："邪客于足少阴之络，令人嗌痛，不可内食，无故善怒，气上走贲上。刺足下中央之脉，各三痏，凡六刺，立已。左刺右，右刺左。"

②涌泉、足背：涌泉与足背同用治疗腰脊如解，不欲饮。《灵枢·热病》："男子如蛊，女子如怚，身体腰脊如解，不欲饮食，先取涌泉见血，视跗上盛者，尽见血也。"

③涌泉、昆仑：表里穴配合治疗骨痛阴痹。《灵枢·五邪》："邪在肾，则病骨痛阴痹。阴痹者，按之而不得，腹胀腰痛，大便难，肩背颈项痛，时眩。取之涌泉、昆仑，视有血者尽取之。"

④涌泉、阴陵泉：涌泉配合阴陵泉等治疗足太阴、少阴病挟脐急痛，胸胁满。《灵枢·热病》："热病挟脐急痛，胸胁满，取之涌泉与阴陵泉，取以

第四针，针嗌里。"

⑤涌泉、隐白、厉兑、少商、神门：五穴同用治疗手足少阴、太阴及足阳明五络病。《素问·缪刺论》："邪客于手足少阴太阴足阳明之络，此五络皆会于耳中，上络左角，五络俱竭，令人身脉皆动，而形无知也，其状若尸，或曰尸厥。刺其足大指内侧爪甲上，去端如韭叶，后刺足心，后刺足中指爪甲上各一痏，后刺手大指内侧，去端如韭叶，后刺手少阴锐骨之端，各一痏立已。"

（5）踝腕关节附近

踝腕关节附近络穴，为络脉汇聚之处，也是易于瘀滞之处，是刺络常用穴位。

①内踝上（复溜）：《素问·刺腰痛》："足少阴令人腰痛，痛引脊内廉，刺少阴于内踝上二痏，春无见血，出血太多，不可复也。"

②外踝之下半寸所（申脉）：《素问·缪刺论》："邪客于足阳跷之脉，令人目痛，从内眦始，刺外踝之下半寸所，各二痏。左刺右，右刺左。如行十里顷而已。"

③踝后（昆仑）：《素问·缪刺论》："邪客于臂掌之间，不可得屈。刺其踝后，先以指按之痛乃刺之。"

④然谷：《素问·缪刺论》："邪客于足少阴之络，令人卒心痛，暴胀，胸胁支满，无积者，刺然骨之前出血，如食顷而已；不已，左取右，右取左，病新发者，取五日已……嗌中肿，不能内，唾时不能出唾者，缪刺然骨之前，出血立已。左刺右，右刺左。"

⑤绝骨：《素问·刺疟》："骱酸痛甚，按之不可，名曰胕髓病，以镵针针绝骨出血，立已。"

⑥手少阴锐骨之端（神门）：《素问·缪刺论》："邪客于手足少阴太阴足阳明之络，此五络皆会于耳中，上络左角，五络俱竭，令人身脉皆动，而形无知也，其状若尸，或曰尸厥。刺其足大指内侧爪甲上，去端如韭叶，后刺足心，后刺足中指爪甲上各一痏，后刺手大指内侧，去端如韭叶，后刺手少阴锐骨之端，各一痏立已。"

⑦廉泉：《素问·脏气法时论》："心病者，胸中痛，胁支满，胁下痛，膺背肩胛间痛，两臂内痛；虚则胸腹大，胁下与腰相引而痛，取其经，少阴太阳，舌下血者。其变病，刺郄中血者。"《灵枢·寒热病》："暴喑气鲠，取

扶突与舌本出血。"

（6）深部络穴

特殊情况下，也可选择深部络穴，尤其疑难病证必须深刺。《素问·缪刺论》："邪客于足太阴之络，令人腰痛，引少腹控眇，不可以仰息。刺腰尻之解，两胛之上，以月死生为痏数，发针立已。左刺右，右刺左。邪客于足太阳之络，令人拘挛背急，引胁而痛，内引心而痛。刺之从项始数脊椎侠脊，疾按之应手如痛，刺之傍三痏，立已。邪客于足少阳之络，令人留于枢中痛，髀不可举，刺枢中以毫针，寒则久留针，以月死生为数，立已。"

有些穴位，需深刺多放血，才能达到治疗目的，如道家的养生三关，即玉枕关（风府穴稍上）、夹脊关（至阳穴及附近）、尾闾关（骶中嵴部）等，要用大号锋针深刺，甚至刺至骨，加多次拔罐，使其多出血，如出血不多，可改变方向再刺，至出血十余至数十毫升，才能取得较好疗效。

2.络脉

病变络脉为"结络"不明显的病变部位，也是治疗部位，为刺络放血的常用部位，根据辨证分经、随经取络，以及络脉改变，选取相应的络脉针刺治疗，一般取浅表阳络，部分疑难病证加取深部阴络。

（1）阳络

即我们常说的络脉，《灵枢》运用较多。

①络脉：《灵枢·寿夭刚柔》："病在阴之阳者，刺络脉。"

②三阳之络（足太阳）：《灵枢·寒热病》："皮寒热者，不可附席，毛发焦，鼻槁腊，不得汗，取三阳之络，以补手太阴。"

③三阳于下：《灵枢·寒热病》："肌寒热者，肌痛，毛发焦而唇槁腊，不得汗。取三阳于下，以去其血者，补足太阴，以出其汗。"

④少阴于阴股之络：《灵枢·寒热病》："骨寒热者，病无所安，汗注不休，齿未槁，取其少阴于阴股之络。"

⑤阴阳之络：《灵枢·寒热病》："厥痹者，厥气上及腹。取阴阳之络，视主病也，泻阳补阴经也。"

⑥胃络：《灵枢·热病》："热病体重，肠中热，取之以第四针，于其俞及下诸指间，索气于胃络，得气也。"

现在络脉也多选择运用，但不限于上述络脉。

（2）阴络

阴络是肉眼不能看到较深较大络脉，部分疑难患者，浅部刺络放血不足以祛除瘀血、消除瘀滞、疏通络脉，则需要深刺较大阴络，大量放血，才能取得较好疗效，针刺阴络要有络脉瘀阻指征，根据络脉病证选择相应的阴络部位刺血，如委中、阴陵泉、阳陵泉、三阴交等处。

3. 病变局部

病变局部，既是病变部位，也是瘀阻部位，可作为治疗部位，也是《内经》和现在都常用的治疗部位。《素问·刺疟》："先头痛及重者，先刺头上及两额、两眉间出血。"《素问·长刺节论》："治痈肿者刺痈上，视痈小大深浅刺。刺大者多血，小者深之，必端内针为故止。"

4. 压痛点

压痛部位，多为气血不通之处，也是病变部位，可作为治疗部位，为《内经》和现在都常用的刺络部位，也是局部治疗的一重要部分。《素问·缪刺论》："凡痹往来，行无常处者，在分肉间痛而刺之，以月死生为数，用针者随气盛衰，以为痏数，针过其日数则脱气，不及日数则气不泻。左刺右，右刺左，病已止；不已，复刺之如法。月生一日一痏，二日二痏，渐多之，十五日十五痏，十六日十四痏，渐少之……邪客于足太阳之络，令人拘挛背急，引胁而痛，内引心而痛。刺之从项始数脊椎侠脊，疾按之应手如痛，刺之傍三痏，立已。"

（三）经脉

放血疗法主要治疗络脉，以络脉为主，但经脉瘀滞，气血不通，气滞血瘀，也可放血治疗，经脉作为治疗部位，可作为刺络的有益补充。《素问·刺疟》："疟发身方热，刺跗上动脉，开其空，出其血，立寒。"

有些部位，虽然说的是经，实际是络脉，不应看作经脉。《素问·脏气法时论》："脾病者，身重，善肌，肉痿，足不收行，善瘛，脚下痛；虚则腹满肠鸣，飧泄食不化。取其经，太阴阳明少阴血者。肺病者，喘咳逆气，肩背痛，汗出，尻阴股膝髀腨胻足皆痛；虚则少气不能报息，耳聋嗌干。取其经，太阴足太阳之外厥阴内血者。肾病者，腹大胫肿，喘咳身重，寝汗出，憎风；虚则胸中痛，大腹小腹痛，清厥，意不乐。取其经，少阴、太阳血者。"

第五节　刺络放血的针具

络脉病证，奇邪、气血郁滞络脉，气血不通，营卫郁滞，治疗选择针具应出血通畅，除邪务尽。九针的锋针开口较大，血出通畅，奇邪、瘀血排出较快、较为彻底，为刺络古今首选，最为常用，为刺络针具的主体，为了减轻对血管壁的损伤，也可用注射针、输液器等工具放血，对于郁滞不重，或气滞较重、瘀血不重者不需开口较大，也可用毫针、镵针、梅花针等，以疏通气血，作为锋针的补充。

一、锋针

锋针为点刺络脉、络穴，调节络脉专用针具，为九针第四针。

《灵枢·九针十二原》："四曰锋针，长一寸六分……锋针者，刃三隅以发痼疾"。《灵枢·九针论》："四者时也。时者四时八风之客于经络之中，为痼病者也。故为之治针，必筩其身而锋其末，令可以泻热出血，而痼病竭……四曰锋针，取法于絮针，筩其身，锋其末，长一寸六分，主痈热出血。"《灵枢·官针》："病在五脏固居者，取以锋针，泻于井荥分输，取以四时。"锋针"锋其末"，较为锋利，便于刺入，"刃三隅"，刺入后开口较大，不利闭合，利于出尽瘀血，为刺血、治疗络脉病的专用针具，点刺刺破结络外壁即可，主要为络刺法，刺破结络或刺入络穴，为《内经》最常用的治疗工具，现在刺络放血临床用的三棱针就是锋针，多用于络脉，也可用于络穴、经脉等，取穴部位较广，几乎全身皆可取穴放血，适用病证较多，可见其在针灸的重要地位。

二、镵针

镵针为调节皮部，具有"去泻阳气"的作用，是治疗热病的针具，为九针第一针。《素问·针解》曰："一针皮。"镵针"头大末锐"，只能刺皮肤，不能深入，为治疗皮肤而专用的针具，《灵枢·九针论》"一者天也。天者阳也，五脏之应天者肺。肺者五脏六腑之盖也。皮者肺之合也，人之阳也。故为之治针，必以大其头而锐其末，令无得深入而阳气出……一曰镵针者，取法于巾针，去末寸半，卒锐之，长一寸六分，主热在头身也。"《灵枢·官针》："病在皮肤无常处者，取以镵针于病所。"《灵枢·九针十二原》："一曰镵针，长一寸六分……镵针者，头大末锐，去泻阳气。"布针即巾针。巾针为镵针的前身，古时缝纫之针。镵针较短，刺入较浅，治疗中皮即可，损伤较小，专为疏通皮部、去泻阳气，可用于治疗热病，是临床上最常用的针具之一，尤其是病位较浅者。对于病位较深者，通过镵针对皮部较浅的治疗和脏腑、经络的调节，也可取得一定疗效，为刺卫的专用工具。镵针也可刺皮中络脉，以刺营，出少量血，调节营气。《灵枢·经脉》："诸络脉皆……复合于皮中，其会皆见于外。"镵针主要有半刺、毛刺等刺法。

1. 半刺

半刺为五刺之一，强调的是针刺深度，为刺卫的方法。《说文解字》：半，物中分也。半刺是浅刺，进行到一半即停止，不损伤肌肉，好像拔去毫毛一样，可以疏泄皮气，为刺皮术最常用的治疗方法。《灵枢·官针》："凡刺有五，以应五脏。一曰半刺，半刺者，浅内而疾发针，无针伤肉，如拔毛状，以取皮气，此肺之应也。"半刺为镵针的特有刺法，由于镵针头大末锐，不能深刺，只能浅刺，所以这种刺法是浅刺于皮肤，刺得浅，出针快，好像拔去毫毛一样。因其刺入极浅，不是全刺，所以称半刺，现在多一个穴位多次半刺，挑断部分纤维，以增强效果。主要作用是宣泄浅表部的邪气，进而调节经络的功能，半刺不留针。

2. 毛刺

毛刺为九刺之一，强调的是针刺手法，将针浮于皮毛，为刺卫的方法。《灵枢·官针》："凡刺有九，以应九变……毛刺者，刺浮痹皮肤也"。《说文解字》："毛，眉发之属及兽毛也。象形。凡毛之属皆从毛。"毛刺就是针对病变在皮肤的刺法。镵针毛刺治疗皮肤浮痹，能疏泄皮气，疏通郁滞，有较好的疗效，为常用的治疗方法，也是镵针的主要适应证，多快速密集点刺，不出血，不留针。

三、毫针

毫针为针刺腧穴，调节经气的专用针具，也针刺筋、肉、络脉、络穴等，刺法较多，治病范围很广，几乎可治疗针灸科所有病证，为九针第七针。

《灵枢·九针论》："七者星也。星者人之七窍，邪之所客于经，舍于络，而为痛痹者也，故为之治针，令尖如蚊虻喙，静以徐往，微以久留，正气因之，真邪俱往，出针而养者也……七曰毫针，取法于毫毛，长一寸六分，主寒痛痹在络者也。"《灵枢·官针》："病痹气痛而不去者，取以毫针。"《灵枢·九针十二原》："毫针者，尖如蚊虻喙，静以徐往，微以久留而养，以取痛痹。"《刺灸心法要诀》："毫针主治虚痹缠，养正除邪在徐缓，寒热痛痹浮浅疾，静入徐出邪正安。毫针者，因取法于毫毛，故名之也。主刺邪客经络，而为痛痹邪气轻浅者也。凡正气不足之人，用此针刺之，静以徐往，渐散其邪，微以久留，缓养正气，则寒邪痛痹浮浅之在络者，皆可平也。"毫针即我们所说的针灸针，是针灸的主体，也是九针中最常用者，由于毫针较细，刺激较轻，针刺几乎没有损伤，经脉、络脉皆可，多种刺法皆可运用，补虚泻实皆可，各种疾病都可治疗，毫针刺络多用点刺法，用以治疗细小络脉、末端络穴等。

四、梅花针

梅花针又称七星针、皮肤针，是毫针与赞刺法结合的产物，是以刺络为主的针具，由多支短针组成一种针具。梅花针疗法依托于中医的"十二皮部"理论，属于《灵枢》"半刺""毛刺"等，"十二皮部"与经络、脏腑联系密切，运用梅花针叩刺皮部可激发、调节脏腑经络功能，尤以调节络脉功能为主，具有调和气血、通经活络、祛瘀生新、疏风散邪等作用，治疗多种疾病，梅花针既可刺营，也可刺卫，以刺卫为主。临床根据辨证选取适宜的体位，不同部位可选取不同体位，也可兼顾体位，75% 酒精常规消毒施术部位，以右手握针柄，无名指、小指将针柄末端固定于小鱼际处，拇、中二指夹持针柄，食指置于针柄中段上面，用梅花针直接叩刺，叩刺时速度一致，以腕部用力进行有节律叩刺，约 70 次 /min，手法可分为轻度、中度、重度三种。

①轻度：患者以叩刺局部皮肤略有潮红，病人无疼痛感为度。

②中度：患者以叩刺局部皮肤潮红、无渗血，病人稍觉疼痛为度。

③重度：热性患者以叩刺至皮肤隐隐出血，患者有疼痛感为度。每日 1 次，7 次为一疗程。轻度、中度为刺卫的针法，重度为刺营的针法，也是刺络放血针法，还可加拔罐，利于瘀血、邪毒排出，临床收效较好。穴位的多少和叩刺力度的大小常由患者的体质、病情的虚实和叩刺的部位而决定。

五、静脉输液针

静脉输液针（输液器）本是往体内输入液体的现代工具，其刺入阴络（静脉血管）只有一个针眼，损伤较小，我们将其作为刺阴络的工具，跟据病证及阴络郁滞情况选择适宜的阴络，大号静脉输液针刺入阴络，连接20~30ml大针管回抽阴络瘀血，消除郁滞，瘀血、郁滞较重者，可用2个针管轮流回抽，由于回抽力量较大，消除瘀血、郁滞迅速而完全，多有立竿见影的效果，但注意回抽要快，避免血液在静脉输液针内凝固阻塞，可回抽一个阴络，也可根据需要回抽多条阴络。静脉输液针既加快了放血速度，提高了疗效，又减少了血脉的损伤，是一种较为理想的刺络放血方法。对于出血较少者，一个人操作也可以用采血针负压试管刺阴络，血尽而止，这样既方便也省力，阴络刺血针刺时一定要缓慢进针，有放电感时一定要停止进针，改变针刺方向再次刺入，或者改变针刺部位，防止损伤神经。也可用注射针头刺入较大阴络放血，使其自然外流，血尽而止。静脉输液针也可用于浅表较大阳络，即结络。

第六节　刺络放血原则

一、上守神

首先辨别气血的盛衰虚实，分别施以补法、泻法，此为针灸治疗原则，也是刺络治疗原则，刺络放血疗法以祛除外邪、瘀血、疏通经络为主，多为泻法，用于实证、热证，可多出血。虚证少用，即使运用宜少出血，祛除瘀血后，再用其他方法进行调理，邪去则正安，祛除邪气，有利于正气、气血的恢复，也具有一定程度补的作用。《灵枢·小针解》："上守神者，守人之血气有余不足，可补泻也。"《素问·血气形志》："凡治病必先去其血，乃去其所苦，伺之所欲，然后泻有余，补不足。"《灵枢·癫狂》："短气，息短不属，动作气索，补足少阴，去血络也。"

二、菀陈则除之

1. 菀陈宜放血除之

菀陈则除之就是用泻血法排出经络中郁积的瘀血，为治疗经络瘀血的治疗原则。《灵枢·小针解》："菀陈则除之者，去血脉也。"《素问·针解》："菀陈则除之者，出恶血也。"《灵枢·阴阳二十五人》："其结络者，脉结血不和，决之乃行。"瘀血可用中药消除，刺络放血是更为高效、快捷的方法，疗效更好，如《灵枢·逆顺肥瘦》："临深决水，不用功力，而水可竭也；循掘决冲，而经可通也。"《素问·调经论》："视其血络，刺出其血，无令恶血得入于经，以成其疾。"《灵枢·血络论》；"血脉盛者，坚横以赤，上下无常处，小者如针，大者如筋，则而泻之万全也。"《素问·三部九候论》："上实下虚，切而从之，索其结络脉，刺出其血，以见通之。"《素问·调经论》："病在脉，调之血；病在血，调之络。"

2. 出血务尽

针刺络脉放血，要使络脉瘀血尽排，血尽不殆，出血务尽，除邪务尽，不留余邪，不留后患。《灵枢·寿夭刚柔》："久痹不去身者，视其血络，尽出其血。"《灵枢·禁服》："泻其血络，血尽不殆矣。"

3. 针刺结络急取之

"血络""结络"等络脉瘀滞、邪气留滞者，遇到即刻血络泻血，使邪气外出，络脉疏通，马上治疗，不问是否为穴位，通过泻血，使经络通行，营卫通顺，气血调和，不会留邪发痹，强调了刺络的紧迫性、必要性。《灵枢·阴阳二十五人》："其结络者，脉结血不和，决之乃行。"《灵枢·经脉》："诸刺络脉者，必刺其结上，甚血者虽无结，急取之，以泻其邪而出其血，留之发为痹也。"《素问·气穴论》："疾泻无怠，以通荣卫，见而泻之，无问所会。"《灵枢·脉度》："经脉为里，支而横者为络，络之别者为孙，盛而血者疾诛之。"

三、奇邪缪刺

1. 奇邪在络，缪刺之

奇邪入络，外邪侵袭络脉，顺络脉左右流溢，左注右，右注左，郁滞不通，治疗用缪刺法，选择对侧络脉、络穴刺之，以左治右，以右治左，祛除奇邪，疏通络脉。《素问·三部九候论》："其病者在奇邪，奇邪之脉，则缪刺之。"

2. 痛而经不病者，缪刺之

身体疼痛，脉象没有改变，经脉没有症状，则说明病不在经脉，而在络脉，为络脉郁滞不通所致，络脉病证，用缪刺法治疗，取有关络脉、络穴放血。《素问·缪刺论》："络病者，其痛与经脉缪处，故命曰缪刺……有痛而经不病者，缪刺之。因视其皮部有血络者尽取之，此缪刺之数也。"《素问·调经论》："身形有痛，九候莫病，则缪刺之。"

3. 孙络病治孙络

孙络有渗化血液、通达营卫、以溢奇邪的作用，是奇邪侵袭的部位，也是祛除奇邪、通达营卫的关键部位，更是刺络治疗的主要部位，孙络有病，治其孙络，驱除外邪，交通营卫，疏通郁滞。《素问·三部九候论》："孙络病者，治其孙络血。"《素问·气穴论》："孙络之脉别经者，其血盛而当泻者。"

四、刺营出血，刺卫出气

营与血一体，行于脉内；卫与气一体，行于脉外，刺营出血，有瘀血流出，治疗血之病证；刺卫出气，没有或极少出血，治疗气之病证，临床可以看到针刺络脉、络穴没有血液流出，即为刺卫。通过针刺营卫，通畅经络，则气血运行正常，症状消除，同时营卫还有调节络脉、祛除奇邪的作用，专治奇邪所致的络脉病证。《素问·调经论》："取血于营，取气于卫……病在脉，调之血；病在血，调之络；病在气，调之卫。"《灵枢·寿夭刚柔》："刺营者出血，刺卫者出气。"《素问·气穴论》："孙络三百六十五穴会，亦以应一岁，以溢奇邪，以通荣卫，荣卫稽留，卫散荣溢，气竭血著，外为发热，内为少气。疾泻无怠，以通荣卫，见而泻之，无问所会。"《灵枢·刺节真邪》："用针之类，在于调气，气积于胃，以通营卫，各行其道。"

第七节　刺络放血的方法

《内经》刺法较多，包括九刺法、十二刺法、五刺法等都有刺络、刺血的方法，其中九刺法有络刺、毛刺，十二刺法有赞刺，五刺法有豹文刺、半刺等，还有刺络的专用刺法缪刺等，这些刺法现在临床仍然常用，为古今主要刺络放血方法。治疗时找准有病理改变的体表可见的结络、络穴等，并在这些部位施治。《灵枢·逆顺肥瘦》："临深决水，不用功力，而水可竭也；循掘决冲，而经可通也。此言气之滑涩，血之清浊，行之逆顺也。"

一、络刺

络刺为《灵枢》九刺法的第四种刺法，《说文解字》：络，絮也。一曰麻未沤也，为络脉较重瘀血状。《灵枢·官针》："络刺者，刺小络之血脉也。"《灵枢·小针解》："菀陈则除之者，去血脉也。"络刺就是刺破结络，使瘀血流出，以疏通络脉痹阻，是用锋针刺入络脉外壁，使之溢出一定量的血液，血液色变或血止而止，从而达到治疗疾病目的一种独特外治法，也可加拔火罐，以增加瘀血、邪气的排出，提高疗效，强调的是针刺部位为瘀滞络脉而出现的"结络""血络"，是临床最为常用的刺络放血法。《灵枢·经脉》："故诸刺络脉者，必刺其结上，甚血者虽无结，急取之，以泻其邪而出其血，留之发为痹也。"《灵枢·阴阳二十五人》："其结络者，脉结血不和，决之乃行。"适于瘀血痹阻络脉者。

二、赞刺

赞刺为《灵枢》十二刺法的第十二种刺法。《说文解字》：赞，见也。从贝从兟。兟，音诜，进也。赞刺就是锋针或毫针快速多针、浅刺，不留针达到出血泻热的目的，适于病位在肌肉的痈肿、各种化脓性炎症、各种热证、皮肤病证等面积较大的治疗，为了加强效果，也可加拔火罐，以使瘀血尽量外排，热毒随之外出，强调的是针刺密度、深浅度。《灵枢·官针》："赞刺者，直入直出，数发针而浅之出血，是谓治痈肿也。"也可作为络脉瘀滞所致局部瘀血，血液循环较差的治疗，可同时拔火罐。

三、豹文刺

豹文刺为《灵枢》五刺法的第二种刺法，强调的是出血的形状及与心脏的关系，锋针于血脉前后左右针刺出血，直取瘀阻之络脉，放出瘀阻之血，由于出血点多，痕若豹纹，故名豹文刺，因心主血脉，故本法应心而用于治疗与心有关的血脉瘀阻等疾患，现在也用于局部瘀血、血络较多、热毒等引起的病证，也可加拔火罐。豹文刺与赞刺都是浅刺、多次的方法，但出血比赞刺多,《灵枢·官针》:"凡刺有五,以应五藏……二曰豹文刺,豹文刺者,左右前后针之,中脉为故,以取经络之血者,此心之应也。"

四、缪刺

缪刺为奇邪入络的专用刺法,缪为交叉之意。《素问·缪刺论》:"缪刺,以左取右,以右取左。"又"有痛而经不病者,缪刺之,因视其皮部有血络者尽取之"。指人体一侧络脉有病而针刺对侧络脉、络穴的方法,查找病变对侧的血络、络穴等,确定治疗部位,局部常规消毒,锋针或毫针快速刺入,血络可有暗紫色血流出,没有出血者,可选择络脉粗大部位再次刺入,也可加拔火罐,使其出血。络穴可手指挤压出血,血色变或出血止为止,极个别见血即可。《素问·缪刺论》:"有痛而经不病者,缪刺之,因视其皮部有血络者尽取之,此缪刺之数也。"《素问·三部九候论》:"其病者在奇邪,奇邪之脉,则缪刺之。"

1. 缪刺和巨刺

缪刺和巨刺,同样是左取右、右取左的针刺方法,但缪刺是刺的络脉、络穴,巨刺则是针刺的经穴;同时在辨证治疗上,缪刺是运用于络脉病变,巨刺则应用于经脉病变,二种刺法有明显区别(表2-1)。

表2-1 缪刺、巨刺区别

项目	缪刺	巨刺
针刺对侧	以左取右,以右取左	以左取右,以右取左
取穴部位	络穴、血络	经穴
穴位位置	井穴、腕踝以下为主	躯干、腕踝以上为主
病位深浅	浅	深
脉搏改变	无	有
针具	锋针、毫针	毫针
针刺方法	多点刺放血	多直刺、斜刺
针刺深浅	浅	深
是否出血	出血	不出血
留针	不留针	多留针
病证	络脉病	经脉病

2.缪刺方法

（1）缪刺多选一处，也可两处、多处

血络、络穴既可选取一处，也可选取两处、多处，既可单独选取，只选取血络或络穴，也可混合选取，即既选取血络，又选取络穴。《素问·缪刺论》："缪传引上齿，齿唇寒痛，视其手背脉血者去之，足阳明中指爪甲上一痏，手大指次指爪甲上各一痏，立已。左取右，右取左……邪客于手足少阴太阴足阳明之络，此五络皆会于耳中，上络左角，五络俱竭，令人身脉皆动，而形无知也，其状若尸，或曰尸厥。刺其足大指内侧爪甲上，去端如韭叶，后刺足心，后刺足中指爪甲上各一痏，后刺手大指内侧，去端如韭叶，后刺手少阴锐骨之端，各一痏立已。"

（2）一处可一刺，也可二刺、多刺

一个部位血络、络穴只一刺，无论点刺、直刺、斜刺，刺一下即可，为多数血络、络穴的针刺方法。有些病人体质较好，且奇邪侵袭较重，一刺不能排除奇邪、疏通络脉，需要二刺、三刺，甚至多刺，尤其多刺必须根据机体状况、月亮盈亏来决定刺数，如邪客于足阳跷之脉，在外踝之下半寸刺二下。《素问·缪刺论》："邪客于足阳跷之脉，令人目痛，从内眦始，刺外踝之下半寸所，各二痏。"如邪客于足少阴之络涌泉，每侧三下，两侧六下，邪客于足太阳之络，背部刺三下。《素问·缪刺论》："邪客于足少阴之络，令人嗌痛，不可内食，无故善怒，气上走贲上。刺足下中央之脉，各三痏，凡六刺，立已。左刺右，右刺左……邪客于足太阳之络，令人拘挛背急，引胁而痛。刺之从项始数脊椎侠脊，疾按之应手如痛，刺之傍三痏。"如邪客于臂掌之间，不可得屈，凡痹往来，行无常处者，邪客于足太阴之络令人腰痛，引少腹控䏚，不可以仰息，邪客于足少阳之络，令人留于枢中痛，髀不可举等，需根据月亮盈亏决定刺数一至十五刺。《素问·缪刺论》："凡痹往来，行无常处者，在分肉间痛而刺之，以月死生为数，用针者随气盛衰，以为痏数，针过其日数则脱气，不及日数则气不泻。左刺右，右刺左，病已，止；不已，复刺之如法。月生一日一痏，二是二痏，渐多之，十五日十五痏，十六日十四痏，渐少之。"

当然这些刺数要适当灵活掌握，不可机械拘泥《内经》刺数，因为排除奇邪、瘀血，疏通络脉不单与刺数有关，还与针具粗细、针尖形状有关，如

锋针比毫针粗得多，而且针尖有棱，利于奇邪、瘀血外排，一刺比毫针多刺效果要好。

（3）可取一侧，也可取二侧

缪刺法为以左治右、以右治左的治疗方法，选取对侧部位治疗，此为常态，有些病证辨别奇邪为病比较困难，可先试探性的先用同侧，效果不理想，再选对侧，《素问·缪刺论》："邪客于足少阴之络，令人卒心痛，暴胀，胸胁支满无积者，刺然骨之前出血，如食顷而已；不已，左取右，右取左。"

有些病证辨别不准，既然奇邪左右流溢，双侧都有奇邪，干脆选取双侧治疗，给奇邪多个外排通道，利于奇邪、瘀血的外排、络脉的疏通，所以《素问·缪刺论》29处针刺血络、络穴、穴组（血络、络穴配合在一起），有13次有"各"，即是双侧选取，有的"各"后又加"左取右，右取左"，目的是强调此为缪刺。《素问·缪刺论》："邪客于手少阳之络，令人喉痹舌卷，口干心烦，臂外廉痛，手不及头，刺手中指次指爪甲上，去端如韭叶，各一痏……邪客于足少阴之络，令人嗌痛，不可内食，无故善怒，气上走贲上。刺足下中央之脉，各三痏，凡六刺，立已。左刺右，右刺左。"

（4）可点刺，也可直刺、斜刺

锋针尖细针粗，不能深刺，只能点刺，点刺络脉、络穴。毫针可以点刺络脉、络穴，也可直刺、斜刺络穴。《素问·缪刺论》："邪客于足少阳之络，令人留于枢中痛，髀不可举，刺枢中以毫针，寒则久留针，以月死生为数，立已。"

五、刺阴络

络脉在人体各部，无处不在，络脉病变的刺络治疗，由于部位的限制，多取体表络脉，内部络脉很难选取，尤其内部细小络脉，治疗体表络脉，通过经络调节来达到治疗内部络脉病变的目的，虽然疗效慢一些、差一些，也只能如此，也可基本解决大部分络脉病变，对于疑难的特殊病证，要想取得满意疗效，必须针刺深部络脉——阴络。

根据病证及阴络的病理改变选取适宜的阴络，锋针深刺放血，多有瘀血流出，如出血不多或不畅，可改变针刺角度、深度，也可加拔火罐。也可输液器或采血针刺入阴络连接大针管或抽血试管回抽瘀血，也可注射针头刺入阴络放血，使阴络瘀血、邪气排出、消除，多有立竿见影的效果。

有些穴位，刺浅出血不多，疗效不好，也需深刺，如玉枕关、夹脊关、尾闾关等，可刺 0.5cm，更深甚至刺至骨，如出血仍不多，可改变角度再刺，然后拔火罐，出血较多时，可拔 1 次，也可连续拔 2~3 次，可出数毫升至数十毫升。

六、刺卫

刺卫是刺络放血疗法的特殊类型，或有效补充，有些络脉、络穴，针刺后没有出血，我们认为没有刺至络脉，只刺到脉外，没有出血，但出了气，就是刺卫气。刺卫针具、刺法如镵针半刺法中皮即止，只有一个白点，毛刺只刺皮肤，梅花针轻刺激、中刺激手法等。毫针针刺、锋针点刺不出血也是刺卫，刺卫调节了气，通过卫气，交通营卫，从而达到疏通营卫、气血的目的，虽然不出血，也有一定效果。《素问·调经论》："取血于营，取气于卫……病在血，调之络；病在气，调之卫。"《灵枢·寿夭刚柔》："刺营者出血，刺卫者出气。"（见表 2-2）

表 2-2　刺营、刺卫区别

项目	刺营	刺卫
病变部位	络脉内	络脉外、络穴
病位深浅	深	浅
针具	锋针	锋针、镵针、毫针、梅花针
针刺深浅	深	浅
是否出血	出血	不出血、出气
留针	不留针	可留针
调节部位	营血	卫气
病证	病在血	病在气

第八节　刺络放血频率、次数

由于人体年龄差别，机体体质有异，外邪、奇邪强弱不同，外邪、奇邪侵袭的深浅度、络脉郁滞程度不同，故治疗次数不同，差别较大，外邪、奇邪入侵较浅、患者体质较好，刺络可一次治愈，外邪、奇邪入侵较深、患者体质较差，需数次、十余次甚至数十次才能治愈。

一、治疗次数

（一）一次治愈

1. 即时治愈

刺络治疗后立竿见影、病随之而愈，多为外邪、瘀血等病邪侵袭较轻、较浅，络脉郁滞很轻，刺络后外邪、瘀血等病邪得出，络脉郁滞得通，症状得消，病即痊愈。如《素问·缪刺论》："嗌中肿，不能内，唾时不能出唾者，刺然骨之前，出血立已。"

2. 食顷而愈

刺络食顷（约30分钟）症状消失，病愈，多为外邪、瘀血等病邪侵袭较轻、较浅，络脉郁滞较轻，刺络后通过短时间的调节，外邪、瘀血等病邪得出、络脉郁滞得通，片刻症状得消，病即痊愈。如《素问·缪刺论》："邪客于足厥阴之络，令人卒疝暴痛。刺足大指爪甲上，与肉交者，各一痏。男子立已，女子有顷已。左取右，右取左。邪客于足太阳之络，令人头项肩痛，刺足小指爪甲上，与肉交者，各一痏，立已。不已，刺外踝下三痏，左取右，右取左，如食顷已。邪客于手阳明之络，令人气满胸中，喘息，而支胠，胸中热，刺手大指次指爪甲上，去端如韭叶，各一痏，左取右，右取左，如食顷已。"

3. 时间稍长而愈

刺络后十里顷（约2小时）症状消失，多为外邪、瘀血等病邪侵袭较轻、较浅，络脉郁滞较轻，刺络后通过约2小时的调节，外邪、瘀血等病邪得出、络脉郁滞得通，症状得消，病即痊愈。《素问·缪刺论》："邪客于足阳跷之脉，令人目痛，从内眦始，刺外踝之下半寸所，各二痏。左刺右，右刺左。如行十里顷而已。"

（二）数次治愈

外邪侵袭络脉，一次治愈者有之，但为数不多，多数是针刺数次、十余次才能治愈，如《素问·缪刺论》："邪客于足少阴之络，令人卒心痛暴胀，胸胁支满，无积者，刺然骨之前出血，如食顷而已，不已，左刺右，右刺左，病新发者，取五日已。"

二、治疗频率

1. 每日一次

每日一次，多为外邪、瘀血等病邪侵袭较重、较深，络脉郁滞较重，病情较急，需要多次刺络治疗，经过反复调节，外邪始得出尽、郁滞始得通，症状得消，病方可痊愈。如《素问·缪刺论》："邪客于足少阴之络，令人卒心痛暴胀，胸胁支满，无积者，刺然骨之前出血，如食顷而已；不已，左取右，右取左，病新发者，取五日已。邪客于手少阳之络，令人喉痹舌卷，口干心烦，臂外廉痛，手不及头，刺手中指次指爪甲上，去端如韭叶，各一痏。壮者立已，老者有顷已。左取右，右取左，此新病，数日已。"

2. 二日一次

二日一次甚至多日一次，为刺络常规治疗，刺络治疗后给疾病、正气一个调整的过程，根据病情和血络、穴位的变化，再选取相应的络脉、络穴治疗，直至痊愈。如《灵枢·经脉》："凡刺寒热者皆多血络，必间日而一取之，血尽而止，乃调其虚实。"《素问·缪刺论》："邪客于五脏之间，其病也，脉引而痛，时来时止，视其病，缪刺之于手足爪甲上，视其脉，出其血，间日一刺，一刺不已，五刺已。"

3. 发病前针刺

有些病需要发病前针刺，通过针刺疏通经络、疏散外邪，以减轻或阻止疾病的发作。如《素问·刺疟》："十二疟者，其发各不同时，察其病形，以知其何脉之病也。先其发时如食顷而刺之，一刺则衰，二刺则知，三刺则已。"

有些病证，单靠刺络只能祛除络脉病邪但不能治愈，必须配合其他疗法同时进行调理，才能痊愈，如络盛有虚者刺络放血同时配合中药补虚，《灵枢·脉度》："经脉为里，支而横者为络，络之别者为孙，盛而血者疾诛之，盛者泻之，虚者饮药以补之。"脉代络盛者也要配合中药等其他疗法，《灵枢·禁服》："代则取血络且饮药……代则取血络而后调之。"

第九节　刺络放血的出血情况

刺络出血，外邪、瘀血随之外排，其出血情况反映了外邪、瘀血排出程度，也反映了疾病的虚实寒热，所以对出血情况应仔细观察，把握出血量，做到适可而止，恰到好处。

一、刺络出血的标准

刺络出血标准即达到所需治疗量出血的情况、状态等，有血变而止、血尽而止、血出而止等。

1. 血变而止

刺络出血，随着血液流出，出数滴至数十毫升不等，血液改变成为正常颜色，说明邪已祛除，通过按压止血，再出血就会损伤正气。《灵枢·癫狂》："癫疾始作，而引口啼呼喘悸者，候之手阳明、太阳，左强者攻其右，右强者攻其左，血变而止。癫疾始作，先反僵，因而脊痛，候之足太阳、阳明、太阴、手太阳，血变而止。"《素问·刺腰痛》："解脉令人腰痛，痛引肩，目䀮䀮然，时遗溲，刺解脉，在膝筋肉分间郄外廉之横脉出血，血变而止。解脉令人腰痛如引带，常如折腰状，善恐；刺解脉，在郄中结络如黍米，刺之血射以黑，见赤血而已。"

2. 血尽而止

邪气侵袭较重、瘀血等郁滞较重，需多出血才能祛除邪气、疏通郁滞，刺络血出，使血液尽量多出，血液流出数滴至数十毫升不等，不再出血，血尽而止，也可加拔火罐，使瘀血、邪气尽出。《灵枢·经脉》："凡刺寒热者皆多血络，必间日而一取之，血尽而止，乃调其虚实。"《灵枢·禁服》："泻其血络，血尽不殆矣。"《素问·刺疟》："诸疟而脉不见，刺十指间出血，血去必已；先视身之赤如小豆者，尽取之。"

3. 血出而止

邪气侵袭较轻，瘀血等郁滞较轻，见血即邪气得去、郁滞得通、气血得到调节，病即痊愈，出血过多反而损伤正气，《素问·诊要经终论》："故春刺散俞及与分理，血出而止……夏刺络俞，见血而止。"

二、刺络的出血量

刺络放血后流出的是瘀血、邪气，俗称恶血、病血、败血，是一种病理产物，或者说是一种病邪。刺血即是驱邪外出，尤其是外邪、瘀血，达到祛除外邪、活血化瘀、祛瘀生新，治愈疾病的目的，绝不会伤身体。生理性的出血，反而会刺激造血机能，加速制造新血，使新陈代谢更加旺盛，为人体生理功能的正常运行，提供了重要条件，且利于长寿。根据邪气的轻重、郁滞的程度，刺络出血量一般分为微量、少量、中等量、大量等四种不同类型。

1. 微量

经络郁滞、外邪侵袭较轻，一般没有"结络"，稍出血则外邪得排、郁滞得消，见血即可，血出而止。《素问·诊要经终论》："夏刺络俞，见血而止。"一般用于浅表证、虚证，多用毫针、小号锋针。

2. 少量

经络郁滞、外邪侵袭不重，可有"结络"，但"结络"较细小，《灵枢·血络论》："小者如针。"出血少量即可，出血量一般在数滴左右，血的颜色变为正常，说明外邪已去、瘀血已除，经络已通，适于治疗感冒、咽痛、目赤肿痛、急性热病等，多取细小络脉、络穴等。

3. 中等量

经络郁滞、外邪侵袭较重，"结络"明显而且较大，需要中等出血外邪、瘀血才能排出，中等量出血一般在 10ml 左右，达到"血变而止""血尽而止"的目的，适于软组织损伤等病证。

4. 大量

经络郁滞、外邪侵袭很重，"结络"很大，《灵枢·血络论》："血脉盛者，坚横以赤……大者如筋。"需要大量出血外邪、瘀血才能排出，出血量数十甚至超过 100ml，达到"血变而止""血尽而止"，为了加大出血量，放血时可以用三棱针缓刺、多角度刺入或加拔火罐，适于全身性疾病、重证、疑难病证等。

三、刺络出血的状况

《灵枢》对刺络放血后出现的各种现象进行了详细、精辟的论述，既有正常反应，也有异常反应，也是现在刺络放血的各种临床表现，其论述也为现在所适用。

1. 昏倒、面色苍白、心胸烦闷

《灵枢·血络论》："刺血络而仆者何也？……血出若多若少而面色苍苍者何也？发针而面色不变而烦悗者何也？……脉气盛而血虚者，刺之则脱气，脱气则仆……阴阳之气，其新相得而未和合，因而泻之，则阴阳俱脱，表里相离，故脱色而苍苍然。刺之血出多，色不变而烦悗者，刺络而虚经，虚经之属于阴者，阴脱故烦悗。"脉气盛但血虚的人，针刺时就会脱气，气脱就会出现昏倒、手脚发凉等，阴阳二气刚刚相合而尚未协调，此时用泻法针刺，就会使阴阳耗散，表里相离，出现面色苍白的现象，刺络时血出较多，但面色不变而心胸烦闷的，是由于刺络使经脉空虚，而空虚的经脉联属于五脏之阴，脏虚则阴虚，所以心胸烦闷、昏倒、面色苍白、心胸烦闷等多同时出现。可让患者立刻平卧，稍许即可慢慢恢复。

2. 血出喷射

《灵枢·血络论》："血出而射者何也？……血气俱盛而阴气多者，其血滑，刺之则射。"血气俱盛，压力较高，经络中阴气较多，所以它的血行滑利，刺络放血时就会血出如喷，且出血量多，可持续数秒至数分钟，使瘀血尽出，出血后症状明显减轻，此为正常的反应，多为郁滞较重，压力较高，刺破络脉后即喷射而出，血尽而止。《素问·刺腰痛》："解脉令人腰痛如引带，常如折腰状，善恐；刺解脉，在郄中结络如黍米，刺之血射以黑，见赤血而已。"

3. 血色黑稠

《灵枢·血络论》："血出黑而浊者何也？……阳气蓄积，久留而不泻者，其血黑以浊，故不能射。"阳气蓄积于血络之中，长时间不能外泄，血液浓缩，所以血颜色较深且稠，呈黑色，为刺络放血的正常现象，随着出血，颜色逐渐变成鲜红色即可。

4. 血质清稀

《灵枢·血络论》："血出清而半为汁者何也？……新饮而液渗于络，而未合和于血也，故血出而汁别焉。"刚刚喝过水，水液渗入络脉，使血液稀释、浓度降低，针刺出血清稀，一般不宜多出血。

5. 局部肿胀

《灵枢·血络论》："发针而肿者何也？……其不新饮者，身中有水，久则为肿。阴气积于阳，其气因于络，故刺之血未出而气先行，故肿。"如果不是刚饮过水，那就说明病人体内积有水气，日久便会形成水肿；阴气积蓄于阳分，困滞在络脉，故针刺时血未出而气先行，阴气闭于肉腠则使皮肤发肿。临床也有刺破血络内壁，血溢脉外而局部肿胀，可按压止血。

四、六经刺络出血的规律

由于各经气血多少不同，《素问·血气形志》："夫人之常数，太阳常多血少气，少阳常少血多气，阳明常多气多血，少阴常少血多气，厥阴常多血少气，太阴常多气少血。此天之常数。"所以针刺出血情况也不相同，出气血多寡也不同，古人已深刻认识到各经出气血的不同，一般来说阳明多气多血，刺阳明经，可以出血出气；太阳、厥阴多血少气，刺太阳、厥阴经，可以出血，而不宜伤气；少阳、太阴、少阴多气少血，刺少阳、太阴、少阴经，只宜出气，不宜出血。《素问·血气形志》："刺阳明，出血气；刺太阳，出血恶气；刺少阳，出气恶血；刺太阴，出气恶血；刺少阴，出气恶血；刺厥阴，出血恶气也。"

第十节 《内经》应用刺络放血治疗的病证

《内经》应用刺络所治疗的病证（有的是病证、有的是病机，有的二者兼有）较多、范围较广，有寒热证九证、筋骨痛痹证二十八证、内科病四十六证、五官病十四证、其他病八证，共计一百零五证。

一、寒热证

寒热证九证，包括寒热四证，热病五证。

1. 寒热四证

①寒热。《灵枢·经脉》："凡刺寒热者皆多血络，必间日而一取之，血尽而止，乃调其虚实。"

②皮寒热。《灵枢·寒热病》："皮寒热者，不可附席，毛发焦，鼻槁腊，不得汗，取三阳之络。"

③骨寒热。《灵枢·寒热病》："骨寒热者，病无所安，汗注不休，齿未槁，取其少阴于阴股之络。"

④肌寒热。《灵枢·寒热病》："肌寒热者，肌痛，毛发焦而唇槁腊，不得汗，取三阳于下，以去其血者，补足太阴，以出其汗。"

2. 热病五证

①热病面青脑痛，手足躁。《灵枢·热病》："热病面青脑痛，手足躁，取之筋间，以第四针（锋针），于四逆。"

②热病数惊，瘛疭而狂。《灵枢·热病》："热病数惊，瘛疭而狂，取之脉，以第四针，急泻有余者，癫疾毛发去，索血于心，不得，索之水，水者肾也。"

③热病身重骨痛，耳聋而好瞑。《灵枢·热病》："热病身重骨痛，耳聋而好瞑，取之骨，以第四针，五十九刺，骨病，不食啮齿耳青，索骨于肾，不得，索之土，土者脾也。"

④热病体重，肠中热。《灵枢·热病》："热病体重，肠中热，取之以第四针，于其俞及下诸指间，索气于胃络，得气也。"

⑤热病挟脐急痛，胸胁满。《灵枢·热病》："热病挟脐急痛，胸胁满，取之涌泉与阴陵泉，取以第四针，针嗌里。"

二、筋骨痛痹证

筋骨痛痹证，包括顽固性痹痛三证、腰痛十证、奇邪入络疼痛七证、其他部位疼痛八证，共二十八证。

1. 顽固性痹痛三证

①久痹。《灵枢·根结》："久痹不去身者，视其血络，尽出其血。"

②瘤痹。《灵枢·官针》："病在经络痼痹者，取以锋针。"

③骨痛阴痹。《灵枢·五邪》："邪在肾，则病骨痛阴痹。阴痹者，按之

而不得，腹胀腰痛，大便难，肩背颈项痛，时眩。取之涌泉、昆仑，视有血者尽取之。"

2. 腰痛十证

①足太阳脉腰痛。《素问·刺腰痛》："足太阳脉令人腰痛，引项脊尻背如重状，刺其郄中太阳正经出血，春无见血。"

②少阳腰痛。《素问·刺腰痛》："少阳令人腰痛，如以针刺其皮中，循循然不可以俯仰，不可以顾，刺少阳成骨之端出血，成骨在膝外廉之骨独起者，夏无见血。"

③阳明腰痛。《素问·刺腰痛》："阳明令人腰痛，不可以顾，顾如有见者，善悲，刺阳明于胻前三痏，上下和之出血，秋无见血。"

④足少阴腰痛。《素问·刺腰痛》："足少阴令人腰痛，痛引脊内廉，刺少阴于内踝上二痏，春无见血，出血太多，不可复也。"

⑤解脉腰痛，痛引肩，目䀮䀮然，时遗溲。《素问·刺腰痛》："解脉令人腰痛，痛引肩，目䀮䀮然，时遗溲，刺解脉，在膝筋肉分间郄外廉之横脉出血，血变而止。"

⑥解脉腰痛如引带，常如折腰状，善恐。《素问·刺腰痛》："解脉令人腰痛如引带，常如折腰状，善恐；刺解脉，在郄中结络如黍米，刺之血射以黑，见赤血而已。"

⑦衡络之脉腰痛。《素问·刺腰痛》："衡络之脉令人腰痛，不可以俯仰，仰则恐仆，得之举重伤腰，衡络绝，恶血归之，刺之在郄阳筋之间，上郄数寸衡居，为二痏出血。"

⑧会阴之脉腰痛。《素问·刺腰痛》："会阴之脉令人腰痛，痛上漯漯然汗出，汗干令人欲饮，饮已欲走，刺直阳之脉上三痏，在蹻上郄下五寸横居，视其盛者出血。"

⑨腰痛侠脊痛几几然。《素问·刺腰痛》："腰痛侠脊而痛，至头几几然，目䀮䀮，欲僵仆，刺足太阳郄中出血。"

⑩先腰脊痛者。《素问·刺疟》："先腰脊痛者，先刺郄中出血。"

3. 奇邪入络疼痛七证

①邪客足太阴之络腰痛，引少腹控䏚，不可以仰息：《素问·缪刺论》："邪客于足太阴之络，令人腰痛，引少腹控䏚，不可以仰息。刺腰尻之解，两胂之上，以月死生为痏数，发针立已。左刺右，右刺左。"

②邪客足太阳之络头项肩痛。《素问·缪刺论》："邪客于足太阳之络，令人头项肩痛。刺足小指爪甲上，与肉交者，各一痏，立已。不已，刺外踝下三痏，左取右，右取左，如食顷已。"

③邪客足太阳之络拘挛背急、引胁痛。《素问·缪刺论》："邪客于足太阳之络，令人拘挛背急，引胁而痛，内引心而痛。刺之从项始数脊椎侠脊，疾按之应手如痛，刺之傍三痏，立已。"

④邪客臂掌之间，不可得屈。《素问·缪刺论》："邪客于臂掌之间，不可得屈。刺其踝后，先以指按之痛，乃刺之，以月死生为数，月生一日一痏，二日二痏，十五日十五痏，十六日十四痏。"

⑤邪客足少阳之络，胁痛不得息，咳而汗出。《素问·缪刺论》："邪客于足少阳之络，令人胁痛不得息，咳而汗出。刺足小指次指爪甲上与肉交者，各一痏，不得息立已，汗出立止，咳者温衣饮食，一日已。左刺右，右刺左，病立已；不已，复刺如法。"

⑥邪客足少阳之络，枢中痛，髀不可举。《素问·缪刺论》："邪客于足少阳之络，令人留于枢中痛，髀不可举，刺枢中以毫针，寒则久留针，以月死生为数，立已。"

⑦痹往来，行无常处。《素问·缪刺论》："凡痹往来，行无常处者，在分肉间痛而刺之，以月死生为数，用针者随气盛衰，以为痏数，针过其日数则脱气，不及日数则气不泻。左刺右，右刺左，病已，止；不已，复刺之如法。月生一日一痏，二是二痏，渐多之，十五日十五痏，十六日十四痏，渐少之。"

4.其他部位疼痛六证

①气在于臂足。《灵枢·五乱》："气在于臂足，取之先去血脉，后取其阳明、少阳之荥输。"

②先手臂痛者。《素问·刺疟》："先手臂痛者，先刺手少阴、阳明十指间。"

③先足胫酸痛者。《素问·刺疟》："先足胫酸痛者，先刺足阳明十指间出血。"

④胕髓病。《素问·刺疟》："胻酸痛甚，按之不可，名曰胕髓病，以镵针针绝骨出血，立已。"

⑤先头痛及重者。《素问·刺疟》："先头痛及重者，先刺头上及两额、

两眉间出血。"

⑥厥头痛，头脉痛，心悲善泣。《灵枢·厥病》："厥头痛，头脉痛，心悲善泣，视头动脉反盛者，刺尽去血，后调足厥阴。"

⑦厥头痛，意善忘，按之不得。《灵枢·厥病》："厥头痛，意善忘，按之不得，取头面左右动脉，后取足太阴。"

⑧厥头痛，头痛甚，耳前后脉涌有热。《灵枢·厥病》："厥头痛，头痛甚，耳前后脉涌有热，泻出其血，后取足少阳。"

三、内科病证

内科病证包括肝、胆及其经络病六证、心、小肠及其经络病六证、脾、胃及其经络病三证、肺、大肠及其经络病四证、肾、膀胱及其经络病十证、癫疾六证、疟疾九证、多脏病二证，四十六证。

1. 肝、胆及其经络病六证

①肝病。《素问·脏气法时论》："肝病者，两胁下痛引少腹，令人善怒；虚则目䀮䀮无所见，耳无所闻，善恐，如人将捕之。取其经，厥阴与少阳。气逆则头痛，耳聋不聪，颊肿，取血者。"

②呕胆。《灵枢·四时气》："善呕，呕有苦，长太息，心中憺憺，恐人将捕之，邪在胆，逆在胃，胆液泄则口苦，胃气逆则呕苦，故曰呕胆。取三里以下胃气逆，则刺少阳血络以闭胆逆，却调其虚实以去其邪。"

③肝疟。《素问·刺疟》："肝疟者，令人色苍苍然，太息，其状若死者，刺足厥阴见血。"

④两胁中痛、行善掣、节时肿。《灵枢·五邪》："邪在肝，则两胁中痛，寒中，恶血在内，行善掣，节时肿。取之行间以引胁下，补三里以温胃中，取血脉以散恶血，取耳间青脉以去其掣。"

⑤肤胀、鼓胀。《灵枢·水胀》："黄帝曰：肤胀、鼓胀可刺邪？岐伯曰：先泻其胀之血络，后调其经，刺去其血络也。"

⑥卒疝暴痛。《素问·缪刺论》："邪客于足厥阴之络，令人卒疝暴痛。刺足大指爪甲上，与肉交者，各一痏。男子立已，女子有顷已。左取右，右取左。"

2. 心、小肠及其经络病六证

①心病。《素问·脏气法时论》："心病者，胸中痛，胁支满，胁下痛，

膺背肩胛间痛，两臂内痛；虚则胸腹大，胁下与腰相引而痛，取其经，少阴太阳，舌下血者。其变病，刺郄中血者。"

②心疝暴痛。《灵枢·热病》："心疝暴痛，取足太阴、厥阴，尽刺去其血络。"

③神有余。《素问·调经论》："神有余则泻其小络之脉，出血勿之深斥，无中其大经，神气乃平。"

④血有余。《素问·调经论》："血有余，则泻其盛经，出其血。"

⑤志有余。《素问·调经论》："志有余则泻然筋血者；不足则补其复溜。"

⑥脉引而痛，时来时止。《素问·缪刺论》："邪客于五藏之间，其病也，脉引而痛，时来时止，视其病，缪刺之于手足爪甲上，视其脉，出其血，间日一刺，一刺不已，五刺已。"

3. 脾、胃及其经络病三证

①脾病。《素问·脏气法时论》："脾病者，身重，善肌，肉痿，足不收行，善瘛，脚下痛；虚则痛满肠鸣，飧泄食不化。取其经，太阴阳明少阴血者。"

②胃疟。《素问·刺疟》："胃疟者，令人且病也，善饥而不能食，食而支满腹大，刺足阳明、太阴横脉出血。"

③腹痛。《灵枢·杂病》："腹痛，刺脐左右动脉，已刺按之，立已。"

4. 肺、大肠及其经络病四证

①肺病。《素问·脏气法时论》："肺病者，喘咳逆气，肩背痛，汗出，尻阴股膝髀腨胻足皆痛；虚则少气不能报息，耳聋嗌干。取其经，太阴足太阳之外厥阴内血者。"

②肺热病。《素问·刺热》："肺热病者，先淅然厥，起毫毛，恶风寒，舌上黄，身热。热争则喘咳，痛走胸膺背，不得大息，头痛不堪，汗出而寒；丙丁甚，庚辛大汗，气逆则丙丁死。刺手太阴、阳明，出血如大豆，立已。"

③风疿肤胀。《灵枢·四时气》："风疿肤胀，为五十七痏，取皮肤之血者，尽取之。"

④邪客手阳明之络。《素问·缪刺论》："邪客于手阳明之络，令人气满胸中，喘息，而支胠，胸中热。刺手大指次指爪甲上，去端如韭叶，各一痏，左取右，右取左，如食顷已。"

5. 肾、膀胱及其经络病十证

①肾病。《素问·脏气法时论》："肾病者，腹大胫肿，喘咳身重，寝汗出，憎风；虚则胸中痛，大腹小腹痛，清厥，意不乐。取其经，少阴、太阳血者。"

②癃。《灵枢·热病》："癃，取之阴蹻及三毛上及血络出血。"

③男子如蛊，女子如怚，身体腰脊如解，不欲饮食。《灵枢·热病》："男子如蛊，女子如怚，身体腰脊如解，不欲饮食，先取涌泉见血，视跗上盛者，尽见血也。"

④短气，息短不属。《灵枢·癫狂》："短气，息短不属，动作气索，补足少阴，去血络也。"

⑤中热而喘。《素问·刺腰痛》："中热而喘，刺足少阴，刺郄中出血。"

⑥上伤厥阴之脉，下伤少阴之络。《素问·缪刺论》："人有所堕坠，恶血留内，腹中满胀，不得前后，先饮利药。此上伤厥阴之脉，下伤少阴之络。刺足内踝之下、然骨之前血脉出血，刺足跗上动脉；不已，刺三毛上各一痏，见血立已，左刺右，右刺左。"

⑦小腹痛肿，不得小便。《灵枢·四时气》："小腹痛肿，不得小便，邪在三焦约，取之太阳大络，视其络脉与厥阴小结络而血者，肿上及胃脘，取三里。"

⑧邪客于足少阴之络，令人卒心痛，暴胀，胸胁支满。《素问·缪刺论》："邪客于足少阴之络，令人卒心痛，暴胀，胸胁支满，无积者，刺然骨之前出血，如食顷而已；不已，左取右，右取左。"

⑨邪客足少阴之络，嗌痛，不内食。《素问·缪刺论》："邪客于足少阴之络，令人嗌痛，不可内食，无故善怒，气上走贲上。刺足下中央之脉，各三痏，凡六刺，立已。左刺右，右刺左。"

⑩善悲惊不乐。《素问·缪刺论》："刺足内踝之下、然骨之前血脉出血，刺足跗上动脉；不已，刺三毛上各一痏，见血立已，左刺右，右刺左。善悲惊不乐，刺如右方。"

6. 癫疾六证

①癫疾始生，先不乐，头重痛，视举目赤甚，作极已而烦心。《灵枢·癫狂》："癫疾始生，先不乐，头重痛，视举目赤甚，作极已而烦心。候之于颜，取手太阳、阳明，太阴，血变而止。"

②癫疾始作，而引口啼呼喘悸者。《灵枢·癫狂》："癫疾始作，而引

口喑呼喘悸者，候之手阳明、太阳，左强者攻其右，右强者攻其左，血变而止。"

③癫疾始作，先反僵，因而脊痛。《灵枢·癫狂》："癫疾始作，先反僵，因而脊痛，候之足太阳、阳明、太阴、手太阳，血变而止。"

④癫疾暴仆，四肢之脉皆胀而纵。《灵枢·癫狂》："脉癫疾者，暴仆，四肢之脉皆胀而纵。脉满，尽刺之出血。"

⑤狂始生，先自悲也，喜忘、苦怒、善恐者得之忧饥。《灵枢·癫狂》："狂始生，先自悲也，喜忘、苦怒、善恐者得之忧饥，治之取手太阴、阳明，血变而止，及取足太阴、阳明。"

⑥狂而新发。《灵枢·癫狂》："狂而新发，未应如此者，先取曲泉左右动脉及盛者见血，有顷已。"

7.疟疾九证

①风疟。《素问·刺疟》："风疟，疟发则汗出恶风，刺三阳经背俞之血者。"

②疟发阴阳移。《素问·疟论》："疟之且发也，阴阳之且移也，必从四末始也。阳已伤，阴从之，故先其时坚束其处，令邪气不得入，阴气不得出，审候见之，在孙络盛坚而血者，皆取之，此真往而未得并者也。"

③足太阳之疟。《素问·刺疟》："足太阳之疟，令人腰痛头重，寒从背起，先寒后热，熇熇暍暍，热止汗出，难已，刺郄中出血。"

④疟发身方热。《素问·刺疟》："疟发身方热，刺跗上动脉，开其空，出其血，立寒。"

⑤胃疟。《素问·刺疟》："胃疟者，令人且病也，善饥而不能食，食而支满腹大，刺足阳明、太阴横脉出血。"

⑥肝疟。《素问·刺疟》："肝疟者，令人色苍苍然，太息，其状若死者，刺足厥阴见血。"

⑦疟脉满大急。《素问·刺疟》："疟脉满大急，刺背俞，用中针傍五胠各一，适肥瘦，出其血也……疟脉满大急，刺背俞，用五胠俞、背俞各一，适行至于血也。"

⑧诸疟而脉不见。《素问·刺疟》："诸疟而脉不见，刺十指间出血，血去必已。"

⑨先其发时如食顷而刺之。《素问·刺疟》："先其发时如食顷而刺之，

一刺则衰，二刺则知，三刺则已；不已，刺舌下两脉出血；不已，刺郄中盛经出血，又刺项已下侠脊者必已。"舌下两脉者，廉泉也。"

8. 多脏病

①五脏固居。《灵枢·官针》："病在五脏固居者，取以锋针，泻于井荥分输，取以四时。"

②邪客手足少阴太阴足阳明之络。《素问·缪刺论》："邪客于手足少阴太阴足阳明之络，此五络皆会于耳中，上络左角，五络俱竭，令人身脉皆动，而形无知也，其状若尸，或曰尸厥。刺其足大指内侧爪甲上，去端如韭叶，后刺足心，后刺足中指爪甲上各一痏，后刺手大指内侧，去端如韭叶，后刺手，少阴锐骨之端，各一痏立已；不已，以竹管吹其两耳，剃其左角之发，方一寸，燔治，饮以美酒一杯，不能饮者，灌之，立已。"

四、五官科病证

①嗌中肿，不能内，唾时不能出唾（邪客于足少阴之络）。《素问·缪刺论》："嗌中肿，不能内，唾时不能出唾者，缪刺然骨之前，出血立已。左刺右，右刺左。"

②暴喑气鞕。《灵枢·寒热病》："暴喑气鞕，取扶突与舌本出血。"

③喉痹舌卷（邪客于手少阳之络）。《素问·缪刺论》："邪客于手少阳之络，令人喉痹舌卷，口干心烦，臂外廉痛，手不及头，刺手中指次指爪甲上，去端如韭叶，各一痏。壮者立已，老者有顷已。左取右，右取左，此新病，数日已。"

④人之卒然忧恚而言无音。《灵枢·忧恚无言》："人之卒然忧恚而言无音者……足之少阴，上系于舌，络于横骨，终于会厌。两泻其血脉，浊气乃辟。"

⑤衄血（鼻出血）。《灵枢·杂病》："衄血不止，衃血流，取足太阳，衃血，取手太阳，不已，刺宛骨下，不已，刺腘中出血。"

⑥颌痛（腮痛）。《灵枢·杂病》："颌痛，刺手阳明与颌之盛脉出血……颌痛，刺足阳明曲周动脉见血，立已。"

⑦缪传引上齿，齿唇寒痛（邪客手足阳明之络）。《素问·缪刺论》："缪传引上齿，齿唇寒痛，视其手背脉血者去之，足阳明中指爪甲上一痏，手大指次指爪甲上各一痏，立已。左取右，右取左。"

⑧重舌。《灵枢·始终》："重舌，刺舌柱以铍针也。"

⑨鼽衄，上齿寒（邪客于足阳明之络）。《素问·缪刺论》："邪客于足阳明之络，令人鼽衄，上齿寒，刺足大指次指爪甲上与肉交者，各一痏。左刺右，右刺左。"

⑩齿龋（邪客手阳明之络）。《素问·缪刺论》："齿龋，刺手阳明；不已，刺其脉入齿中，立已。"

⑪目痛（邪客于足阳跷之脉）。《素问·缪刺论》："邪客于足阳跷之脉，令人目痛，从内眦始，刺外踝之下半寸所，各二痏。左刺右，右刺左。如行十里顷而已。"

⑫耳聋时不闻音（邪客于手阳明之络）。《素问·缪刺论》："邪客于手阳明之络，令人耳聋，时不闻音，刺手大指次指爪甲上，去端如韭叶，各一痏，立闻；不已，刺中指爪甲上与肉交者，立闻。其不时闻者，不可刺也。"

⑬耳中生风（邪客于手阳明之络）。《素问·缪刺论》："耳中生风者，亦刺之如此数（刺手大指次指爪甲上，去端如韭叶，各一痏，不已，刺中爪甲上与肉交者）。左刺右，右刺左。"

⑭耳聋（邪客于手阳明之络）。《素问·缪刺论》："耳聋，刺手阳明；不已，刺其通脉出耳前者。"

五、其他病证

①瘤疾。《灵枢·九针十二原》："四曰锋针，长一寸六分……锋针者，刃三隅，以发瘤疾。"

②厥痹者、厥气上及腹。《灵枢·寒热病》："厥痹者，厥气上及腹。取阴阳之络，视主病也，泻阳补阴经也。"

③厥，挟脊而痛至顶，头沉沉然、腰脊强。《灵枢·杂病》："厥，挟脊而痛至顶，头沉沉然，目䀮䀮然，腰脊强，取足太阳腘中血络。"

④痈肿。《素问·长刺节论》："治痈肿者，刺痈上，视痈小大深浅刺。刺大者多血，小者深之，必端内针为故止。"

⑤痈热出血。《灵枢·九针十二原》："四曰锋针，取法于絮针，筒其身，锋其末，长一寸六分，主痈热出血。"

⑥风痉身反折。《灵枢·热病》："风痉身反折，先取足太阳及腘中及血络出血；中有寒，取三里。"

⑦疠风。《灵枢·四时气》："疠风者，素刺其肿上，已刺，以锐针针其处，

按出其恶气，肿尽乃止，常食方食，无食他食。"

第十一节 刺络放血的注意事项

①有凝血机制障碍者禁用。

②掌握好出血量，体壮可多出血，体弱、贫血者少出血，总量一般不超过200ml。

③孕妇、产后、月经期慎用。

④刺血后避免患处接触冷水。

⑤严格消毒、避免感染。

⑥刺络放血后局部肿胀者，给予按压。

⑦畏针者通过思想工作解除顾虑，卧位治疗，晕针者给予头稍低卧位，并按压水沟、内关、足三里等。

⑧静脉曲张患者禁刺。结络是络脉瘀滞，不是静脉曲张，要注意鉴别，静脉曲张多位于下肢，血管粗大、高起、饱满，按之空虚，位居皮下，肤色多不改变，多纵行；结络肤色改变，细小，多不高于皮肤，位居皮内，多纵行，也可横行，静脉曲张禁刺，否则引起大量出血，且难以止血。

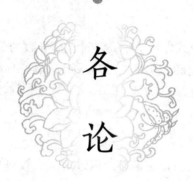

各论

第三章 骨伤科疾病

第一节 落枕

| 概述 |

落枕是因颈部受凉或保持一个姿势过长而导致的颈部突然发生疼痛、活动受限为主的病证，又称"失枕"，是一种常见病，好发于青壮年，以冬春季多见。

| 病因病机 |

多因睡眠时不闭门窗，空调、风扇过大，衣被过少等，风寒侵袭颈背，气血凝滞，筋络痹阻，以致僵硬疼痛。

睡眠姿势不良、枕头不合适，头颈长时间处于过伸、过屈、过度偏转的位置均可引起颈部一侧肌肉紧张、痉挛，时间较长即可发生损伤，使伤处肌筋强硬不和，气血运行不畅，气血运行受阻，不通则痛。生活中活动不慎也可引起颈部肌肉紧张、痉挛、疼痛而发病。

本病病位在颈项经络，为经络受损，筋络拘急，气血运行不通所致。与手足太阳、足少阳等经络等有关。

| 诊断 |

（1）**病史**：因睡眠姿势不良或感受风寒后所致。

（2）**症状**：起床后或颈部活动不慎感觉颈后部，上背部疼痛不适，以一侧为多，或有两侧俱痛者，或一侧重，一侧轻，甚至累及肩部及胸背部，由于疼痛，使颈项活动不利，不能自由旋转，严重者俯仰也有困难，甚至头部强直于异常位置，使头歪向病侧。

（3）**体征**：患侧常有颈肌紧张、痉挛，胸锁乳突肌、斜方肌、菱形肌及肩胛提肌等处压痛，肌肉紧张处可触及肿块和条索状的改变。

治疗

1. 锋针

①取穴：手足太阳、足少阳经等腧穴，如风池、肩井、昆仑、后溪、阿是穴等。

②刺法：先用手掌根在患侧压痛点明显处用力揉按片刻，用锋针快速点刺3~5下，使之出血2~5ml，再拔火罐10~20分钟，同时点刺风池、肩井，再拔罐，起罐后，用艾条施以温和灸，以皮肤潮红为度，昆仑、后溪等以锋针点刺后挤血，2~3日1次。

2. 镵针

①取穴：颈夹脊穴、肩井、阿是穴等。

②刺法：习惯性落枕者镵针半刺颈夹脊穴、肩井、阿是穴，挑至微微出血，然后拔火罐5~10分钟。每次出血1~3ml，每周2或3次，5次为1个疗程。疗程间休息3天。

3. 梅花针

①部位：颈背、肩部皮色改变，形态改变，压痛等阳性反应点。

②刺法：习惯性落枕者梅花针局部叩刺，使局部发红、微似出血，然后加拔火罐，1~2日1次。

第二节　颈椎病

| 概述 |

颈椎病又称颈椎综合征，是由于人体颈椎间盘逐渐发生退行性变、颈椎骨质增生，或正常生理曲线改变等造成颈椎管、椎间孔变形、狭窄，以致刺激、压迫颈部脊髓、神经根、交感神经、椎动脉、神经分支等而引起的一组综合征。本病为临床常见病、多发病，有逐渐增多的趋势，属于中医痹证、痿证、头痛、眩晕、项强等范围。

| 病因病机 |

内因由于先天畸形、易于发病，肝肾亏虚、筋骨衰退，气血亏虚、经脉失养，七情内伤、气滞血瘀；外因由于外部损伤、瘀血停滞，慢性劳损、瘀血内停，外邪侵袭、痹阻经脉等。外邪、外伤、慢性劳损等外部因素与七情内伤、脾胃虚弱、肝肾亏虚、精血不足等内部因素相合，导致督脉、手三阳经、手三阴经、足太阳经络等空虚经络失养，或郁滞经络不通而痛。

| 诊断 |

（一）颈椎病的分型

颈椎病的发病部位、临床表现各种各样，根据病变受压组织的不同及病变部位、病变范围不同，临床症状也不相同，将颈椎病分为颈型、神经根型、椎动脉型、交感神经型、脊髓型颈椎病 5 型，其中以神经根型最为常见，约占颈椎病总数的 60%。这是最常用、最传统的分类方法。

1. 颈型颈椎病

症状：颈项疼痛、强直，肩背疼痛、僵硬，颈部屈伸、旋转等活动受限，颈部活动时，躯干多同时活动，头痛、头后部麻木、头晕，少数病人出现臂、手疼痛、麻木，但咳嗽、喷嚏不加重。

体征：颈部强迫体位、活动受限，病变肌肉紧张、痉挛，局部压痛。

X 线检查：颈椎曲度变直，小关节移位、增生，椎间隙变窄。

2. 神经根型颈椎病

症状：颈、肩、臂疼痛，程度轻重不一，轻者仅酸痛，重者可剧痛难忍，彻夜不眠，疼痛呈阵发性加剧，多伴有麻木、无力，疼痛呈颈神经支配区域分布，部位固定，界限清楚。咳嗽、深呼吸、喷嚏、颈部活动时，患肢症状可诱发或加重，日久上肢肌肉可有萎缩。

体征：颈部活动受限，病变棘突旁压痛并向患肢放射，患肢也可反射性压痛。椎间孔挤压试验、臂丛神经牵拉试验阳性，受累神经支配区域皮肤感觉减退、肌肉萎缩、肌力减弱。

X 线检查：颈椎生理曲度变直或消失、棘突偏歪、钩椎增生、椎间孔变小、椎间隙变窄，以上 X 线改变可部分或同时出现。

3. 椎动脉型颈椎病

症状：眩晕呈旋转性、浮动性、一过性，有倾斜感、移动感，转动颈部诱发或加重，可伴有耳鸣、耳聋、视物模糊、记忆力减退等。猝倒前无预兆，多在行走、站立或颈部旋转屈伸时突然下肢无力而跌倒，瞬间即清醒，立即起身后可活动。头痛，多位于枕部、顶枕部，多为单侧，呈胀痛、跳痛，常因转头而诱发。极少部分可有恶心、呕吐、上腹部不适、心悸、胸闷、多汗、尿频、尿急、声音嘶哑、吞咽困难等。

体征：椎动脉旋转扭曲试验阳性。

X线检查：可见颈椎增生、椎间孔狭窄、椎体不稳等。

4. 交感神经型颈椎病

症状：颈枕痛或偏头痛、头晕、头沉，眼胀、视物模糊、流泪、眼睑无力、视力减退，咽部不适、有异物感，鼻塞，耳鸣、耳聋，舌尖麻木、牙痛，胸闷、心悸、心痛、失眠，腹泻、便秘，恶心、呕吐，哮喘，尿频、尿急、排尿困难，少数有肢体麻木、遇冷加重，或呈间歇性皮肤发红、发热、肿胀，多汗或无汗。

体征：颈部可有压痛，可出现霍纳征，瞳孔缩小、眼睑下垂、眼球下陷等。

X线检查：寰枢椎半脱位、颈椎旋转移位、骨质增生等。

5. 脊髓型颈椎病

症状：疼痛多不明显，下肢可见麻木无力、沉重、发紫、怕冷、酸胀、水肿、站立不稳、步履蹒跚、闭目行走摇摆、脚尖不能离地、颤抖，重者腰背、腹部麻木，指鼻试验、跟膝胫试验阳性，可有尿急、排尿不尽、尿潴留、便秘或排便不畅。

体征：曲颈试验阳性，浅反射迟钝或消失，深反射亢进。

影像学检查：X线检查：颈椎生理曲度变直或向后成角，椎间隙变窄，椎体退变增生，后纵韧带钙化，先天性椎体融合等。

CT检查：椎体后骨刺、椎间盘向后突出、脱出，后纵韧带、黄韧带钙化等。

磁共振成像（MRI）检查：脊髓受压明显，多因骨刺、椎间盘、黄韧带肥厚引起。

临床上此五型可单独出现，但多数情况下是两种或两种以上的复合出现，多数症状较为典型，少数不典型，如交感神经型颈椎病可无颈部症状，只有内脏功能失调或五官症状，椎动脉型颈椎病有头部症状，临床上应仔细检查、综合考虑。

（二）颈椎病的辨证分经

颈、上肢为手三阴经、三阳经，足太阳经，督脉等经脉的循行部位，根据颈椎病的症状进行辨证分经，循经治疗，使治疗更有针对性。临床上颈椎病可为一经病，但多数为数经并病。

①督脉病：头枕部、颈部疼痛、沉紧、麻木，颈屈伸不利，头枕后部、颈后正中部可有压痛。

②手阳明经病：颈外侧、肩、上肢前外侧、食指疼痛、麻木，颈侧屈不利，可向上肢放射，颈外侧、上肢前外侧压痛，上肢活动无力。

③手少阳经病：颈外侧疼痛、压痛，颈侧屈不利，枕部可疼痛沉重，向头侧放射，上肢外侧疼痛、麻木，可向中指、环指放射，上肢外侧中间可有压痛。

④手太阳经病：颈后外侧疼痛、压痛，颈屈伸、侧屈不利，上背酸楚疼痛、压痛，上臂后侧、前臂尺侧疼痛，可连及小指，头过伸诸症加重，前臂尺侧、小指麻木、活动无力。

⑤手太阴经病：肩前内侧疼痛酸楚，上及缺盆、下向上臂内侧前缘放射，可至拇指，上臂内侧、前臂桡侧、拇指麻木、无力，肩前部可有压痛，颈可有疼痛。

⑥手少阴经病：肩前内侧疼痛酸楚，向下放射至上臂内侧后缘、前臂内侧后缘，前臂内侧后缘、掌、小指疼痛、麻木、无力。

⑦足太阳经病：颈部酸楚疼痛，头枕部疼痛、麻木，上臂疼痛，颈屈曲不利，头、颈后两侧可有压痛。

治疗

1.锋针

（1）点刺结络

①取穴：大椎、天髎、天宗、上肢络脉循行部位结络。

②刺法：在上述穴位、结络处，顽固者可先取对侧再取同侧，以锋针刺出血 10~20ml，血止后可拔罐 5 分钟，脊髓型也可下肢结络放血，2~3 日 1 次。

（2）点刺络穴

①取穴：手三阴三阳经络、督脉穴位，如肩井、后溪、合谷、曲池、手三里、上肢井穴、阿是穴等，可以是单侧，效果不佳取双侧。脊髓型也可取足三阴、三阳经穴位。

②刺法：上述穴位分组锋针点刺，可加拔火罐，顽固者可先取对侧，2~3 日 1 次。

（3）深刺放血

①取穴：玉枕关、夹脊关。

②刺法：病程较长者，局麻后，玉枕关、夹脊关深刺放血，然后加拔火罐，多有大量瘀血而出，症状多可即刻缓解，1 周 1 次，5 次一疗程。

2. 镵针

①取穴：颈夹脊穴、天宗。神经根型配肩外俞、肩井；椎动脉型配风池、天柱；混合型取上述两者兼之；肝肾亏损型配肾俞、太溪。

②刺法：半刺：先用镵针半刺颈 5~7 椎棘突和病变颈椎夹脊穴、天宗。诸穴可交替使用，挑至溦溦出血，然后拔火罐 5~10 分钟。每次出血 1~3ml，每周 2 或 3 次，5 次为 1 个疗程。

毛刺：上肢症状重者颈部、上肢手三阴三阳经有关经脉镵针循经毛刺，脊髓型任督二脉、足三阴三阳经镵针循经毛刺，1 日 1 次。

3. 静脉输液针

①部位：肘窝、前臂外侧等寻找变异阴络。

②刺法：上述方法疗效欠佳或疼痛、麻木较重者，于肘窝、前臂外侧等寻找变异阴络，大号静脉输液针刺入，连接大针管抽取瘀血，血尽而止，一般数十至数十毫升不等，多有即时疗效，5 日 1 次。

4. 梅花针

①部位：颈背、肩部、上肢皮色改变、形态改变、压痛等阳性反应点。

②刺法：梅花针局部叩刺，使局部发红、溦似出血，然后加拔火罐，1~2 日 1 次。

第三节　肩周炎

| 概述 |

肩周炎全称肩关节周围炎，以肩部逐渐产生疼痛，夜间为甚，逐渐加重，肩关节功能活动受限的病，又称冻结肩、五十肩、肩凝证等，是发生于肩关节周围软组织的无菌性炎症，为临床常见病、多发病。

| 病因病机 |

本病内因为肝肾不足，精血亏虚、气血虚弱，筋失所养，肩部失于气的护卫则风寒湿侵袭，失于气的温煦则发凉怕冷，失于气的推动则血行迟缓、涩滞，失于精血滋润则紧张、拘急，屈伸不利。情志不调，精神紧张，机体气机运行失常，肝气郁滞，气滞则血瘀，为肩周炎产生具备了内在的病理基础，稍有外因即可肩部气滞血瘀不通则产生疼痛，或胀痛，或刺痛等。

外因多为风寒湿邪的侵袭导致肩部筋脉挛缩，诸筋协同运动失调，筋肉间粘连，痹阻筋脉，则引起疼痛和功能障碍。或外伤、慢性劳损，导致血溢脉管之外不能被消散吸收，则形成血瘀粘连。

外邪、外伤、慢性劳损等外部因素与七情内伤、脾胃虚弱、肝肾亏虚、精血不足等内部因素相合，痹阻手三阳经、手三阴经等，使经络空虚或瘀滞、瘀结，导致肩部筋脉不通或失养而痛。

| 诊断 |

1. 西医诊断

肩周炎于40岁以上，50岁左右多发，女性多于男性，多为单侧发病，部分患者可为双肩，起病缓慢，部分有外伤史、劳损史、受凉史，主要症状和体征如下。

（1）疼痛：初期为轻度肩部酸楚、冷痛、酸痛，可持续痛也可间歇痛，部位局限于肩峰下，逐渐加重，部位发展成整个肩关节周围，严重者，稍一触碰或活动不慎，即疼痛难忍，故多采用防护姿势，将患侧上肢紧靠于体侧，并用健手托扶。夜间疼痛较重，或夜不成眠，或半夜疼醒，不敢卧向患侧。疼痛多遇热减轻，遇寒加重，可牵涉到颈部、肩胛部、胸部、上臂或前臂外侧。

（2）**活动受限：**为肩周炎的主要特征，肩关节开始不敢活动，随着肩周粘连的加重，逐渐活动受限，主要是外展、上举、前屈、后伸、外旋、内旋等。表现为手不能插布袋、扎腰带，不能梳头、摸背、洗脸、刷牙、穿脱衣等，出现扛肩现象。注意记录活动受限的方向、范围、度数，以便与治疗后对比。

（3）**压痛：**多在喙突、肩峰下、大结节、小结节、结节间沟、三角肌止点等压痛，在冈下窝、肩胛骨外缘（小圆肌起点）、冈上窝等可触及硬性条索状物，并有明显压痛，冈下窝压痛可放射到上臂内侧及前臂背侧，患者胸外上部也可出现压痛。

（4）**肩部肌肉萎缩：**肩周炎晚期，因患者惧怕疼痛，患肩长期活动减少，肩部肌肉可发生不同程度的失用性萎缩，特别是肩外侧的三角肌萎缩，可使肩部失去原有的丰满外形，出现肩峰突起现象，加重了肩关节的运动障碍程度，从而产生上臂上举不利、后伸困难等症状。病愈后可恢复。

（5）**全身表现：**部分患者可出现心烦、失眠、心悸、眩晕，或冷或热等症状。

（6）**肌肉受阻试验：**主要发生病变的肌肉，不仅在其起止点，肌腹及肌腱衔接处有明显压痛，且其抗阻试验阳性。如内旋抗阻试验阳性，是病及胸大肌、肩胛下肌，外展抗阻试验阳性是病及三角肌等。

（7）**X线检查：**多无异常。

2. 辨证分经

肩周炎肩部疼痛、活动受限方向多以一个方向较重，其他方向较轻，根据肩部疼痛、活动受限方向、压痛不同及四诊和参，辨证归一经或几经，以便循经选穴。

（1）**手太阴经病：**肩前内侧酸痛，痛引缺盆，向上肢内侧前缘放射，甚至放射至拇指，肩关节受限以后伸最明显，肩部前内侧、胸外上部、肩腋前缘压痛，为肩周炎最常见者。

（2）**手阳明经病：**肩峰及上臂外侧偏前疼痛，连及肘部，肩关节活动以外展、上举障碍为主。肩臂前外侧压痛。

（3）**手少阳经病：**肩关节外侧疼痛，上连及颈项，下连及前臂甚至环指，肩关节外展受限，肩臂外侧压痛。

（4）**手太阳经病：**肩臂后外侧及肩胛牵掣痛，上连颈部、肩胛部，下连及肘臂后外侧及小指，肩关节活动受限以内收为主，肩胛部、肩臂后侧压痛。

部分患者，还涉及手厥阴经、手少阴经等。

1. 锋针

（1）点刺结络

①取穴：双侧肩部、膝部及附近结络。

②刺法：肩部、膝部及其附近结络，以锋针点刺出血10~20ml，血止后拔罐5分钟，2~3天1次。

（2）点刺络穴

①取穴：手三阴、三阳经络穴位，如肩贞、肩髃、手三里、上肢井穴、阿是穴等。

②刺法：上述穴位锋针点刺放血，顽固者可先取对侧，再取同侧，加拔火罐，2~3日1次。

2. 镵针

①取穴：颈夹脊穴、天宗、天髎、肩贞、肩髃、局部阿是穴。可以是单侧，效果不佳取双侧。

②刺法：先用镵针挑刺颈3~5椎棘突旁及天宗、天髎、局部阿是穴微微出血，然后拔火罐5~10分钟，每次出血1~3ml，每周1次，5次为1个疗程。疗程间休息3天。

3. 静脉输液针

①部位：肘窝、前臂外侧等寻找变异阴络。

②刺法：肩周炎较顽固者，于肘窝、前臂外侧等寻找变异阴络，大号静脉输液针刺入，连接大针管抽取瘀血，血尽而止，一般数十至数十毫升不等，多有即时疗效，5天1次。

第四节　网球肘

| 概述 |

网球肘又称肱骨外上髁炎，是肘关节外侧前臂伸肌起点处肌腱发炎而产生的肘部疼痛病证。网球肘是过劳性综合征的典型例子。网球、羽毛球运动员较常见，故称"网球肘"，电脑操作人员、家庭主妇、砖瓦工、木工等长期反复用力做肘部活动者，也易患此病，属于中医肘痛、伤筋、痹证范畴。

| 病因病机 |

长期劳累，慢性损伤，长期反复用力做肘部活动者，使腕伸肌的起点反复受到牵拉刺激，局部少量多次血溢脉外，瘀于经络，气血不通，不通则痛。亦有外伤失治误治，瘀血内停，不能及时消散吸收，瘀阻于肘，发为疼痛。既病之后，遇肘部活动可使症状加重。症状缓解后，遇肘部活动等慢性损伤，也可诱发。

素体不足，局部发育异常，或体质虚弱，气血不足者，更多是体质较好，但局部气血不足，多由局部气血虚弱，血不荣筋，肌肉失于温煦，筋骨失于濡养，不荣则痛。

本病由于慢性损伤，迁延日久，气滞血瘀，经脉不通，不通则痛，或气血不足，经脉失养，不容则痛。本病与手阳明大肠等经络相关。

| 诊断 |

1. 病史：多见于劳动强度大的青壮年工人，并有肘部急性损伤或腕关节的反复屈伸劳损病史。

2. 症状：肘关节肱骨外上髁部局限性的疼痛，持续性的酸痛，可向肩部或前臂放射，部分夜间疼痛明显，轻者不敢拧毛巾，不能端重物，严重者端水杯或扫地均引起疼痛。

3. 体征：肱骨外上髁、桡骨小头、环状韧带以及肱桡关节间隙处有明显的压痛，局部无明显肿胀，伸腕抗阻试验阳性。

4. X线检查：早期多无明显异常，中期可出现肱骨外上髁密度增高，后期可见骨质吸收，甚至破坏。

治疗

1. 锋针

①取穴：手阳明大肠等经络穴位，如手三里、阿是穴等，顽固性者也可加手阳经井穴、颈背压痛点。

②刺法：上述穴位锋针点刺，尤其是最痛点，然后加拔火罐放血或手指挤血，2~3日1次。

2. 镵针

①取穴：阿是穴、颈4~5夹脊穴。

②刺法：镵针挑刺肋骨外上髁压痛点、颈4~5夹脊穴至皮肤微有出血点为止，再用艾条悬灸压痛点至皮肤发红，2日1次。

第五节　肋软骨炎

| 概述 |

肋软骨炎是胸肋等发生的非化脓性肋软骨炎，引起局限性疼痛伴肿胀的病证。本病女性患者居多，老年人亦有发病。属于中医胸痹、骨痹等范畴。

| 病因病机 |

本病由七情内伤，肝气郁结，气机郁滞，气滞血瘀，痹阻于胸；外伤或劳损导致局部血脉损伤，瘀血内停，痹阻筋骨；亦有饮食失调，脾失健运，痰湿内生，留滞于胸，痰瘀互结，凝聚于胸，缠绵顽固。

亦有由于营卫不和，腠理疏松，藩篱不固，风寒湿等外邪乘虚侵袭，痹阻胸部经络，凝滞气血，留连于筋骨间。

| 诊断 |

1. **症状**：胸部疼痛，呈钝痛、锐痛、胀痛、刺痛等，有时可向后背肩胛部或侧肩、上臂、腋窝处放射，咳嗽、深呼吸、上肢活动时疼痛加重，情志刺激也可加重。

2. **体征**：局部可发现肋软骨隆起、压痛。

治疗

1. 锋针

①取穴：局部阿是穴、椎旁压痛处。

②刺法：小号锋针先在病位中心直刺一针，再在病变软骨的稍外侧上下左右取 4 个进针点，椎旁压痛处点刺，出针后以闪火法或抽气法拔罐，拔出血3~5ml，留罐 10 分钟。2 日治疗 1 次，5 次为 1 个疗程。

2. 镵针

①取穴：背部反应点。

②刺法：在背部找到皮肤颜色改变、形态改变、压痛等阳性反应点用镵针挑刺，挑至激澈出血，然后拔火罐 5~10 分钟，每次出血 10ml，每周 1 次，5 次为 1 个疗程。

第六节　急性腰扭伤

| 概述 |

急性腰扭伤是提物过重、姿势不良、过度或不当运动造成的腰部肌肉、韧带、筋膜、后关节急性创伤而引起腰部疼痛的病证，包括各种软组织撕裂、出血，肌肉痉挛和关节突关节滑膜嵌顿等，属于中医腰痛、伤筋范畴。

| 病因病机 |

外伤是急性腰扭伤的原因，也与局部因受凉，筋肉紧张有关，多由间接暴力造成，常常是在某种状态下腰部肌肉强烈收缩，使肌肉和筋膜受到过度牵拉、扭曲，甚至撕裂，而导致剧烈腰痛。损伤因受力的大小不同，组织损伤的程度也不一样。腰部组织损伤，血离经脉，瘀积于内，气机受阻，不通则痛。本病与足太阳膀胱经络等相关。

| 诊断 |

1. 病史： 腰部有外伤史，多见于青壮年。

2.**症状**：腰部一侧或两侧疼痛，腰部活动、咳嗽、打喷嚏，甚至深呼吸时疼痛加剧，活动受限，不能翻身、坐立和行走，常保持一定强迫姿势，可牵涉到一侧或两侧臀部及大腿后侧。

3.**体征**：腰肌和臀肌紧张、痉挛、高起，或可触及条索状硬结，压痛明显，压痛点多位于腰骶关节、髂嵴后部或第3腰椎横突处等。

锋针

（1）点刺络穴

①取穴：腰部阿是穴、至阴。

②刺法：锋针在患者腰部阿是穴迅速刺入皮肤0.5~1寸深，刺1~3针，血液自动流出，若流出不畅，则在针刺处拔火罐，吸出瘀血3~5ml，然后嘱患者作腰部前屈、后伸、旋转运动数次。至阴点刺，挤出数滴血，1日1次。

（2）点刺结络

①部位：委中穴处结络。

②刺法：锋针点刺双侧委中穴处结络，可有暗红色血液流出，待血色变浅或血尽出为止。2~3日1次。

第七节　腰肌劳损

| 概述 |

腰肌劳损是指腰部肌肉长时间的、慢性的、积累性的损伤而引起的腰部疼痛、活动加重的病证，属于中医腰痛、痹证范畴。

| 病因病机 |

外因由于长时间的弯腰工作，或习惯性姿势不良，或长时间处于某一固定体位，致使筋肉持续牵拉，使筋肉内慢性损伤，瘀血内阻，气滞血瘀。或急性损伤之后未得到及时治疗，或治疗不彻底，致使受伤的腰肌筋肉不能得到完全修复。或由于腰部受凉，风寒侵袭，痹阻于腰，腰部经络郁滞不通，

不通则痛。

本病多由于肝肾亏虚，精血不足，气血虚弱，濡养不足，腰部失荣，不荣则痛。或先天不足，发育畸形，功能因缺陷而不足，不耐邪侵、外伤，稍有外因易于腰痛。本病多与足太阳膀胱经络等相关。

| 诊断 |

1.**病史**：腰骶部有劳损史，或暴力损伤史、受凉史。

2.**症状**：腰痛，多为隐痛、酸痛、钝痛，时轻时重，反复发作、休息后减轻，劳累或天气变化时疼痛加重。

3.**体征**：腰部活动可正常或受限，韧带、肌肉骨骼附着点处可有疼痛和压痛。

治 疗

1.锋针

（1）点刺结络

①部位：委中穴处结络。

②刺法：锋针点刺双侧委中穴附近瘀络，可有暗红血液流出，血色改变或血尽出为止。2~3日1次。

（2）点刺络穴

①取穴：足太阳膀胱经络等穴位为主，如肾俞、至阴、阿是穴。

②刺法：常规消毒，肾俞、阿是穴用锋针点刺出血，然后拔罐8~10分钟，至阴点刺放血，2日1次，5次为1个疗程。

2.镵针

①部位：腰背部、胸部、腹部和腰部痛点相对应的部位（缪刺点）皮色改变、形态改变、压痛等阳性反应点。

②刺法：顽固性腰肌劳损者局麻后在上述部位镵针挑治，挑出羊毛样纤维状物，然后加拔火罐8~10分钟，每次3~5点，5日1次。

第八节　腰椎间盘突出症

| 概述 |

腰椎间盘突出症是因为腰椎间盘髓核、纤维环及软骨板等有不同程度的退行性改变，在外力等因素的作用下，椎间盘的纤维环破裂，髓核从破裂之处突出、脱出于后方或椎管内，导致脊神经根等遭受刺激、压迫，从而产生腰部疼痛，一侧下肢或双下肢麻木、疼痛等一系列临床症状的病证。腰椎间盘突出症以 L_{4-5}、$L_5\sim S_1$ 发病率最高，约占 95%。属于中医腰痛、痹证等范畴。

| 病因病机 |

外因有外伤、劳损、风寒湿邪等，多为间接损伤，如扭伤、闪伤，甚至咳嗽、打喷嚏等也能引起，也可见于直接损伤，如创伤、压伤等直接作用于腰部，或长期弯腰工作、久坐、床垫过软等导致腰部长期姿势不良所致。或久居风寒湿地，风寒湿邪侵袭机体，痹阻于腰，腰腿气血不通，不通则痛，出现腰、下肢酸楚疼痛。

内因有肝肾不足、七情内伤、气血虚弱、腰部发育异常等。肝肾不足，精血亏虚，筋骨失养，痿软无力，弹性、韧性、坚固性不足，腰椎部筋骨易于损伤而出现腰椎间盘突出。气血虚弱、筋失所养，不荣则痛。七情内伤，使人体气机运行紊乱，脏腑气血失调，情志疏泄失职，肝气郁结郁滞，气滞则血瘀，形成气滞血瘀证，气滞血瘀于腰腿则腰腿部胀痛、刺痛，并随情志活动的波动而病情加重。与足太阳膀胱经络、足少阳胆经络、督脉等相关。

| 诊断 |

1.西医诊断

青壮年多发，男性多于女性，常有腰部外伤史。

（1）**腰痛：**腰痛为腰椎间盘突出症最常见的症状，95% 以上患者都有，为突出椎间盘刺激外层纤维环、后纵韧带的窦椎神经所致，腰痛可出现在腿痛之前，也可出现在腿痛之中或之后，腰痛主要在下腰部或腰骶部，疼痛性质多为慢性钝痛，也可急性剧痛，腰痛活动加重，休息减轻。

（2）**坐骨神经痛**：80% 多腰椎间盘突出症出现坐骨神经痛，疼痛的性质常为麻痛、针刺样痛、烧灼样痛、刀割样痛，疼痛程度差别较大，疼痛多为一侧，极少数表现为双侧，疼痛多起于臀部，向下放射，少数可出现由下向上放射，疼痛可因咳嗽、打喷嚏、大便而加重，严重者采取各种体位以减轻痛苦，如屈腰、屈髋、屈膝等使椎管容积增大，坐骨神经因松弛而疼痛减轻。

（3）**腹股沟痛、大腿前内侧痛**：高位腰椎间盘突出使 L_1、L_2、L_3 神经根受累而出现相应神经分布区腹股沟、大腿前内侧痛，下位腰椎间盘突出症由于刺激了交感神经也可引起下腹部、大腿前内侧、会阴部疼痛。

（4）**间歇性跛行**：患者行走一定距离后感腰腿部疼痛、麻木无力加重，无法行走，取坐位或蹲位后，症状缓解或消失，可继续行走，为间歇性跛行，由于行走时椎管内受阻的静脉丛逐渐充血，加重了神经根的充血和受压程度，症状加重，坐位或蹲位容积扩大，静脉血流畅通，症状减轻，部分腰椎间盘突出症椎管狭窄可出现间歇性跛行。

（5）**下肢麻木、发凉**：部分腰椎间盘突出症可出现患肢麻木，且与神经分布区一致，为突出椎间盘压迫或刺激了神经根本体感觉和触觉纤维所致。也可出现患肢发凉，为突出的椎间盘组织刺激了椎旁的交感神经纤维或窦椎神经的交感神经纤维，反射性地引起了下肢血管收缩所致。

（6）**下肢肌力减弱**：腰椎间盘突出症压迫神经根严重或时间过久，可引起该神经根分布区域肌力减弱，甚则肌肉瘫痪等。

（7）**马尾神经综合征**：中央型或中央旁型腰椎间盘突出，巨大的突出物压迫平面以下马尾神经，出现马尾神经综合征，表现为肛门、尿道括约肌和性功能障碍，如会阴部麻木、便秘、排尿困难、二便失禁、阳痿等，也可见双侧严重坐骨神经痛。

（8）**腰部畸形、活动受限、腰椎生理曲度变小或消失**：为减轻突出髓核压迫神经所引起的疼痛，椎间隙后方张力、后韧张力增加，使突出髓核部分回纳，故腰椎生理前凸变浅。腰椎侧弯，为骶棘肌痉挛，限制腰部活动，以减轻受压迫神经根的张力所致。腰椎活动受限，各个方向活动都会受到不同程度的限制。

（9）**压痛**：腰椎间盘突出症并发神经根炎，出现椎旁 2~3cm 处压痛，棘突间、棘突上压痛、叩击痛，并可见沿神经走行向下肢放射痛。臀部、下肢后侧、外侧、内侧也可出现压痛。

（10）**步态变化**：突出症状较重时可出现拘谨姿态，前倾或跛行，常以双手扶腰，需扶拐或他人扶持才可行走。

（11）**下肢肌肉萎缩**：突出椎间盘压迫神经根，患肢不敢用力，引起下肢不同程度的肌力减弱，肌肉萎缩，甚至踝关节、拇趾失去背屈能力。

（12）**神经功能障碍**：感觉神经障碍可出现下肢麻木、感觉减退，为腰椎间盘突出压迫神经所致，对椎间盘突出定位有一定意义。运动神经障碍，可出现肌力减弱，但对定位意义不大，因肌神经受多个神经根支配。反射功能障碍，腱反射减弱或消失，如 L_{3-4} 椎间盘突出，膝反射减弱，L_5~S_1 椎间盘突出，跟腱反射减弱或消失。

（13）**特殊检查**：直腿抬高试验阳性、仰卧挺腹试验阳性、屈颈试验阳性、股神经牵拉试验阳性。

（14）**影像学检查**：X 线示腰椎生理曲度变直、侧弯、间隙变窄、双侧不等宽、椎间孔变小、骨质增生。CT 示腰椎间盘膨出、突出或脱出，神经根或硬膜囊受压、移位、腰椎管狭窄、黄韧带肥厚、侧隐窝狭窄等。MRI 示硬膜囊、脊髓、神经根受压等。

2. 中医辨证分经

腰椎间盘突出症状多在腰部、臀部、下肢，为督脉、足三阳、足三阴的循行范围，根据症状而辨别经络分类可提高治疗效果。《灵枢·卫气》曰："能别阴阳十二经者，知病之所生。"

（1）**督脉病**：腰背疼痛、僵硬、屈伸不利，腹肌紧张，腰部正中压痛等。《素问·骨空论》："督脉为病，脊强反折。"

（2）**足太阳经病**：腰、臀后部、患肢后侧疼痛，也可向患侧下肢、脚放射，患肢麻木无力，腰、臀后部、下肢后侧压痛，活动受限或不利，严重者不敢活动。

（3）**足少阳经病**：腰痛，臀部疼痛，大腿外侧中线、小腿外侧疼痛，腰部可有歪斜，活动加重，小腿外侧麻木无力，腰部、患肢外侧正中压痛。

（4）**足阳明经病**：腰痛，臀部痛，大腿外侧、小腿前外侧疼痛、麻木，腰部、臀外侧、患肢前外侧压痛，活动不灵。

（5）**足少阴经病**：腰痛，腹股沟内侧疼痛，小腿内侧后缘疼痛、麻木，腰部压痛，活动不利或受限，小腿内侧压痛。

（6）**足厥阴经病：**腰痛，活动时加重，腹股沟处疼痛，患肢内侧中线疼痛、麻木、压痛，痛重者不敢活动。

治疗

1.锋针

（1）点刺络穴

①选穴：足太阳膀胱经、足少阳胆经、督脉等穴位，如大肠俞、关元俞、肾俞、委中、飞扬、昆仑、阳陵泉、丘墟、足部井穴、阿是穴，穴位较多可分组选取。

②刺法：锋针点刺，腰部、腿部加拔火罐，足部手指挤血，使血尽出，尤其足部井穴。2~3日1次。

（2）深刺放血

①选穴：尾闾关、玉枕关等。

②刺法：顽固性腰椎间盘突出症的治疗，可在局麻后，以锋针在尾闾关、玉枕关等深刺放血，然后加拔火罐，多有大量瘀血而出，症状多有即刻缓解，每次1穴，5日1次。

（3）点刺结络

①部位：腰臀、下肢、足部结络，尤其下肢腘窝部，对侧如有明显结络也要一并选取。

②刺法：点刺结络显现处，使之出血，如不出血，稍改变位置继续选取，多个部位结络，依次选取，可有暗红血液流出，甚至喷射状出血，血色改变或血尽出为止，2~3日1次。

（4）阳性反应点

①部位：腰臀、下肢皮色改变，压痛等阳性反应点，对侧如有明显也要一并选取。

②刺法：局部点刺，可点刺中心点，也可多点点刺、密集点刺，然后加拔火罐，使瘀血尽出。3日1次。

2.镵针

①部位：腰背、臀部、下肢、胸部、腹部和腰部痛点相对应的部位皮色改变、形态改变、压痛等阳性反应点。

②刺法：①半刺：局麻后镵针半刺，挑出羊毛样纤维状物，然后加拔火罐，使之出血，每次3~5点，5日1次。

②毛刺：于腰骶、背部、臀部、下肢后侧、外侧、足部，循经络密集毛刺，

以疏通卫气，通过卫气疏通营气及气血，1日1次。

3. 毫针

①部位：细小血络、井穴。

②刺法：细小血络、井穴点刺，可出少量血液，也可没有血液流出，2~3日1次。

4. 梅花针

梅花针是毫针与五刺法豹纹刺、十二刺法赞刺结合而成。

①部位：腰背，臀部，下肢皮色、形态改变，压痛等阳性反应点。

②刺法：梅花针局部叩刺，使局部发红、微似出血，然后加拔火罐，1~2日1次。

疼痛较重者应重刺激手法、卧床休息，并配合其他疗法。体质虚弱、瘀血不明显者可作为辅助疗法，轻刺激。

5. 静脉输液针

①部位：腘窝、小腿后侧、外侧等变异阴络。

②刺法：上述方法疗效欠佳或疼痛、麻木较重者，于腘窝，小腿后侧、外侧，寻找变异阴络，大号静脉输液针刺入，连接大针管抽取瘀血，血尽而止，一般数十至200ml不等，多有即时疗效，5天1次。

第九节　腰椎椎管狭窄症

| 概述 |

腰椎椎管狭窄症，全称腰椎椎管狭窄综合征，是指各种原因引起腰椎椎管各径线缩短，压迫硬膜囊、脊髓或神经根，从而导致相应神经功能障碍，出现静止或休息时常无症状，站立、行走一段距离后出现下肢疼痛、麻木、无力，蹲下或坐下休息后缓解，方能继续行走，随病情加重，行走的距离越来越短，需休息的时间越来越长等的病证。多发于40岁以上的中老年人，属于中医腰痛、痹证范畴。

| 病因病机 |

多发病于搬运工人、土建工人以及长时间弯腰工作的机械工人，长时间保持一种姿势工作，造成筋脉的劳损，或长时间坐位工作的人们，腰背部长时间的后屈，筋脉紧张，形成慢性劳损，少量多次损伤，血溢脉外，瘀血停滞，筋膜增厚，甚至筋骨错动，经脉受阻，久而久之可发生本病。或素体阳虚，阴寒内盛，不耐邪侵，或久居潮湿、寒凉之地，寒湿侵袭，或在夏天长时间的风扇、空调，腰部受凉，后背及腰部长时间受到风寒湿邪的侵袭，发生脉络的闭阻，造成本病。

气血不足，脉络空虚，酸软无力，肝血不足，筋失所养，或松软无力，或脆弱易损，肾精亏虚，骨失所养，加之外邪的入侵易发生本病。与足太阳膀胱经、足少阳胆经、督脉等相关。

| 诊断 |

多为中老年人，男性多于女性，多见于 $L_5 \sim S_1$，偶尔发生于 L_{4-5}。

1. 症状

（1）**腰痛及腰腿痛**：大多数患者都有腰痛的病史，进而发展为从臀部向下肢的放射痛，站立、行走或活动后症状加重，而坐位、腰椎前屈或蹲位时症状有缓解。

（2）**间歇性跛行**：病人步行一段距离后，下肢出现逐渐加重的沉重、腰酸、腿痛、下肢麻木乏力，以致被迫改变姿势或停止行走，稍弯腰休息或蹲坐数分钟后症状缓解；再走一段距离后又出现相似症状，不得不重复休息后再走，行走距离越来越短，而休息时间越来越长。对本病的诊断具有重要意义。

（3）**神经体征**：部分患者可有下肢麻木、冷感、乏力、某些肌肉萎缩以及鞍区麻木、大小便失禁，或尿急，或排尿困难等症状。

（4）**腰部过伸动作**：可引起下肢麻痛加重，此为过伸试验阳性，是诊断椎管狭窄症的重要体征。直腿抬高试验少数为阳性。

2. 影像检查

（1）**X线检查**：正位常显示腰椎轻度侧弯，关节突间关节间距离变小，有退行性改变。侧位片显示椎管中央矢状径变小，小于 15mm 就说明有狭窄的可能。脊髓造影正位片如出现有条纹状或须根状阴影，表示马尾神经根有受压现象，或全梗阻，如影柱呈节段性狭窄或中断，表示为多发性或全梗阻。

（2）**CT、MRI 检查：**硬膜囊和骨性椎二者大小比例改变，硬膜囊和神经根受压，硬膜外脂肪消失或减少，关节突肥大使侧隐窝和椎管变窄，三叶状椎管，弓间韧带、后纵韧带肥厚等。

治疗

1. 锋针

（1）点刺络穴

①取穴：足太阳膀胱经络、足少阳胆经络、督脉等穴位，双侧大肠俞、关元俞、腰阳关、命门、肾俞、委中、飞扬、昆仑、阳陵泉、丘墟、足部井穴、阿是穴。穴位较多可分组选取。

②刺法：锋针点刺，腰部、腿部加拔火罐，足部手指挤血，使血尽出，尤其足部井穴。2~3 日 1 次。

（2）点刺结络

①部位：腰臀、下肢、足部结络，尤其下肢腘窝部，对侧如有明显结络也要一并选取。

②刺法：点刺结络显现处，使之出血，如不出血，稍改变位置继续选取，多个部位结络，依次选取，可有暗红血液流出，甚至喷射状出血，血色改变或血尽出为止。2~3 日 1 次。

（3）深刺放血

①部位：尾闾关、夹脊关、玉枕关等。

②刺法：局麻后，锋针在尾闾关、夹脊关、玉枕关等深刺放血，然后加拔火罐，多有大量瘀血而出，症状多有即刻缓解，每次 1 穴，5 日 1 次。

2. 镵针

①部位：腰背、臀部、下肢等皮色改变、形态改变、压痛等阳性反应点。

②刺法：半刺：局麻后半刺，挑出羊毛样纤维状物，然后加拔火罐 8~10 分钟，使之出血，每次 3~5 点，5 日 1 次。

毛刺：于腰骶、背部、臀部、下肢后侧、外侧、足部，循督脉、足太阳经、足少阳经等密集毛刺，疏通营卫及气血，1 日 1 次。

3. 毫针

①部位：细小血络、井穴。

②刺法：细小血络、井穴点刺，可出少量血液，也可没有血液流出，2~3 日 1 次。

4. 梅花针

①部位：腰背、臀部、下肢皮色改变、形态改变、压痛等阳性反应点。

②刺法：梅花针局部叩刺，使局部发红、微似出血，然后加拔火罐，1~2日1次。

5. 静脉输液针

①部位：腘窝、小腿后侧、外侧等变异阴络。

②刺法：腘窝、小腿后侧、外侧寻找变异阴络，大号静脉输液针刺入，连接大针管抽取瘀血，血尽而止，一般数十至200ml不等，多有即时疗效，5天1次。

第十节　第三腰椎横突综合征

| 概述 |

第三腰椎横突综合征是以第三腰椎横突部明显疼痛为特征的慢性腰痛病证，多见于体型瘦长的青年人。

| 病因病机 |

第三腰椎是腰椎活动的中心，横突最长，活动所受的应力较大，不耐外力，腰部突然前屈或侧屈时，因外力作用，使附着于第三腰椎横突上的肌肉、筋膜超过其承受力量而引起损伤，形成局部气滞血瘀。长期从事弯腰工作的人，腰背部肌肉反复收缩而使肥大的第三腰椎横突周围软组织被牵拉，附于横突上的筋肉被多次微量损伤，经脉瘀阻，积久发为疼痛。

风寒湿外邪侵袭，局部可出现肌肉、筋膜痉挛，经脉拘急凝滞，气血运行郁滞不通，造成本病。

| 诊断 |

1. **病史**：腰部有外伤史和劳损史。

2. **症状**：腰部酸痛或钝痛，多数为单侧，少数为双侧。以腰部慢性间歇性的酸痛乏力为主，部位较广泛，疼痛可达臀部及大腿前方。

3. **检查**：在第三腰椎横突外缘，相当于L_{2-3}棘突间旁4cm处，有明显压痛，并可触及条索状或结节状物，有弹响感。X 线片可见第三腰椎横突较长。

1. 锋针

（1）点刺络穴

①取穴：第三腰椎棘突、横突，阿是穴，胸部、腹部与腰部痛点相对应的部位，井穴等。

②刺法：第三腰椎棘突点刺至棘突顶端即可，第 3 腰椎横突压痛点处，用锋针快速进针再缓慢刺达横突尖，感阻力后做轻微拨离后即可出血，再拔罐8~10 分钟，拔出少量血液，胸部、腹部对应的部位、井穴点刺放血，5 天 1 次，3 次为 1 个疗程。

（2）点刺结络

①部位：委中穴处等结络，顽固者加选对侧。

②刺法：锋针在委中穴处结络点刺，可有暗红血液流出，血色改变或血尽出为止。2~3 日 1 次。

2. 梅花针

①部位：腰三横突压痛点、臀部压痛点。

②刺法：梅花针腰三横突压痛点、臀部压痛点叩刺，使局部发红、微似出血，然后加拔火罐，1~2 日 1 次。

第十一节　股骨头缺血坏死症

| 概述 |

股骨头缺血性坏死症，又名股骨头无菌性坏死，主要病变是股骨头骨骺坏死，死骨吸收后为肉芽组织所代替，最后股骨头失去其原有的密度而塌陷成扁平畸形，韧带中心之血管多呈闭锁不通的病理变化而出现的髋部及周围疼痛、僵硬、活动受限等病证，当属中医骨蚀、骨痿、骨痹等范畴。

病因病机

内因为肝肾不足、精血亏虚，肝血虚，筋不能动，肾气衰，骨惫懈惰。或气血亏虚，筋骨失养，髋部失于气的防御则风寒湿邪侵袭，失于气的推动则血行迟缓、涩滞，甚至瘀滞疼痛。气血、精血虚弱，筋骨失于濡润、滋养则紧张拘急，髋关节疼痛、屈伸不利等；或内伤七情，气滞血瘀，髋周可见气滞血瘀疼痛；或过用激素、药毒所伤，导致机体免疫功能低下，伤阴伤阳或脾肾阳虚，导致筋骨失养，发为本病或诱发本病；或过度饮酒、痰湿内生，内蓄痰湿，日久郁而化热，湿热内蕴，消灼阴津，致使骨髓失充，发为骨痿、骨蚀。

外因为风寒湿邪的侵袭，痹阻于髋，气血运行不通，不通则痛，出现髋部疼痛等。或髋部损伤，导致瘀血内阻，新血则不达，而出现股骨头缺血坏死症。或慢性劳损，超过了髋部的自我代偿范围，造成了髋部筋骨的损伤。

本病由于脾胃虚弱、气血不足、肝肾亏虚、精血亏损，筋骨失养、不荣则痛，或七情内伤、外伤、劳损、气滞血瘀，饮酒过度、激素药毒损伤、痰浊壅滞、外邪侵袭、痹阻经脉等原因所致，经脉与足三阴经、足三阳经等有关。

诊断

1. 西医诊断

（1）**病史**：髋部有明显外伤史，或有激素类药物使用史，或有长期酗酒史。

（2）**症状**

①疼痛：髋部周围疼痛，可为间歇性或持续性，早期疼痛开始为隐痛、钝痛、间歇痛，活动增多疼痛加重，休息可以缓解或减轻，疼痛逐渐加重呈持续性，疼痛多为针刺样、钝痛或酸痛不适等，常向腹股沟区、大腿内侧、臀后侧、膝内侧放射，并有该区麻木感，有的以膝痛为主要症状。晚期股骨头塌陷、碎裂、变形，有的可造成髋关节半脱位，此时的疼痛与髋关节活动、负重有直接关系。活动时关节内因骨性摩擦而疼痛，静止时头臼之间不发生摩擦，疼痛不明显。即行走、活动疼痛加重，动则即痛，静则痛止或减轻。

②压痛：腹股沟、股骨大转子上、大转子内上、大转子下局部深压痛，内收肌起止点压痛，部分患侧腰部压痛。

③关节僵硬与活动受限：患髋关节屈伸不利、下蹲困难、不能久站、行走鸭子步，早期症状为患肢外展、外旋活动受限明显。

④跛行：为进行性短缩性跛行，由于髋痛及股骨头塌陷，或晚期出现髋关节半脱位所致，早期往往出现短缩性跛行，儿童患者更为明显。

（3）**体征**：患肢外展、外旋或内旋活动受限，肌肉萎缩，可有半脱位体征。"4"字实验（+），托马斯征（+），艾利斯征（+）。

（4）**影像检查**：X线表现为骨纹理细小或中断，股骨头囊肿、硬化、扁平或塌陷。

CT较X线片可以发现早期微小的病灶，鉴别是否有骨塌陷存在及其延伸的范围，初级压力骨小梁和骨小梁的内侧部分相结合形成一个明显的骨密度增强区，在轴位像上呈现为放射状的影像，称之为星状征，是早期骨坏死的诊断依据。晚期轴位CT扫描中可见中间或边缘的局限的环形的密度减低区。

磁共振成像（MRI）较CT更能早期发现病变，能区分正常的、坏死的骨质和骨髓，以及修复区带，T1和T2加权像中坏死的骨质与骨髓都有高信号强度，而关节软骨下骨质表现为黑暗的条纹，形成有波状或锯齿状图形。

2. 辨证分经

股骨头缺血坏死症症状多在髋部、臀部、大腿，为足三阳、足三阴的循行范围，根据疼痛、压痛部位等而辨别经络可提高治疗效果。

（1）**足太阴经病**：髋痛、腹股沟外侧疼痛，髋部、腹股沟外侧压痛，活动不利或受限，大腿内侧前缘压痛。

（2）**足厥阴经病**：髋痛，活动时加重，腹股沟处疼痛，患肢内侧中线疼痛、压痛，收肌结节前部压痛，痛重者不敢活动。

（3）**足少阴经病**：髋痛，腹股沟内侧疼痛，髋部压痛，活动不利或受限，大腿内侧后缘、收肌结节后部压痛。

（4）**足阳明经病**：髋痛、臀部痛，大腿前外侧、髋部、臀外侧、患肢前外侧压痛，活动不利。

（5）**足少阳经病**：髋痛，臀部疼痛，大腿外侧中线大转子下疼痛，股骨大转子上、内上、下、大腿外侧压痛。

（6）足太阳经病： 髋、臀后部、大腿后侧疼痛，髋、臀后部、大腿后侧压痛，活动受限或不利。

治 疗

1. 锋针

（1）点刺结络

①部位：腰部、臀部、下肢等结络处，顽固者加选对侧。

②刺法：腰部、臀部、下肢寻找显露的结络处，中号锋针沿结络壁迅速点刺放血，血止后拔罐5分钟，每次选3~5个，出血量约30ml，每周1次，4次为1个疗程。

（2）深刺放血

①取穴：玉枕关、夹脊关、尾闾关。

②刺法：玉枕关、夹脊关、尾闾关等锋针深刺，拔罐10分钟，出血掌握在50~100ml，每周1次。

（3）点刺络穴

①取穴：足三阴、三阳经穴位，局部压痛点、下肢阳性反应点、井穴，顽固者加选对侧。

②刺法：上述穴位点刺，每次选3~5个，每天1次，可加拔火罐，7次为1个疗程。

2. 镵针

（1）镵针毛刺法

①部位：腰背、患侧经脉。

②刺法：根据症状辨证分经，多选足三阴、三阳经等腰背部、臀部、下肢经脉，镵针行毛刺法，每隔20~30mm选一针刺点，髋部、大腿要密集，以不出血为度，1日1次，1周1个疗程。

（2）镵针半刺法

①部位：腰背部、臀部、大转子周围等寻找反应点。

②刺法：病程较长者腰背部、臀部、大转子周围等寻找反应点，褐色、红色反应点处半刺，以挑出白色纤维状物为度，1周1次。

3. 静脉输液针

①部位：下肢变异阴络。

②刺法：下肢寻找变异阴络，大号静脉输液针刺入，连接大针管抽取瘀血，血尽而止，5天1次。

第十二节 股外侧皮神经炎

| 概述 |

股外侧皮神经炎是由于受压、外伤等原因影响到股外侧皮神经，出现一侧或双侧大腿外侧皮肤有蚁行感、麻木或疼痛，站立或步行过久可加重，伴局部皮肤感觉减退或过敏的病证，又名感觉异常性股痛，属于中医麻木、皮痹、血痹、寒痹等范畴。

| 病因病机 |

外伤、劳损导致局部血脉受损，瘀血痹阻，新血不达，局部失于温养则麻木等感觉异常。或风寒侵袭，寒客营卫，壅遏营卫，气血痹阻，肌肤失养而发病。

阳气者，柔则养筋，阳气不足，营卫俱弱，局部失于温养而麻木发凉。或气血虚弱、精血不足，濡养失职，局部失养。本病多与足少阳胆、足阳明胃经等相关。

| 诊断 |

1. **发病年龄**：多见于 20~50 岁较肥胖的男性。

2. **症状**：单侧或双侧大腿外侧有蚁行感、烧灼感、麻木感或疼痛，站立或行走时间过长、遇寒均可加重，得热、休息可减轻，发病缓慢渐进，开始发病时疼痛呈间断性，逐渐变为持续性。

3. **体征**：部分患者髂前下棘压痛，大腿外侧皮肤感觉、痛觉和温度觉减退甚至消失，可伴皮肤萎缩，无肌肉萎缩，腱反射正常，无运动障碍。

治 疗

1. 锋针

① 取穴：髂前下棘压痛点。

② 刺法：锋针在患侧髂前下棘压痛点迅速刺入，然后加拔火罐，3 天 1 次。

2. 梅花针

①取穴：股外侧麻木处。

②刺法：选取患腿股外侧足少阳胆经、足阳明胃经麻木处，自上而下叩打至出血，然后拔游走罐，每周1次，3次为1个疗程。

第十三节　增生性膝关节炎

| 概述 |

增生性膝关节炎也称膝关节骨质增生症，又叫退行性膝关节炎，是一种主要改变为膝关节软骨面的退行性变和继发性的骨质增生而导致膝关节疼痛、活动加重等的慢性病证，属于中医痹证、老寒腿等范畴，为中老年常见病、多发病。

| 病因病机 |

内因为肝肾不足、精血亏虚，筋骨失于充养，筋脉肌肉松弛，因虚致瘀，痹阻于膝部经脉、筋骨，出现疼痛、拘挛、屈伸不利等。或气血虚弱，膝部失于防御则风寒湿邪侵袭，失于温煦则发冷肢凉，失于推动则血行迟缓、涩滞，甚至瘀滞疼痛，膝关节屈伸不利等。或内伤七情，气滞血瘀，瘀血内停，新血则不达，筋脉失养而拘急，屈伸活动不利等。或形体肥胖，负担较重，膝部易于损伤，产生痹阻不通之症。或饮食失节，痰湿内生，痰浊水湿痹阻于膝部经络筋骨，壅滞气血，则膝部疼痛、重着、肿胀。

外因为风寒湿邪的侵袭，痹阻于膝，气血运行不通，不通则痛，出现膝部疼痛等。或外伤、慢性劳损，血脉损伤，瘀血内停，痹阻气血，不通则痛。

经脉与足三阴经、足三阳经等有关，以足太阴经、足阳明经为主。

| 诊断 |

增生性膝关节炎为中老年常见病，女性多于男性，肥胖者、重体力劳动者多发。

1. 症状

（1）**膝痛**：膝痛为增生性膝关节炎最常见的症状，疼痛可轻可重，轻者仅有点酸楚不适，也可出现酸痛，重者可因疼痛而影响睡眠，甚至彻夜难眠，可呈酸痛、冷痛、胀痛、刺痛、跳痛等，极少数也可出现热痛，初活动时疼痛，上下楼加重，下蹲更为明显，疼痛多在阴雨天或受凉时加重，疼痛部位多位于髌下、髌骨内侧等。

（2）**压痛**：增生性膝关节炎皆有压痛，甚至没有出现疼痛或疼痛不明显时也可出现压痛，压痛多位于髌骨内下、髌下、髌内，也可位于髌骨外下、髌上、外上等，较重者可位于膝内侧关节间隙、腘窝，压痛可以较轻，也可疼痛较重、拒按。髌骨活动时或有摩擦感时压痛较为明显。

（3）**肿胀**：增生性膝关节炎多没有肿胀，尤其是症状较轻者，或者初期，较重者或者后期由于滑膜炎症增生、肿胀，产生积液，引起关节肿胀，也可由于髌下脂肪的炎症而出现肿胀。肿胀可出现在局部，如在髌骨内下，也可整个膝关节，肿胀可以较轻，也可比较明显，甚至按压有波动感。

（4）**变形**：增生性膝关节炎较轻者多没有变形，年老、疾病后期可出现变形，关节呈"O"型腿、"K"型腿等，以"O"型腿多见。滑囊有炎症，可出现肿胀变形，股四头肌萎缩可出现萎缩变形。膝关节由于屈伸活动受限而出现走路变形或呈跛行。

（5）**功能障碍**：增生性膝关节炎时间较长者可出现下蹲困难，或不能下蹲，较重者可因疼痛而不敢行走、上下楼，髌骨活动范围变小，膝关节屈伸受限。

（6）**摩擦感**：增生性膝关节炎活动髌骨，可出现髌骨与股骨髁的摩擦感，并发出摩擦音。屈伸膝关节时出现，伸直下肢髌骨在股骨上活动时也可出现。

（7）**活动弹响**：增生性膝关节炎活动可有弹响声，弹响声可出现在早期疼痛不明显者，也可出现在后期疼痛较重者，响声出现在膝关节屈伸活动中。

（8）**晨僵**：晨起后开始活动、久坐起立开始走时膝关节疼痛僵硬，稍活动后好转，增生性膝关节炎晨僵一般不超过半小时。

（9）**髌骨研磨试验阳性**：浮髌试验多阴性，有关节积液者阳性。

（10）**特殊检查**：血尿常规一般都在正常范围。关节滑液检查可见白细胞增多，偶尔见红细胞，血沉正常，抗"O"及类风湿因子阴性，关节液为非炎性。

2. 影像检查

（1）X线片示关节间隙不均匀狭窄，内侧狭窄多较明显，髁间嵴变尖、髌骨后缘和外侧缘增生形成骨刺，上下两极增生较重，关节边缘骨赘逐渐增大，皮质下骨质囊性变，较重者可出现内外翻、畸形等。

（2）MRI检查：膝关节MRI能显示骨性关节炎的关节软骨、半月板、韧带、滑膜、游离体及骨质的改变。

治疗

1. 锋针

（1）点刺络穴

①取穴：足三阳、三阴经络穴为主，如大杼、内外膝眼、膝关、委中、足三里、阴陵泉、阳陵泉、昆仑、井穴、阿是穴等，顽固者加选对侧。

②刺法：膝关节阿是穴常规消毒，以痛点为中心，呈梅花样点刺，加拔火罐，以针刺部位出尽血，周围皮肤呈紫红色为度，待紫红色淡后（1周左右），再行第2次治疗，一般4次为1个疗程。大杼、内外膝眼、膝关、委中、足三里、阴陵泉、阳陵泉、昆仑等锋针点刺出血，加拔罐，3日1次。井穴点刺，用手挤血，每日1次。

（2）点刺结络

①取穴：下肢结络，顽固者取双侧。

②刺法：下肢结络，顽固者取双侧结络，膝关节体表周围，以腘窝为多，找到瘀滞的血络，用小号锋针点刺，即有血液流出，然后加拔火罐10分钟。

（3）深刺放血

①部位：玉枕关、夹脊关、尾闾关等。

②刺法：局麻后以锋针在尾闾关、玉枕关、夹脊关等深刺放血，然后加拔火罐，多有大量瘀血而出，症状多可即刻缓解，每次1穴，3~5日1次。

2. 镵针

①部位：腰背臀部皮色、形态改变，压痛点等阳性反应点。

②刺法：局麻后镵针针刺腰背臀部皮色、形态改变，压痛点等阳性反应点半刺，挑出羊毛样纤维状物，然后加拔火罐8~10分钟，使之出血，每次3~5点，5日1次。

3. 梅花针

①取穴：股前侧、外侧、内侧，臀部，膝关节及周围压痛处。

②刺法：选取患腿股前侧、外侧、内侧，臀部，膝关节及周围压痛处，梅花针自上而下叩打至微似出血，然后加拔火罐，每周1次，3次为1个疗程。

第十四节　慢性膝关节滑囊炎

┃概述┃

慢性膝关节滑囊炎是指膝关节附近的滑囊发生了炎症，急性期过后，膝关节长期疼痛、肿胀，时轻时重，缠绵难愈，反复发作的病证。属于中医痹病范畴。

┃病因病机┃

内伤七情，气机运行紊乱失常，气滞血瘀，经脉不通，水湿停聚为病。或饮食失节，损伤脾胃，运化失常，水谷水湿内停，日久湿聚为痰为饮，形成痰湿，痹阻于膝部经络筋骨，壅滞气血，则膝部疼痛、重着、肿胀，湿性黏滞，故膝痛缠绵、长期不愈。

外邪侵袭，痹阻气血，阻滞于膝，气血运行不通，不通则痛，出现膝部疼痛等。或慢性劳损，瘀血内停，痹阻经络，经络不通，水湿内停，郁积于膝，形成膝部水湿、瘀血运行停止，发为疼痛、肿胀等。

┃诊断┃

1. 症状： 多无明显外伤史，主要表现膝关节肿胀、疼痛、发软、活动受限、肿胀持续不退，不敢下蹲，活动增多时加重，休息后减轻，久病者，可扪到膝关节囊肥厚感。

2. 体征： 膝部压痛，严重者大腿前侧、外侧、后侧压痛，浮髌试验阳性。

3. 检查

（1）**检验：** 血液检查无异常。

（2）**核磁共振（MRI）：** 观察滑囊等软组织的病变。

（3）**超声：** 使用声波构建体内组织的图像，观察受累滑囊的肿胀情况。

锋针

（1）点刺结络

①取穴：阴包、百虫窝、委中、足三里、犊鼻、阴陵泉、阳陵泉等部结络。

②刺法：阴包、百虫窝、委中、足三里、犊鼻等周围寻找结络，锋针直刺，进针深度在 0.3~0.5cm。急性肿胀、炎症疼痛明显时静脉血色可呈鲜红，疼痛日久、病程迁延不愈时静脉血色多见暗紫色。如委中穴处静脉不明显，可在委阳穴寻找小隐静脉的分支，点刺出血。小隐静脉出血能影响腘动脉分出的膝上内、外侧动脉和膝下内、外侧动脉的血流状况，刺足三里处的胫前静脉可直接影响胫前动脉对膝部前侧分支的动脉血供。视患者身体情况总出血量可控制在 100~200ml。治疗膝部疼痛要根据疼痛、肿胀的部位选穴，如膝内侧疼痛，要在阴陵泉、曲泉、阴谷穴处寻找静脉血管刺血。膝外侧疼痛，在阳陵泉、膝阳关、风市穴处寻找显现的静脉点刺出血。如膝关节肿胀，充满积液，还要在鹤顶、梁丘和血海处静脉点刺出血。治疗时所取穴位都要加拔火罐，用玻璃罐中形成的负压促使血液循环改善，2~3 天 1 次。

（2）点刺络穴

①取穴：关元俞，膏肓，腰臀部、大腿部压痛点，井穴等。

②刺法：关元俞，膏肓，腰臀部、大腿部压痛点，井穴等以锋针点刺出血，单侧肢体发病取患侧，双侧肢体患病取双侧，2~3 天 1 次。

（3）点刺滑囊

①部位：髌骨上内、外两侧。

②刺法：关节积液较多者髌骨上内、外两侧肿胀最饱满处，局部严格消毒后，锋针直刺 1cm 深度达滑囊中，积液可自行流出，医者用双手在肿胀处轻轻按压，帮助积液排出。然后再用闪火法拔罐吸出大量积液，一般 1 次即可。

第十五节　踝关节扭伤

| 概述 |

踝关节扭伤是踝关节超过其正常活动度引起关节周围软组织如关节囊、韧带、肌腱等发生撕裂伤而出现的疼痛、肿胀、皮肤瘀斑的病证。属于中医伤筋范畴。

| 病因病机 |

踝关节扭伤多是由于行走时不慎踏在不平的路面上或腾空后足跖屈落地，足部受力不均，而致踝关节突然过度内翻或外翻而造成踝关节扭伤，引起踝关节等皮肉筋脉受损，以致经络不通，经气运行受阻，瘀血壅滞局部而成。可分为内翻损伤和外翻损伤两种，其中尤以跖屈内翻位损伤最多见。

| 诊断 |

1. **病史**：急性或慢性踝关节扭伤，初次扭伤或反复扭伤。

2. **症状**：局部疼痛，尤以内、外翻活动及行走时疼痛加重。轻者可见局部肿胀，重者整个踝关节均肿胀，皮下瘀血明显，尤其是在伤后2~3天，皮下瘀血青紫更为明显，主要表现为跛行，走路时患足不敢用力着地，踝关节活动受限。

3. **体征**：踝关节被动内、外翻并跖屈时，局部疼痛剧烈。如足内翻跖屈时，外踝前下方发生疼痛，且有明显局部压痛。

4. **影像学检查**：X线片踝关节正位、侧位排除踝关节骨折。MRI确定韧带损伤的情况、关节囊及关节软骨损伤的情况。

治 疗

1. 锋针

①取穴：阿是穴、趾端、对应点。

②刺法：用锋针在患处及趾端放血、配合健侧对应点放血，放血3~5滴，血色由紫黑转为鲜红为度，对应点放血1~3滴，1~2日1次。

2. 毫针

①取穴：养老、小节穴。

②刺法：针刺养老穴或者小节穴行动气针法，留针30~60分钟，一般1次即可明显缓解，每日1次或隔日1次，7次为1个疗程。

第十六节　足跟痛

概述

足跟痛是足跟疼痛，早晨起床下地痛不可当，行走一段时间症状减轻为主的病证。本病多见于中老年人。

病因病机

肝肾亏虚，肝血不足，筋失所养，久病及肾，肾精不足，骨骼失养，筋骨失养，不荣则痛。或慢性劳损，走路过多、站立时间过长，承受超强度的外力劳损，可引起受力最集中的跟部发生微量多次出血，严重的导致筋损骨伤、血流不循常道而溢于脉外，形成瘀血凝滞，气滞血瘀，使足跟疼痛。或外感风寒，外邪乘虚侵犯肌表经络，客于足跟，导致足跟部气血运行阻滞，经脉痹阻，而成疼痛。

诊断

1. **症状**：足跟疼痛，疼痛轻重不一，轻者时有疼痛，严重者无法行走，多数早晨起床下地痛不可当，行走一段时间后症状减轻，劳累后疼痛又会加重，如走路时不慎踩在砖瓦块上或下楼梯时，足部着地用力过猛，会引起剧烈疼痛。

2. **体征**：足跟底压痛，用手指触压疼痛剧烈，可有肿胀。

3. **辅助检查**：X线片侧位片跟骨增生，或正常。

治疗

锋针

（1）刺骨络

①取穴：跟骨局部。

②刺法：跟骨压痛局部锋针刺入跟骨，一般选2~3个治疗点，出针后拔罐出血量20~50ml，一般1次即可。

（2）玉枕关深刺

①取穴：玉枕关穴区。

②刺法：局部常规消毒锋针直刺至骨，可稍改变角度从多个方向刺入，出针后拔罐放血 10~30ml，1 周 1 次，5 次一疗程。

（3）点刺络穴

①取穴：小腿后侧阿是穴。

②刺法：小腿后侧阿是穴以锋针点刺，出针后拔罐放血，多个阿是穴依次进行，2~3 日 1 次，5 次为一疗程。

第十七节 不安腿综合征

| 概述 |

不安腿综合征是指小腿深部于休息时出现难以忍受的不适，运动、按摩可暂时缓解的一种病证，通常表现为夜间睡眠时，双下肢出现极度的不适感，迫使患者不停地移动下肢或下地行走，导致患者严重的睡眠障碍。中老年常见，属于中医痹证范畴。

| 病因病机 |

脾胃虚弱，气血不足，不能温煦四末，血运不畅而产生酸胀、麻木、灼热等异常感觉。或肝肾亏虚，筋骨失养而产生酸、麻、胀、痛等异常感觉。或七情刺激，脏腑功能失调，气机运行失常，气血运行不畅，气滞瘀血，阻滞腿部脉络而产生肢体深部的不适感觉。或寒湿内侵，寒邪凝滞收引，湿邪黏滞不化，阻滞脉络，致腿部气血运行不畅等。与足太阳膀胱经等相关。

| 诊断 |

1. 症状：发作性小腿深部难以忍受的非疼痛性不适感，可呈虫爬样、针刺样、瘙痒、烧灼样不适感，多数难以描述，常为双侧对称性，少数累及大腿、足部或上肢。安静休息或卧床时诱发，发作时症状可因更换体位或活动、拍打、针刺、揉捏而得到暂时缓解。轻者持续数秒至数分钟，严重者彻夜难眠，不停行走方能缓解。强迫性安静休息使症状更加严重，常伴入睡困难，易惊醒，醒后下肢难以保持同一位置，患者烦躁不安，走动后常述下肢沉重无力感，病程进展缓慢，症状时好时坏，可持续数十年，可有情志改变等。

2. 体征： 局部可有轻压痛，或按压有舒适感。神经系统查体多无阳性体征。

治疗

1. 锋针

（1）点刺络穴

①取穴：足太阳膀胱络穴，如大肠俞、关元俞、肾俞、委中、承山、飞扬、昆仑、井穴等。

②刺法：锋针点刺大肠俞、关元俞、肾俞、委中、承山、飞扬、昆仑等络穴，加拔火罐，使血尽出。井穴点刺，用手挤血，2~3 日 1 次。

（2）点刺结络

①取穴：腘窝、悬钟、阳陵泉、腰阳关、关元俞等及附近的结络，顽固者选双侧。

②刺法：在上述结络处锋针点刺出血，出血量根据患者体质和病情，可数毫升、数十毫升，甚至 100~200ml。血止后再拔罐 10 分钟左右，2~3 日 1 次。

（3）深刺放血

①取穴：尾闾关。

②刺法：局麻后，尾闾关深刺放血，然后加拔火罐，多有大量瘀血而出，症状多有即刻缓解，1 周 1 次，5 次为一疗程。此法适于病程较长者。

2. 镵针

①部位：督脉、足太阳经。

②刺法：督脉、足太阳经镵针循经络密集毛刺，以疏通气血，1 日 1 次。

第十八节　类风湿关节炎

| 概述 |

类风湿关节炎（RA）是关节组织慢性炎症而出现以双手、腕、膝和足关节等小关节受累为主的对称性、持续性关节炎，受累关乏节疼痛、肿胀、功能下降，病变呈持续、反复过程为主要表现的系统性自身免疫性病证。病变关节主要病理表现为炎细胞浸润、滑膜增生、血管翳形成以及由此导致的软骨和骨的损伤。最终导致关节畸形和功能丧失。RA 在我国的发病率为0.32%~0.36%，可发生于任何年龄，随着年龄增加发病率也逐步增加。一般女性多发，发病高峰在 45~50 岁。病程缠绵、反复，致残率高。属于中医痹病范畴，与历节病、风湿、鹤膝风等病相似。

| 病因病机 |

本病以正气虚弱，气血不足、精血亏虚，经脉失养为本，而尤以阳气不足，温煦失司，经脉痹阻为主，风寒湿邪、痰浊、瘀血痹阻经脉，流注关节为标，标本兼顾，发为本病。经脉与督脉、手足阳明经、足太阴经等相关。

| 诊断 |

本病好发于女性，发病率为男性的 2~3 倍，可发生于任何年龄，高发年龄为 40~60 岁。临床常见几种类型如下。急进型：起病急骤，病情严重，愈发愈甚，持续发展，则病情难以控制，直至关节变形致残，卧床不起，生活不能自理，约占 10%。波浪形：病情起伏，波动不稳，缠绵不休，缓解与复发交替出现，迁延多年，对机体消耗甚大，造成全身情况差，形体消瘦，影响患者情绪，此型患者占绝大多数。弛缓型：发病起始重笃，经过及时治疗，病情得到控制，然后逐渐趋向缓和、稳定，甚至自然缓解，占 10%~15%。

1. 症状

（1）晨僵：晨僵是本病的重要诊断依据之一，即患者晨起后或经过一段时间静息后，受累关节出现僵硬、活动受限。是由于患者不活动，关节周围组织水肿所致。随着关节活动增加，组织间液逐渐吸收，而使晨僵缓解。晨僵首发生于手部关节，僵硬不适，不能握拳，随病情进展，可出现全身关节的僵硬感。晨僵的时间与病变程度相一致。

（2）疼痛：最突出的症状是疼痛，程度与病变轻重和个体耐受性有关，常因天气变化、寒冷刺激、情绪波动、疲劳等因素加重。是由于滑膜炎症引起关节腔内压增高和炎症代谢产物堆积，产生对游离神经末梢过度的伤害性刺激所致。初期可表现为指、腕、趾、踝等小关节游走性疼痛。一旦关节肿胀，则疼痛时间开始相对固定，往往持续 6 周以上，而且当一处关节症状尚未消失时，另一处关节又出现疼痛，即此处未消，他处又起。疼痛往往呈多发性、对称性。随着病变进展，肘、肩、膝、髋、颈椎可相继受累。活动期疼痛剧烈、持续，压痛明显，而缓解期多为钝痛。

（3）**肿胀**：由于关节腔内渗出液增多，滑膜增生以及关节周围软组织炎性改变所致。关节周围均匀性肿大，少数发红。肿胀在四肢小关节显而易见，手指近端指间关节梭形肿胀是类风湿关节炎的特征性改变，多发生在中指。其次肿胀可出现在掌指关节和腕关节。

（4）**活动障碍**：活动障碍为本病常见的体征。早期常由于炎性渗出、疼痛、肿胀而出现活动受限，肿胀消失后活动功能恢复正常。随着病情发展，关节周围肌肉萎缩，滑膜绒毛状增生的肉芽组织压迫和销蚀软骨后使关节间隙变窄，活动受限。继续发展，关节内发生纤维及骨性融合，最终使关节活动功能完全丧失。

（5）**关节畸形**：晚期表现为关节畸形。由于关节周围肌肉、韧带等破坏，使关节产生某种特殊的畸形和运动异常。

（6）**皮下结节**：20% 的患者出现皮下结节，多出现于关节隆突部位，如肘关节鹰嘴处，腕及指部伸侧，也可见于滑膜囊和腱鞘部位。呈圆形或卵圆形，一般直径 2~3mm。质地坚硬，无触痛，在皮下可自由移动，也可与深层组织粘附。

（7）**类风湿性血管炎**：为血管的炎性改变，管腔狭窄，血栓形成，血管闭塞，表现为指趾坏疽、甲床瘀斑和内脏损害等。

（8）**其他全身并发症**：常伴有全身疲乏感、食欲不振、消瘦、手足麻木和刺痛等。心脏损害表现为心包炎、心肌炎、心内膜炎，肺损害表现为类风湿性胸膜炎、弥散性肺间质纤维化、类风湿尘肺等。眼损害表现为巩膜炎、角膜结膜炎、穿孔性巩膜软化。本病还可发生神经系统、血液系统、消化系统等多脏器损害。

2. 辅助检查

（1）**血沉**：活动期血沉明显增快，随病情缓解而下降。

（2）**C-反应蛋白**：类风湿性关节炎 C-反应蛋白普遍升高，与病情密切相关。

（3）**类风湿因子（RF）**：RF 多阳性。

（4）**X 线检查**：Ⅰ期，正常或关节端骨质疏松；Ⅱ期，关节端骨质疏松，偶有关节软骨下囊样破坏或骨侵蚀改变；Ⅲ期，明显的关节软骨下囊样破坏，关节间隙狭窄，关节半脱位等畸形；Ⅳ期，除Ⅱ、Ⅲ期改变外，并有纤维性或骨性强直。

治 疗

1. 锋针

（1）点刺络穴

①取穴：八邪、八风、至阳、腰俞、大椎、阿是穴等，顽固性者取双侧。

②刺法：锋针在八邪、八风、至阳、腰俞、大椎、井穴等点刺，躯干、大关节处加拔罐10分钟，3日1次。

（2）点刺结络

①取穴：天宗、阳池、曲池、曲泽、环跳、解溪、犊鼻、膝眼、委中、关节处等处结络，顽固者选双侧。

②刺法：在穴位、关节周围寻找显露的结络，中号锋针点刺放血，血止后拔罐5分钟。每次选穴3~5个，出血量30ml左右，2~3日1次。4次为1个疗程。

2. 镵针

（1）镵针半刺

①取穴：夹脊穴、背俞穴、八髎穴等。

②刺法：脊柱夹脊穴、背俞穴、八髎穴等处可见玫瑰色变或褐色皮肤改变，也可寻找压痛明显处、条索结节处，一次挑刺3点，即棘突之间和其旁开0.5~1寸处，2% 利多卡因作局麻，右手持镵针，先挑破皮丘处皮肤长约0.5cm，再逐一向深处挑断皮肤下白色纤维，挑尽后局部拔罐放血，最后用无菌纱布包扎固定，7日1次，3次为1个疗程。

（2）镵针毛刺

①部位：督脉、任脉、患处关节及其周围等。

②刺法：镵针毛刺督脉、任脉、关节及周围等，针刺要密集，1日1次。

3. 毫针

①部位：细小血络、井穴等。

②刺法：细小血络、井穴等穴以毫针点刺，可出少量血液，也可没有血液流出，2~3日1次。

4. 梅花针

①部位：病痛关节及周围。

②刺法：以梅花针在病痛关节及其周围叩刺，使局部发红、激似出血，然后加拔火罐，1~2日1次。

第十九节　强直性脊柱炎

| 概述 |

强直性脊柱炎（AS）是主要侵犯骶髂关节、脊柱骨突、脊柱旁软组织及外周关节，并可伴发关节外表现，严重者可发生脊柱畸形和关节强直的病证。男性多见，男女发病比例为 10.6：1，女性发病缓慢且病情较轻。发病年龄通常在 18~22 岁，30 岁以后及 8 岁以前发病者少见，为督脉病证，属于中医腰痛、痹证等范畴。

| 病因病机 |

强直性脊柱炎的发病是内因与外因相互作用的结果，六淫外感是致病的外在因素，使气血运行不畅而发病。人体先天禀赋不足，阳气虚弱、督脉空虚、肝肾亏虚、气血不足，使人体容易被外邪所伤，是强直性脊柱炎发病的根本原因，病邪作用于人体产生瘀血痰浊，瘀血痰浊互相交结，胶着于督脉等经络血脉和肌肤筋骨关节，顽固难愈，成为顽痹，迁延时日，久痹入络，经久不愈。本病病位主要在督脉，表现以阳气虚弱为主，督脉空虚，温运不足，气血运行迟缓、涩滞而致病。本病多与督脉、足太阳经、足太阴经、足少阴经、手足阳明经等经脉相关。

| 诊断 |

1. 发病情况

多发生于 10~40 岁男性，高峰年龄为 20~30 岁，40 岁以后发病者少见。女性较男性少见，病情进展比较缓慢。

2. 症状

（1）**疼痛和功能受限**：初发症状常为下腰、臀、髋部疼痛和活动不便（腰僵），阴雨天或劳累后加重，休息或遇热减轻。其疼痛常因腰部扭转、碰撞，或咳嗽、喷嚏而加重，持续数月即缓解消失，随着病变的进展，疼痛和腰僵均变为持续性，卧床休息后不能缓解，疼痛性质变为深部钝痛、刺痛、酸痛或兼有疲劳感，甚至可使患者在凌晨从睡梦中痛醒。疼痛和脊柱活动受限逐渐上行扩展到胸椎和颈椎，只有少部分呈下行性发展。患者可出现胸痛、胸部呼吸运动减弱，胸椎和肋椎关节病变可刺激肋间神经，引起肋间神经痛，易误诊为心绞痛。为减轻疼痛，患者喜欢采取脊柱前屈的姿势，日久脊柱发生驼背畸形。

（2）**其他症状：**年龄较小的患者，始发症状为单侧或双侧的膝肿痛、积液，部分患者早期可在大转子、坐骨结节、跟骨结节和耻骨联合等肌腱附着点出现疼痛、压痛或肿胀。约有 20% 的患者呈急骤发病，有较高的体温和明显的全身症状，脊柱、骶髂关节、膝、肩等关节均可同时受累。如果脊柱和双侧髋、膝关节均在畸形位强直，患者多数被迫卧床不起，如勉强行走必须借助于拐杖或板凳；如强直在功能位，患者尚能直立，并能利用身体的转动和小腿关节的背屈和跖屈活动缓慢步行。部分患者患有复发性虹膜炎，引起复发性眼痛和视力减退。

3. 体征

（1）**脊柱僵硬和姿势改变：**早期可见到平腰（腰椎前凸减少或消失）及腰椎背伸受限；晚期可见到腰椎前凸反向变为后凸，脊柱各方面活动均受到限制。除髋关节有内收、外展畸形，脊柱侧凸很少见到。晚期有脊柱侧凸时可见到弓弦征，即侧弯活动时，凹侧椎旁肌肉像弓弦一样紧张。患者整个脊柱发展成纤维性或骨性强直时，脊柱活动则完全丧失，脊背呈板状固定，严重者呈驼背畸形，甚至迫使有的患者站立时只能脸向地面，只可向下看不能向前看，更不能向上看，有的患者需由别人牵手引路才能前行。

（2）**胸廓呼吸运动减少：**一般认为，胸部的周径扩张度少于 3cm 者为阳性，表示其扩张受限。严重者可消失。

（3）**骶髂关节检查法：**挤压旋转骶髂关节而引起疼痛，是早期诊断骶髂关节炎可靠的体征。检查骶髂关节一般可使用以下方法。①骨盆分离法：双手压患者髂骨前嵴处向后，向外压迫，使骶髂关节张开。②骨盆挤压法：髂骨嵴处用力向中线挤压髂骨，从而使骶髂关节受到挤压。③骶骨下压法：患者俯卧，检查者用双手压迫骶骨向前。

（4）**周围受累关节的体征：**早期可见受累关节肿胀、积液和局部皮肤发热，晚期可见各种畸形，髋关节出现屈曲挛缩和内收、外展或旋转畸形，骨性强直机会多；膝可呈屈曲挛缩畸形，常可见到髋膝综合征和站立时的"Z"形姿势。

（5）**肌腱附着点病变体征：** 大转子、坐骨结节、髂骨嵴、耻骨联合和跟骨结节都能发生病变，但因其接近病变的中心发病区，症状、体征易被掩盖。而跟骨结节远离发病中心部位且位置表浅，故症状、体征易引起注意，且特别突出、明显。早期即可见跟腱附着处红、肿、热，并伴有压痛、跛行，如合并跟腱前、后滑膜囊炎，则肿胀更显著。晚期，因骨质增生，可出现或触到局部骨性粗大畸形。

4. 辅助检查

（1）**实验室检查：** 在发病早期和活动期，80% 的患者血沉增快，在静止期或晚期血沉多降至正常。人类白细胞抗原（HLA–B27）为阳性。

（2）**X 线检查：** AS 最早的变化发生在骶髂关节。该处的 X 线片显示软骨下骨缘模糊，骨质糜烂，关节间隙模糊，骨密度增高及关节融合。通常按 X 线片骶髂关节炎的病变程度分为 5 级：0 级正常，Ⅰ级可疑，Ⅱ级有轻度骶髂关节炎，Ⅲ级有中度骶髂关节炎，Ⅳ级为关节融合强直。

治 疗

1. 锋针

（1）**点刺络穴**

①取穴：督脉穴位、夹脊穴、背俞穴、八髎穴、井穴、阿是穴等。

②刺法：督脉穴位、夹脊穴、背俞穴、八髎穴、阿是穴等每次选取 4~8 个治疗点，大号锋针深刺上述穴位拔罐 10 分钟，每周 1 次，4 次为 1 个疗程。井穴点刺，每日 1 次，7 次 1 疗程。

（2）**深刺放血**

①取穴：玉枕关、夹脊关、尾闾关。

②刺法：局麻后，以锋针在尾闾关、玉枕关、夹脊关深刺放血，然后加拔火罐，多有大量瘀血而出，每次 1 穴，5 日 1 次。

2. 镵针

（1）**镵针半刺**

①取穴：夹脊穴、背俞穴、八髎穴。

②刺法：脊柱夹脊穴、背俞穴、八髎穴等处可见玫瑰色变或褐色皮肤改变处，也可寻找压痛明显处、条索结节处，一次挑刺3点，即棘突之间和其旁开0.5~1寸处，用2%利多卡因于3点处作局麻皮丘，右手持镵针，先挑破皮丘处皮肤长约5mm，再逐一向深处挑断皮肤下白色纤维，挑尽后局部放血10滴左右，最后用无菌纱布包扎固定，7日1次，3次为1个疗程。

（2）镵针毛刺

①部位：督脉、任脉、足太阳经脉等。

②刺法：镵针毛刺督脉、任脉、足太阳经脉等，针刺要密集，1日1次。

3.梅花针

①部位：颈背、腰部、胸腹部等皮色改变、形态改变、压痛等处。

②刺法：颈背、腰部、胸腹部等皮色改变、形态改变、压痛等处以梅花针局部叩刺，使局部发红、微似出血，然后加拔火罐，1~2日1次。

第二十节　痛风

| 概述 |

痛风是由于嘌呤代谢紊乱、血尿酸增高导致尿酸结晶沉积在关节及皮下组织而引起的一种急性关节疼痛、痛风结石形成的病证，严重者可致关节畸形和活动功能障碍，痛风性关节炎是由痛风引起的突然发生关节红肿和剧痛的炎症，多为指趾外踝关节疼痛难忍，活动受限，易反复发作。近年来随着生活水平的提高我国痛风发病率逐年升高，成为发病率仅次于糖尿病的代谢病。痛风的发病年龄以40岁左右达最高峰。属于中医痹证、历节风的范畴。

| 病因病机 |

多因先天禀赋异常、正气不足、肝肾亏虚等，筋骨失于濡养，抵抗功能下降，加之过食肥甘，湿热内蕴，或外感风湿寒热之邪，留而不去，或血瘀痰阻，致使气血运行不畅，痰湿浊瘀流注，闭阻肢体、经络、关节，不通则痛。病位主要在肾、脾两脏，病变波及关节、经络。《金匮翼·痹证》："脏腑经络，先有蓄热，而复遇风寒湿气客之，热为寒郁，气不得通，久之寒亦化热，则痛痹燔然而闷也。"

| 诊断 |

1. 症状

（1）**无症状高尿酸血症**：仅有血清尿酸浓度的增高而无临床症状。只有在发生关节炎时才称为痛风。

（2）**急性痛风性关节炎**：起病急骤，疼痛剧烈，关节的周围软组织出现明显的红肿热痛，痛甚剧烈，甚至不能忍受被褥的覆盖。大关节受累时可有关节渗液，半数以上患者首发于踇趾，跖趾、踝、膝、指、腕、肘关节亦为好发部位，以春秋季节多发，半夜起病者较多。

（3）**痛风石及慢性关节炎**：尿酸盐在关节内沉积增多，炎症反复发作进入慢性阶段而不能完全消失，引起关节骨质侵蚀及周围组织纤维化，使关节发生僵硬、活动受限、畸形，严重影响关节功能。尿酸盐结晶在关节附近肌腱、腱鞘及皮肤结缔组织中沉积，形成黄白色、大小不一的隆起赘生物，即痛风石，可小如芝麻，大如鸡蛋或更大，典型部位为耳轮。

（4）**肾脏病变**：长期痛风患者约 1/3 有肾损害，表现为单侧或双侧腰痛、浮肿、血压升高、尿路结石、少尿、无尿、氮质血症、肾功能衰竭等。

2. 辅助检查

（1）**血尿酸测定**：正常男性（261.8±59.5）μmol/L，女性（202.3±53.4）μmol/L。痛风患者高于正常值。

（2）**X 线检查**：可有软组织肿胀，关节软骨缘破坏，关节面不规则，继之关节间隙狭窄，软骨下骨内及骨髓内均见痛风石沉积、骨质疏松，以致骨质呈凿孔样缺损如虫蚀，大小不一，其边缘锐利呈半圆形或连续弧形，边缘可有增生钙化，严重者骨折。

治疗

锋针

（1）**深刺放血**

①取穴：玉枕关，夹脊关、尾闾关。

②刺法：玉枕关、夹脊关、尾闾关锋针深刺放血，拔罐 10 分钟，出血 50~100ml。尾闾关放血可促进肾脏对尿酸的排泄，玉枕关、夹脊关放血可以振奋

人体阳气、调整内脏功能，出血量可稍多一些，以中等或大量出血疗效较好。7日1次。

（2）点刺络穴

①穴位：足三里、曲泽、健侧腕关节手指的对应点、阿是穴。

②刺法：锋针刺血治疗首先要促使尿酸从肠道和尿路排出，所以选取足三里穴、曲泽穴刺血，2~3日1次，以调整消化道的排泄功能。然后可直接用锋针点刺关节周围的痛风结石。初起急性期时痛风结节中可流淌白石灰样或干酪状尿酸钠沉积物，局部针刺后可用手挤压，帮助患者彻底排出结石内容物，日久结石坚硬可用锋针挑破皮肤，能拨出细小的尿酸钠结石。直接排出沉积在关节周围的尿酸钠结晶，一能减轻血循环的转运负担，二能减轻局部的炎症反应，以利关节的修复，5日1次。健侧腕关节手指的缪刺点点刺。1日1次。

（3）点刺结络

①部位：患病关节处结络。

②刺法：红肿热痛的关节处寻结络，点刺出血，出血少时可多刺几针，刺后可拔火罐多吸出血，观察肿胀受处绷紧的皮肤出现皱纹，组织渐渐消肿，1~2日1次。刺血后患者要多饮水以利尿酸钠排出，限食物，少吃富含嘌呤、高脂肪食物，加强锻炼，促进血液循环，这样不仅能控制高尿酸血症，而且可使糖尿病、高血压病和高脂血症都有所好转。避免过度劳累、紧张、饮酒、受冷、受湿及关节损伤。

第四章　外科疾病

第一节　阑尾炎

| 概述 |

阑尾炎是因多种因素而形成的阑尾炎性改变，以转移性右下腹疼痛为主的病证，为外科常见病，以青年最为多见，男性多于女性。临床上急性阑尾炎较为常见，各年龄段均可发病，慢性阑尾炎较为少见。属于中医肠痈范畴。

| 病因病机 |

饮食不节，如暴饮暴食，嗜食生冷，过食油腻、生冷不洁之物，脾胃受损，运化失职，肠道功能失调，糟粕积滞，湿热内生，湿热积滞肠道而成痈。或饱食后急剧奔走、腹部用力过度、跌仆损伤等，致气血瘀滞，肠络受损，败血浊气壅遏肠道而成痈。或寒温不适，外邪侵袭肠中，经络受阻，郁久化热，热盛肉腐成痈。或七情内伤，情志失调，肝失疏泄，气机郁滞，气滞血瘀，肠内痞塞，瘀结化热而成痈。

| 诊断 |

1.腹痛：初期有中上腹或脐周疼痛，数小时后腹痛转移并固定于右下腹。中上腹或脐周痛即减轻或消失。疼痛呈阵发性或持续性胀痛和钝痛，持续性剧痛往往为化脓性或坏疽性阑尾炎。持续剧痛波及中下腹或两侧下腹，常为阑尾坏疽穿孔的征象。慢性患者右下腹部疼痛，呈间断性隐痛或胀痛，时重时轻，部位比较固定。多数患者在饱餐、运动、劳累、受凉或长期站立后，诱发腹痛发生。

2.胃肠道症状：早期由于反射性胃痉挛可有恶心、呕吐。盆腔位阑尾炎或阑尾坏疽穿孔可有排便次数增多。慢性患者有轻重不等的消化不良、食欲下降。病程较长者可出现消瘦、体重下降。一般无恶心和呕吐，也无腹胀，但老年患者可伴有便秘。

3. **发热：**一般只有低热，无寒战，化脓性阑尾炎一般亦不超过 38℃。高热多见于阑尾坏疽、穿孔或已并发腹膜炎。

4. **压痛和反跳痛：**按压患处疼痛为压痛，抬手后疼痛加重为反跳痛，压痛点位于右髂前上棘与脐连线的中、外 1/3 交界处。慢性患者压痛主要位于右下腹部，一般范围较小，位置恒定，重压时才能出现。无肌紧张和反跳痛，一般无腹部包块。

治疗

锋针

（1）点刺络穴

①取穴：手足阳明经穴位为主，如足三里（双）、髀关（右）、阑尾（右）、腹结（右）、双风市、曲泽（右）、委阳（右）、井穴（双）等。

②刺法：足三里（双）、髀关（右）、阑尾（右）、腹结（右）、双风市、曲泽（右）、委阳（右）、井穴（双）等锋针分组点刺，加拔火罐，1日1次。

（2）点刺结络

①部位：腹部、手足阳明经结络。

②刺法：寻找腹部、手足阳明经结络，锋针点刺放血，即有血液流出，然后加拔罐10分钟，2~3日1次。

第二节　痔疮

| 概述 |

痔疮是以肛门坠胀、便血为主要症状的病证，任何年龄都可发病，但随着年龄增长，发病率逐渐增高。痔疮是常见的肛肠疾病，素有"十人九痔"的说法。痔疮按发生部位的不同分为内痔、外痔、混合痔等。

| 病因病机 |

外感六淫侵袭人体，下注肛肠，寒邪凝滞肛肠，血行涩滞，发为此病；热邪侵袭肛部，热毒蕴结，热胜肉腐为脓肿。或过食辛辣，胃肠积热，湿热之邪蓄积，内蕴热毒，下注于肛肠，热胜肉腐为脓。

脏腑本虚，不耐外邪侵袭，遇到外邪，易于发病；结构异常，代偿能力弱，遇到外邪也易于发病。或久坐、久蹲、久立、久行、久站等不良习惯，肛门直肠部血脉回流困难，易于瘀滞，易发痔病。前列腺肥大、妊娠等，都可使腹压增加，肛门盲肠部充血，促发痔疾。

| 诊断 |

1. 症状

（1）便血。便血的性质可为无痛、间歇性、便后鲜血、便时滴血或手纸上带血，较重时肛门有坠胀感、疼痛，便秘、饮酒或进食刺激性食物后加重。

（2）单纯性内痔无疼痛仅坠胀感，可伴出血，发展至脱垂，合并血栓形成嵌顿，感染时才出现疼痛。

（3）外痔平时无特殊症状，发生血栓及炎症时可有肿胀、疼痛。

2. 内痔分为 4 度

①Ⅰ度：排便时出血，便后出血可自行停止，痔不脱出肛门。②Ⅱ度：常有便血，排便时脱出肛门，排便后自动还纳。③Ⅲ度：痔脱出后需手辅助还纳。④Ⅳ度：痔长期在肛门外，不能还纳。其中，Ⅱ度以上的内痔多形成混合痔，表现为内痔和外痔的症状同时存在，可出现疼痛不适、瘙痒，其中瘙痒常由于痔脱出时有黏性分泌物流出。后三度多成混合痔。

3. 检查

（1）**肛门视诊**：除Ⅰ度内痔外均可见，蹲位可观察脱出程度。

（2）**直肠指诊**：内痔意义不大，但可了解直肠有无其他病变。

（3）**肛肠镜**：可直视了解直肠、肛管内情况。

1. 锋针

①取穴：龈交穴及其附近。

②刺法：内痔：靠牙龈根部有米粒样白色肿粒；外痔：靠上唇外侧有肿粒；混合痔：肿粒位于龈交正中。若痔疮发炎、出血时，肿粒呈鲜红或绛红色。穴位处消毒后，小号锋针头挑破肿粒，挤出肿粒内白色分泌物并挤压出1~2滴血，2~3日1次。

2. 镵针

①部位：华佗夹脊颜色、形态改变处。

②刺法：华佗夹脊穴寻找红色、褐色反应点，隆起如栗状或椭圆形，呈粉红色或棕色，尤其在腰骶部及肺俞、至阳附近，穴位处作一局麻皮丘，镵针半刺，挑断皮下纤维数根，出血5~7滴，加拔火罐。7天挑治1次，3次为1个疗程。

第三节　急性淋巴管炎

| 概述 |

急性淋巴管炎是通过局部创口或溃疡感染所致，细菌经组织淋巴间隙进入淋巴管，引起淋巴管的急性炎症，往往有一条或数条红线向近侧延伸等，属于中医红丝疔范畴。

| 病因病机 |

素体血分有热，外受火毒，热毒蕴结，郁阻肌肤而发；或由于皮肤黏膜破伤（如鼻腔黏膜、耳道皮肤或头皮破伤，皮肤擦伤，脚气糜烂，毒虫咬伤，臁疮等），毒邪乘隙侵入而成。发于头面部者，挟有风热；发于胸腹腰胯部者，挟有肝火；发于下肢者，挟有湿热；发于新生儿者，多由胎热火毒所致。

外因手足部生疔，或足癣糜烂，或有皮肤破损感染毒邪，内有火毒凝聚，以致毒流经脉，向上走窜而继发红丝疔。若火毒走窜，内攻脏腑，可成走黄之证。

1. **病史：** 有损伤感染病史。

2. **症状：** 管状淋巴管炎四肢内侧为好发部位，可见一条或数条红线向近侧延伸，可伴有发热、头痛、全身不适、厌食等。

3. **检查：** 所属淋巴结肿大、压痛。血常规白细胞计数增加。

治 疗

锋针

（1）点刺血络

①取穴：红丝处。

②刺法：手持锋针，在红线末端点刺3~5针，然后从末端向始端方向，每隔1寸点刺1针，点刺到微微见血为度，1~2日1次。

（2）点刺络穴

①取穴：耳尖。

②刺法：用锋针点刺双侧耳尖，挤出3~5滴血，3日1次。

第四节　下肢慢性溃疡

| 概述 |

下肢慢性溃疡为外科常见病、多发病，是多发于小腿下 1/3 胫前或内侧及内踝上方，疮面肉芽陈旧边缘高起，不断产生黄色分泌物或夹有淡红血液的脓液，病情日久周围皮肤呈紫褐色，溃疡长期不能愈合，或愈合后仍反复发作的病证，属于中医臁疮腿、裙边疮、老烂腿等范畴。

| 病因病机 |

久站或过度负重而致小腿筋脉瘀滞，青筋显露，瘀阻脉络久而化热，湿热下注，瘀滞更甚，蕴结成疮。或搔抓、碰伤、虫咬等小腿皮肤破损染毒，湿热之邪乘虚而入，湿热下注，发为肌肤溃烂，疮口经久不愈。外伤，气血

耗伤，下肢经脉受损，血行不畅，瘀血凝滞，脉络不通，肌肤失养而发病。

| 诊断 |

1.病史： 有外伤及感染病史。

2.症状： 局部皮肤破溃、糜烂，可有脓性分泌物，伴有发热等全身中毒症状等。多发于小腿胫前或内侧下三分之一及内踝上方，亦可发生于上肢前臂处，疮面肉芽陈旧边缘高起，不断产生黄色分泌物或夹有淡红血液的脓液，病情日久则周围皮肤呈紫褐色，有的伴有慢性湿疹，每至午后患肢肿胀，或局部可有肿胀、疼痛等。

1.锋针

①取穴：溃疡局部、大椎、身柱、灵台、双侧足三阴经井穴、健侧上肢与溃疡相对应点。

②刺法：锋针沿溃疡边缘环刺一周，针距1~2mm，令恶血流尽后，敷以凡士林纱条，用胶布固定。5天后打开敷料可见溃疡边缘消失，瘢痕形成。大椎、身柱、灵台、健侧上肢与溃疡相对应点锋针点刺，加拔火罐。双侧足三阴经井穴锋针点刺挤血，2~3天1次。

2.镵针

①取穴：背部T_{1-10}及两肩胛骨之间等反应点。

②刺法：患者背部T_{1-10}及两肩胛骨之间寻找反应点（隆起如粟状或椭圆形，呈粉红色或棕色），镵针挑刺，拔罐5分钟，出血少量，1周1次，10次1疗程。

第五节　血栓闭塞性脉管炎

| 概述 |

血栓闭塞性脉管炎是一种慢性复发性中、小动脉和静脉的节段性炎症而引起的患肢缺血、疼痛、间歇性跛行、足背动脉搏动减弱或消失的病证，严

重者肢端溃疡和坏死，下肢多见。属于中医痹证、脱疽等范畴。

病因病机

久病体虚者，脾胃虚弱，化生无力，气血亏虚，气虚则运血无能，络脉瘀阻，血虚则气无所依，络脉失其濡养，四末气血不能布达充养，则气血凝滞，病发脉管炎。

阳气不足，脾肾阳虚，寒湿内生，寒邪乘而袭之，寒凝滞收引，则寒凝血瘀，血气瘀闭；寒湿客于经脉皮肉，则阻滞脉络、荣卫凝涩，不能濡养四末，出现肢端疼痛、坏死，甚而脱落。

久客湿地，湿邪困脾，或饮食失节，脾胃损伤，运化失职，水湿内停，积湿酿痰，湿邪重浊黏腻，最易损伤阳气，阻遏气机，气血失其畅达，久则湿邪化热，湿痰热互结，使血脉滞而不通发病。

房事过度，损伤肝肾，肝肾阴虚，肾水亏损，肝木失养，血不荣筋，筋脉失养而发病。

膏粱厚味，或恣嗜辛辣烟酒，则湿热内生，化为火毒，流于下肢，而成脱疽之症。

诊断

1.**病史**：多见于青壮年，多有重度嗜烟史，好发于下肢。

2.**症状**：起病时患肢远侧发凉、怕冷、麻木、酸痛，继而出现间歇性跛行，最后发展为静息痛，尤以夜间为甚，随着病情发展可出现间歇性跛行及雷诺现象，足趾疼痛剧烈，皮肤发绀，进而趾端溃疡或坏疽而发黑，逐渐向近心端蔓延。

3.**体征**：肢端皮肤呈紫红或苍白，皮肤温度降低。小腿肌肉萎缩，进而出现足趾溃疡，干性或湿性坏死。足背动脉、胫后动脉搏动减弱或消失。

治疗

1. 锋针

（1）点刺络穴

①取穴：下肢：委中、解溪、三焦俞、肾俞、气海俞、井穴。上肢：曲池、阳池、大椎、肺俞。

②刺法：锋针在委中、解溪、三焦俞、肾俞、气海俞、井穴、曲池、阳池、大椎、肺俞等点刺放血，加拔罐，井穴点刺，用手挤血，2~3天1次。

（2）点刺结络

①取穴：患趾八风、大都、太冲、内庭、侠溪、八邪、中渚等处结络。

②刺法：锋针点刺八风、大都、太冲、内庭、侠溪、八邪、中渚等处结络，出黑紫色血液，出血量大为佳，每次总出血量在100~150ml，5天1次。

2. 镵针

①取穴：身柱、灵台等上背部反应点。

②刺法：背部第1胸椎至第10胸椎，身柱、灵台附近及两肩胛骨范围寻找反应点（隆起如粟状或椭圆形，呈粉红色或棕色），镵针半刺，挑断部分纤维，拔罐5分钟，出血少量，1周1次，10次1疗程。

第六节　红斑肢痛症

｜概述｜

红斑性肢痛症是一种肢体远端皮肤阵发性皮温升高，皮肤潮红、肿胀，并产生剧烈灼热痛为特征的一种自主神经系统病证。环境温度升高可诱发或加剧疼痛，温度降低可使疼痛缓解，青壮年多见，属于中医血痹范畴。

｜病因病机｜

素体阳热之体，感受风湿热之邪，或风寒湿郁而化热，风湿热相搏，热毒侵入血脉，痹阻络脉。

过食辛辣厚味，内蕴湿热；饮食不节，损伤脾胃，脾失健运，水湿内停，湿郁而化热，形成湿热，湿热下注，流注血脉，迫血妄动，瘀阻肌肤。

｜诊断｜

1. 发病年龄：多见于20~40岁青壮年，男性多于女性。

2. 症状：起病可急可缓，进展缓慢，多从肢端起病，以双足多见，少数患者可仅见于单侧。表现为足趾、足底、手指和手掌发红、动脉搏动增强，患处皮肤阵发性温度升高、潮红、肿胀和难以忍受的烧灼样疼痛。疼痛为阵发性，可持续数分钟、数小时或数日，以夜间明显且发作次数较多。受热、环境温度升高、行动、肢端下垂、患肢抚摸或长时间站立均可导致发作或加剧。患肢暴露于冷空气或浸泡于冷水中，静卧休息或将患肢抬高，可使疼痛减轻或缓解。因此患者喜欢在温度较低的环境里，不愿穿袜或戴手套，而且不愿将四肢放于被内。

3.体征： 患处皮肤潮红，压之红色可暂时消失，温度升高，轻度肿胀，反复发作者可见皮肤与指甲变厚，肌肉萎缩，感觉减退。

锋针

（1）点刺络穴

①取穴：血海、足三里。风寒型加列缺、合谷；风热型加大椎、曲池、外关；湿甚加阴陵泉。

②刺法：血海、足三里、列缺、合谷、大椎、曲池、外关、阴陵泉等处以锋针点刺放血，然后拔罐，2日1次，5次1个疗程。

八邪、上八邪（手背第1~5指掌关节后之间凹陷中）、八风、上八风（足背第1~5趾跖关节后跖骨之间）点刺挤血，2日1次，5次1个疗程。

（2）点刺局部

①部位：红斑部局部。

②刺法：小号锋针直刺皮损红斑点的中央，进针1~2mm，行震颤法，使针刺周围产生热胀感，数秒钟后退针，1~2日1次。

第七节 冻疮

| 概述 |

冻疮是由于气候寒冷引起的局部皮肤反复出现红斑、肿胀性损害，严重者可出现水疱、溃疡，病程缓慢，气候转暖后自愈，且易复发的病证，常见于冬季。

| 病因病机 |

素体阳虚之人，或过食生冷、过吹空调等损伤阳气，导致阳虚，温煦功能不足，气血运行无力，以致气血运行不畅，气血瘀滞，而成冻疮。亦有卫气不足，温煦、卫外失常，不能温煦、护卫肌肤，不耐邪侵，稍有寒邪则温运无力，气血凝滞肌肤而成。

突遇较强寒邪，或寒邪侵袭过久，侵袭肌肤，寒主收引凝滞，血脉闭塞，气血瘀滞，而成冻疮。

| 诊断 |

1. 病史： 冻疮好发于初冬、早春季节，儿童、妇女和末梢血液循环不良者多发。

2. 症状： 好发于手指、手背、面部、耳郭、足趾、足跟等处，常两侧分布，为局限性瘀血性暗紫红色隆起的水肿性红斑，境界不清，边缘呈鲜红色，表面紧张有光泽，质柔软。局部按压可褪色，去压后红色逐渐恢复。严重者可发生水疱，破裂形成糜烂或溃疡，愈后存留色素沉着或萎缩性瘢痕。痒感明显，遇热后痒感加剧，溃烂后疼痛。常伴有肢体末端皮肤发凉、肢端发绀、多汗等表现。

治疗

1. 锋针

①取穴：耳尖。

②刺法：锋针直刺或斜刺耳尖静脉显露处，放血10~20滴，5~7日1次。

2. 毫针

①取穴：八风、八邪、合谷、后溪、行间。

②刺法：上述穴位毫针刺入，平补平泻，留针30分钟，出针时摇大针孔，以激出血为度。1日1次。

3. 梅花针

①取穴：局部阿是穴。

②刺法：用较重之力将梅花针垂直叩打病灶皮肤上，使皮肤见隐隐出血，1日1次。

第八节 毒虫蜇咬伤

| 概述 |

毒虫咬伤是被毒虫类叮咬而引起的以局部皮肤出现鲜红斑、肿胀，伴有轻重不等的疼痛、麻木、瘙痒的中毒性病证。病情较轻者，一般预后良好。但部分严重患者可导致休克、昏迷、抽搐，心脏和呼吸麻痹等，甚至死亡。

| 病因病机 |

人体皮肤被虫类叮咬，接触其毒液，或接触虫体的毒毛，邪毒随之侵入肌肤，与气血相搏，入于营血，火热之毒蕴结所致。

| 诊断 |

1.**病史**：有毒虫叮咬及接触史，可见叮咬部位的咬痕、毒刺等，多见于夏秋季节，好发于暴露部位。

2.**症状**：患处皮肤鲜红斑、肿胀，伴轻重不等的疼痛、麻木、瘙痒等。一般无全身不适，严重者伴有恶寒发热、头痛、胸闷等全身中毒症状。

3.**体征**：局部皮肤红斑、肿胀等。

治 疗

锋针

①取穴：病灶局部。

②刺法：首先在整伤伤口周围常规消毒，用锋针快速点刺伤口及周围，避开血管，伤口即可见血液流出，然后拔火罐，待血止后起罐。病情较轻者，1日1次，病情稍重者，1日2次，较重者必须配合西医急救。

第九节　精索静脉曲张

| 概述 |

　　精索静脉曲张是由于包绕精索的精索静脉和蔓状静脉丛扩张而引起的阴囊肿胀、局部坠胀疼痛，可向下腹部、腹股沟区或后腰部放射，劳累或久站后加重，平卧休息后减轻或消失的病证。以左侧发病为多，亦可双侧发病或单发于右侧，是导致男性不育的主要原因，多见于青壮年，发病率占正常男性人群的 10%~15%，在男性不育症中占 19%~41%。

| 病因病机 |

　　七情内伤，肝失疏泄，气机紊乱，肝气郁结，气滞血瘀，瘀滞于阴部所致，或阴部劳损、外伤，损伤阴部血脉，局部瘀血阻滞。

　　饮食失节，损伤脾胃，脾失健运，水湿内停，湿郁而化热，形成湿热，湿热下注于阴部所致。

　　先天禀赋不足，或房劳过度，损伤肝肾，肾气虚，推动无力，肝血虚，筋脉失养，使阴部气血失和所致。

| 诊断 |

　　1. 症状：轻者可以完全无症状，较重者可有立位时阴囊肿胀，局部坠胀疼痛感，可向下腹部、腹股沟区、后腰部放射，劳累或久站后症状加重，平卧休息后症状减轻或消失。伴有精神不安、焦虑、失眠、全身乏力、阳痿等。严重的精索静脉曲张可引起该侧睾丸萎缩。

　　2. 检查：阴囊肿胀、静脉怒张似蚯蚓状。精子数量减少。

治疗

　　1. 锋针

　　①取穴：气海、关元、阴陵泉、曲泽、腰阳关、八髎穴、阴谷穴等处络结。

　　②刺法：在下腹部气海、关元、阴陵泉、曲泽、腰阳关、八髎穴、阴谷穴等处寻找穴位附近的结络，点刺出血后加拔火罐，5 日 1 次。精索静脉曲张多有

下肢静脉曲张，故出血量要多一些，出血量在十余毫升至数十毫升。

2. 毫针

①部位：局部细小结络、下肢井穴等，顽固者选双侧。

②刺法：细小结络、井穴以毫针点刺出血，2~3 日 1 次。

第五章 内科疾病

第一节 中风后遗症

| 概述 |

脑中风后遗症是由脑中风急性期治疗后遗留的半侧肢体障碍、肢体麻木、偏盲、失语、记忆力下降、口眼歪斜、吞咽困难、呛食呛水、共济失调、头晕头痛等病证。多发生于 50 岁以后,男性略多于女性。

| 病因病机 |

七情内伤,肝失疏泄,气机郁滞,肝气郁结,气滞则血瘀,瘀血结于脑络而发病。或恼怒伤肝,肝阳上亢,引动心火,火盛生风。或五志过极,郁而化火,肝风内动,肝火上扰,风火相煽,气血上冲。或肝火伤阴,肝肾阴虚,水不涵木,肝风妄动,发为本病。

饮食不节,损伤脾胃,脾失健运,水湿内停,聚湿为痰,痰郁化热。或过食肥甘厚味,内蕴湿热,痰浊内生,痰浊上蒙清窍。或脾失健运,化源不足,气血亏虚,脑失所养。

劳则气耗,气不足推动无力,脑神失养。或烦劳过度,耗气伤阴,阴虚阳亢,引动内风,风动于上,气血上逆,壅塞清窍。或纵欲过度,房事不节,耗伤肾精,肾阴亏虚,水不制火,阳亢风动。

可见本病在脑,脏腑与心、肝、肾密切相关,经脉与督脉、足太阳经、足厥阴经等关系密切,风、火、痰、瘀等邪顺督脉上扰清窍,气血逆乱,导致经络瘀阻、中风发生。既病之后,虽然疾病已发,但各种病理基础仍在,肝肾阴虚,水不涵木,肢体麻木;气血不足,推动无力,肢体无力或力量减弱,半身不遂;瘀血痰浊内阻,血脉涩滞,运行不畅,影响清阳上升,脑髓失养。

| 诊断 |

脑中风后遗症的轻重，因病人发病轻重、体质和并发症而异。常见的后遗症表现如下。

（1）运动障碍：患侧肢体瘫痪、麻木、无力，活动困难或不能活动，口眼歪斜。

（2）认知和精神障碍：较大范围或多次反复的脑出血，可留有精神和认知障碍，如性格改变、消极悲观、抑郁寡欢、精神萎靡、易激动等。

（3）言语和吞咽障碍：说话不清或不流利。吞咽不利、喝水呛咳。

（4）其他症状：头痛、眩晕、恶心、失眠、多梦、注意力不集中、耳鸣、眼花、多汗、心悸、步伐不稳、颈项酸痛、疲乏无力、食欲不振、记忆力减退、痴呆、抑郁等。

治 疗

1. 锋针

（1）点刺络穴

①取穴：玉枕关、手足井穴。

②刺法：取锋针在玉枕关取三个治疗点深刺至骨，然后加拔火罐，出血30~80ml，1周1次，3次一疗程。手足井穴点刺，用手挤血，1日1次。

（2）点刺结络

①取穴：上肢为曲泽、尺泽、曲池、外关等处结络。下肢为委中、阳陵泉、委阳、八风等处结络。手指活动障碍加阳池、八邪、中渚等处结络；语言不利加金津、玉液。

②刺法：锋针点刺结络，出血后拔小型火罐，出血5~10ml，语言不利加金津、玉液，用加长小号锋针刺血10~50ml，1周1次，10次1个疗程。

2. 镵针

①部位：任督二脉、患侧手足经。

②刺法：镵针于任督二脉、患侧手足经循经络密集毛刺，以疏通卫气，通过卫气疏通营气及气血，1日1次。

第二节　眩晕

眩是指眼花或眼前发黑，晕是指头晕甚或感觉自身或外界景物旋转。二者常同时并见，故统称为眩晕。轻者闭目即止，重者如坐车船，旋转不定，不能站立，或伴有恶心、呕吐、汗出，甚则昏倒等症状的病证，又称头眩、掉眩、冒眩、风眩等，为各种原因所致经脉不通、不畅，脑失所养所致。本病多见于西医学中的内耳性眩晕（梅尼埃病、晕动症等）、脑性眩晕（高血压、低血压、动脉硬化等）、神经官能症、贫血、颈椎病（椎动脉型、交感神经型）等。

| 病因病机 |

忧郁恼怒太过，肝失条达，肝气郁结，气郁化火，肝阴耗伤，风阳易动，上扰头目，发为眩晕。

久病不愈，耗伤气血，导致气血不足，或失血之后，没能及时补充，虚而不复，或脾胃虚弱，化源不足，不能健运水谷，生化气血，以致气血两虚，气虚则清阳不展，血虚则脑失所养，皆能发生眩晕。

肾为先天之本，藏精生髓，若先天不足，肾阴不充，髓海空虚，或年老肾亏，或久病伤肾，或房劳过度，导致肾精亏耗，肾虚不能生髓，而脑为髓之海，髓海不足，上下俱虚，清窍失养，发生眩晕。

嗜酒肥甘，饥饱劳倦，伤于脾胃，化源不足，健运失司，以致水谷不化精微，水湿内停，聚湿生痰，痰湿中阻，则清阳不升，浊阴不降，引起眩晕。七情所伤，肝乘土，肝郁脾虚，脾失健运，水湿内停，为湿为痰，发为眩晕。

跌仆所伤，血溢脉外，瘀血内阻，阻塞经脉，气血不能布达，清窍失养，或情志内伤，气滞血瘀，瘀阻经脉，瘀血阻窍，清窍失养，即可出现眩晕。亦有痰湿阻塞日久形成瘀血者。

本病病位在脑，与肝、脾、肾三脏亦关系密切，经脉与督脉、足三阴经等相关。

1.病史： 多慢性起病，反复发作，逐渐加重，也可见急性起病者。

2.症状： 头晕目眩，视物旋转，轻者闭目即止，重者如坐车船，甚则仆倒。可伴有恶心呕吐，眼球震颤，耳鸣耳聋，汗出，面色苍白等。

3.检查： 查血红蛋白、红细胞计数、测血压、心电图、颈椎X线，头部CT、MRI等项检查，有助于明确诊断，排除颅内肿瘤、血液病等。

1.锋针

（1）点刺络穴

①取穴：双侧中冲、内关、关冲、大敦、三阴交、太溪、风池、太阳、肾俞、肝俞、翳风等。

②刺法：双侧中冲、内关、关冲、大敦、三阴交、太溪、风池等处以锋针点刺，挤出血液，2日1次。太阳、肾俞、肝俞、翳风等以锋针点刺出血少许，然后拔火罐出血，1日1次，3次为1个疗程。

（2）深刺放血

①部位：玉枕关。

②刺法：适于顽固性眩晕的治疗，局麻后，以锋针在玉枕关深刺放血，然后加拔火罐，多有大量瘀血而出，症状多可即刻缓解，3~5日1次。

2.镵针

①部位：颈背部阳性反应点。

②刺法：寻找颈背部阳性反应点，局麻后以镵针半刺，挑出羊毛样纤维状物，然后加拔火罐，使之出血，每次3~5点，5日1次。

第三节　不寐

| 概述 |

不寐又称失眠，轻者入寐困难，有寐易醒，醒后不能再寐，时寐时醒，甚至整夜不能入寐，睡眠时间和深度不足，睡醒后不能消除疲劳，恢复体

力、精力的病证，也称为目不眠、不得卧。

| 病因病机 |

失眠的病因为情志所伤、心神不宁，饮食不节、心神不安，病后血虚、心神失养，阴虚火旺、扰动心神，基本病机是阴阳失调，营卫不和，阳不入阴，脑髓失养，心神不宁。心、肝胆、脾胃、肾等脏腑的气血失和，阴阳失调，进而导致心失所养及由于心火偏亢、肝郁、痰热、胃失和降而导致心神不安。其病位在心和脑，但与肝、胆、脾、胃、肾关系密切，经脉为督脉、阴阳跷脉郁滞，或督脉空虚、脑髓失养所致。《灵枢·大惑论》："卫气不得入于阴，常留于阳。留于阳则阳气满，阳气满则阳跷盛，不得入于阴则阴气虚，故目不瞑矣。"

| 诊断 |

1. **病史**：多有不寐病史，常因情绪波动、精神紧张而诱发或加重。

2. **症状**：轻者为入睡困难，或寐而不酣，时寐时醒，或过早睡醒，醒后不能再寐，严重者彻夜难眠。伴有心悸、健忘、多梦、头痛、头晕、神疲乏力等。

3. **辅助检查**：未见有影响睡眠的器质性病变。

治 疗

1. 锋针

①取穴：双耳尖、双少泽、双中冲、双神门、百会、照海、申脉等。

②刺法：将一侧耳郭搓红，用锋针在耳尖点刺，挤出4~5滴血后用干棉球擦净。每周2次，两耳交替进行。少泽、中冲、神门、百会、照海、申脉等锋针点刺放血，2日1次。

2. 梅花针

①部位：背部阳性反应点。

②刺法：梅花针沿肩胛冈由外向内叩击至膀胱经的第1侧线（相当于肺俞穴），再沿膀胱经的第1侧线由上向下（相当于由肺俞至肾俞）叩击，每叩击间距为1~2cm，反复叩击数分钟，敏感点、结节、条索状等阳性反应点以皮肤轻微出血为度，1日1次，10次为1疗程。

第四节 郁证

| 概述 |

郁证是由于情志不舒、气机郁滞所致以心情抑郁、情绪不宁、胸部满闷、胁肋胀痛，或易怒易哭，或咽中如有异物梗塞等为主的病证。

| 病因病机 |

七情所伤，恼怒伤肝，肝失疏泄，气机郁滞，肝气郁结，发为郁证。肝气郁结，失于条达，气郁不疏，郁而化火，形成肝火，火性上炎，则会扰动心神，造成神不得安。肝气郁结，气滞则血瘀，瘀血痹阻心脉，心神失养。肝气郁结，木克土，肝气乘脾，脾失健运，水湿内停，聚而成痰，形成痰郁。忧思伤脾，也可导致脾失健运，水湿内停，聚湿成痰，形成痰郁，痰蒙心神。思虑过度，损伤心神，暗耗心血，血虚而不能濡养于心，以至心失所养而心神不宁，从而引发抑郁、悲伤等情绪。心血暗耗，心阴亏虚，心火亢盛，肾阴耗损，不能引水济心，从而导致肾水、心火不济，以至心神不交而神志不宁，从而引发抑郁。

郁证的发生与肝气郁结、脾失健运、心失所养、身体虚弱等因素有关，督脉络属于脑、循行于脑，与脑关系密切，郁证还与手足厥阴经、手少阴心经等有关。

| 诊断 |

1.病史： 多有忧虑、焦躁、悲哀、恐惧、愤怒等情志内伤史。病情随情志变化而波动。

2.症状： 情绪低落，抑郁悲观，轻者闷闷不乐、无愉快感、兴趣减退，重者痛不欲生、悲观绝望、度日如年、生不如死，思维迟缓，反应迟钝，思路闭塞，言语减少，声音低沉，对答困难，严重者交流无法顺利进行。意志活动减退，意志活动呈显著持久的抑制，行为缓慢，生活被动、疏懒，或整日卧床，闭门独居、疏远亲友、回避社交，严重时连吃、喝等生理需要和个人卫生都不顾，蓬头垢面、不修边幅，甚至发展为不语、不动、不食等。近事记忆力下降、注意力障碍、反应时间延长、抽象思维能力差、学习困难、语言流畅性差。或伴有睡眠障碍、乏力、食欲减退、体重下降、便秘、疼痛、咽中如有异物梗塞、性欲减退、男性阳痿、女性闭经、恶心、呕吐、心悸、胸闷、出汗等症状。

治疗

1. 锋针

（1）点刺络穴

①取穴：太阳、阳白、攒竹、中冲等体穴以及耳穴（心、肾、皮质下、神门、耳尖等）。每次选用1组穴。

②刺法：以小号锋针点刺，出血少许，2日1次。

（2）点刺结络

①部位：足厥阴经、手少阴经等循行皮部结络。

②刺法：结络显现处点刺，使之出血，如不出血，稍改变位置继续选取多个部位结络点刺，可有暗红血液流出，血色改变或血尽出为止，2~3日1次。

2. 镵针

①取穴：百会、四神聪、风池、脑户、太阳、大椎、印堂、心俞、肺俞、肾俞、膻中、厥阴俞、肝俞、命门、内关等。

②刺法：上述穴位镵针毛刺，以不出血为度，背部穴位刺后拔火罐5分钟，1日1次，5次一疗程。

第五节　癔症

| 概述 |

癔症是一类由精神因素，如重大生活事件、内心冲突、情绪激动、暗示或自我暗示，作用于易病个体引起的精神障碍的病证，主要表现为各种各样的躯体症状，意识范围缩小，选择性遗忘或情感爆发等精神症状，但不能查出相应的器质性损害。女性较多，多发于青春期和更年期。

| 病因病机 |

七情损伤，肝气郁结，失于条达，气郁不疏，郁而化火，形成肝火，火性上炎，则会扰动心神，造成神不得安。肝气郁结，木克土，肝气乘脾，脾失健运，水湿内停，聚而成痰，形成痰郁，痰蒙心神。思虑过度，损伤心神，暗耗心血，血虚而不能濡养于心，以至心失所养而心神不宁，从而引发抑郁、悲伤等情绪。

| 诊 断 |

1.**病史**：多为 16~40 岁的青壮年女性。起病急，常有强烈的精神因素或痛苦情感体验等诱因。

2.**症状**：运动功能障碍，如癔症性瘫痪、不自主运动或语言功能障碍。感觉功能障碍，如癔症性失明、耳聋、躯体感觉异常或缺失。意识状态的改变，如心因性遗忘、心因性神游、多重人格等。内脏及自主神经功能障碍，如癔症性呕吐、呃逆或血管运动功能障碍等。发病者大多受精神因素或暗示发病，或使症状消失。有癔症特有性格，如高度情感性、暗示性，丰富的幻想，以自我为中心等。

3.**体征**：体格检查和生化检查常无异常发现。

治疗

锋针

①取穴：大敦、人中、中冲、金津、玉液。

②刺法：癔症发作时，用锋针在患者人中穴、中冲、大敦等穴刺入，强刺激后出针，挤出鲜血 1~3ml。癔症失音可以点刺金津、玉液，一般一次即可见效，经过刺血缓解后，要配合心理辅导工作。

第六节 精神分裂症

| 概述 |

精神分裂症是病因未明的精神病，多发于青壮年，临床上往往表现为症状各异的综合征，涉及感知、思维、情感和行为等多方面的障碍以及精神活动的不协调。属于中医癫狂等范畴。

| 病因病机 |

内伤七情，气机失调，肝气郁结，气郁而化火，上扰心神。或肝气郁结，木气克土，导致脾虚，脾失健运，水湿内停，湿聚而为痰，痰郁化火，痰火上扰神明为病。或肝气郁结，气机郁滞，瘀血内停，气滞血瘀，痰瘀痹阻脑部经脉所致。或惊恐损伤肝肾，肝肾阴虚，水火不济，虚火上扰心神。或思虑过度，劳伤心脾，脾失健运，聚湿生痰，蒙蔽心神。

先天禀赋不足，肝肾不足，髓海空虚，心气不足，心神失养，不耐七情刺激，对痰瘀易感。

| 诊断 |

1. **病史**：有情志刺激史。

2. **症状**：精神分裂症的临床症状复杂多样，可涉及感知觉、思维、情感、意志行为、认知功能等方面。（1）感知觉障碍：幻觉包括幻听、幻视、幻嗅、幻味及幻触等。（2）思维障碍：思维联想活动过程、思维联想连贯性及逻辑性等方面的障碍。妄想是最常见、最常出现的，有被害妄想、关系妄想、影响妄想、嫉妒妄想、夸大妄想、非血统妄想等。（3）情感障碍：情感淡漠及情感反应不协调是精神分裂症患者最常见的情感症状，此外，不协调性兴奋、易激惹、抑郁及焦虑等情感症状也较常见。（4）意志和行为障碍：活动减少、离群独处、行为被动、兴趣减退。（5）认知功能障碍：认知缺陷。

1. 锋针

①取穴：委中、太阳、大椎、印堂、心俞、肝俞、膻中等。

②刺法：锋针点刺委中、太阳、大椎、印堂、心俞、肝俞、膻中等出血，加拔火罐，出血量数毫升至数十毫升，重症100~200ml，1周1次。10次为1疗程。

2. 镵针

①取穴：心俞、肺俞、肾俞、厥阴俞、肝俞、命门等。

②刺法：以镵针半刺上述穴位，局部白色纤维状物挑尽出血后，拔罐8~10分钟，1周1次，10次为1疗程。

第七节　癫痫

| 概述 |

癫痫是以猝然昏仆、牙关紧闭、强直抽搐、醒后如常人为特征的发作性病证，可分为大发作、小发作、局限性发作和精神运动性发作等，具有间歇性、短时性和刻板性的共同特点。俗称羊痫风或羊癫风。

| 病因病机 |

内伤七情，惊恐过度，气机紊乱，肝气郁结，木气克土，导致脾虚，脾失健运，水湿内停，湿聚而为痰，痰浊内生，上蒙神明为病。或肝气郁结，气机郁滞，瘀血内停，气滞血瘀，痰瘀互结，蒙蔽心窍，壅塞经络。或惊恐损伤肝肾，肝肾阴虚，水火不济，虚火上扰心神。或思虑过度，劳伤心脾，脾失健运，聚湿生痰，蒙蔽心神。

外伤等使脑神受损，瘀血内停，阻塞经络，痰浊内生，痰瘀内伏，遇劳作过度，引动伏痰，上扰清窍。

先天禀赋不足，或由于父母禀赋或孕产调养不当，胎气受损，或者脏气不平，或者气机逆乱，脏腑功能失调，脾肾虚而生痰，肝气旺而生风。

| 诊断 |

1. 病史：癫痫发作史。

2. 症状：猝然昏仆、牙关紧闭、强直抽搐、醒后如常人，或突然动作停止，两眼发直，叫之不应，伴有舌咬伤、尿失禁、倦怠、乏力等。单次癫痫发作超过 30 分钟，或者癫痫频繁发作，以致患者尚未从前一次发作中完全恢复而又有另一次发作，总时间超过 30 分钟。癫痫持续状态是一种需要抢救的急症。

3. 辅助检查：脑电图有助确诊。

治疗

1. 锋针

（1）点刺络穴

①取穴：太阳、委中、大椎、腰奇、心俞、肝俞、鸠尾等。

②刺法：太阳、委中、大椎、腰奇、心俞、肝俞、鸠尾等分组锋针点刺放血，1~2 日 1 次。

（2）深部放血

①部位：玉枕关。

②刺法：局麻后，锋针在玉枕关等穴深刺放血，然后加拔火罐，多有大量瘀血而出，每次 1 穴，3~5 日 1 次。

2. 镵针

①取穴：风府至长强的每一脊椎棘突间。百会、风府、大椎、筋缩、癫痫、腰奇、长强、神庭、鸠尾、中脘。

②刺法：上述两组穴交替选择，用消毒镵针半刺出血 2~3 滴，开始 7 天 1 次，随发作间距的延长至 15~30 天 1 次。

第八节　面瘫

| 概述 |

面瘫又称周围性面瘫、周围性面神经麻痹，是指面神经核以下病变所致

的面部瘫痪，口眼歪斜的病证，常发生于一侧。本病属口眼㖞斜、吊线风、口僻等范畴。

| 病因病机 |

头为诸阳之会，百脉之宗，风属阳邪，具有向上、向外散发的作用，外感之邪，风寒、风热乘虚入侵于面部经络，气血阻滞，经脉失养，以致肌肉弛缓不收。

劳作过度，劳则气耗，正气不足，气血虚弱，或素体脾虚，气血化生不足，不能滋养筋脉，络脉空虚，面部失养。亦有肾气不足，不能温养于脾，脾虚化生气血不足，或肾阴不足，水不涵木，致肝阴血不足，筋失所养而发病。

可见面瘫为劳作过度，正气不足，风寒、风热乘虚而入，气血痹阻，经脉失养所致，经脉多涉及诸阳经，为手足阳明、少阳、太阳等阳经受邪所致，《灵枢·经筋》："足之阳明，手之太阳筋急，则口目为僻。"

| 诊断 |

1. **病史**：可有风吹、受凉史。

2. **症状**：多数患者往往于清晨洗脸、漱口时突然发现一侧面颊动作不灵、口眼㖞斜，轻重不一，多呈进行性加重，重者病侧面部肌肉完全瘫痪者，前额皱纹消失、眼裂扩大、鼻唇沟平坦、口角下垂。病侧不能作皱额、蹙眉、闭目、鼓气和噘嘴等动作。鼓腮和吹口哨时，因患侧口唇不能闭合而漏气。进食时，食物残渣常滞留于病侧的齿颊间隙内，并常有口水自该侧淌下。由于泪点随下睑外翻，使泪液不能按正常引流而外溢，部分患者可有舌前 2/3 味觉障碍，外耳道疱疹等。可伴有头痛，以患侧耳后为主。

3. **体征**：茎乳突压痛，面部可有压痛，额部平坦，额部皮肤皱纹变浅或消失，眉目外侧明显下垂，眼裂变小，上眼睑下垂，下眼睑可外翻，眼有流泪，鼻唇沟变浅、消失，面部感觉发紧、僵硬、麻木或萎缩，人中偏斜，味觉可减退等。

治疗

1. 锋针

（1）内颊车穴刺血

①取穴：内颊车穴（面颊口腔内，正对颊车穴）。

②刺法：锋针点刺患侧内颊车穴，深 2~3mm，挤压出血，2 日 1 次。

（2）点刺络穴

①取穴：翳风、下关、太阳、颊车、阳白、商阳、关冲、少泽、至阴、厉兑、足窍阴、阿是穴等同侧穴位为主，兼顾对侧，井穴取双侧。

②刺法：翳风、下关、太阳、颊车、阳白、阿是穴等锋针点刺出血，然后加拔火罐，可有瘀血流出；商阳、关冲、少泽、至阴、厉兑、足窍阴等双侧锋针点刺挤血，2~3 日 1 次。

（3）深刺放血

①取穴：玉枕关。

②刺法：顽固者或后遗症，局麻后以锋针在玉枕关等深刺放血，然后加拔火罐，多有大量瘀血而出，5 日 1 次。

2. 毫针

①取穴：阳白、四白、迎香、地仓、大迎、颊车、下关、上关、攒竹、瞳子髎、合谷等。

②刺法：除合谷外，均取患侧，用13mm 或 25mm 长毫针，在穴位上速进速出，浅刺令出血，针深 5~10mm，无渗血用手轻挤出血 4~5 滴。风痰瘀血阻滞型每穴可连续针刺 5~6 针，出血 5~8 滴。1 日 1 次，10 日为 1 个疗程。

3. 梅花针

①部位：患侧耳后部、面部。

②刺法：梅花针局部叩刺，使局部发红、微似出血，然后加拔火罐，1~2 日 1 次。

第九节　面肌痉挛

| 概述 |

面肌痉挛又称面肌抽搐，是以阵发性、不规则的一侧面部肌肉不自主抽搐为特征的病证，表现为一侧面部不自主抽搐，抽搐呈阵发性且不规则，程度不等，可因疲倦、精神紧张及自主运动等加重。起病多从眼部开始，然后涉及整个面部。本病多在中年后发生，常见于女性，属面风、风痉、筋惕肉瞤、中风等范畴。

| 病因病机 |

肝主疏泄，疏泄正常则气血调畅、经络通利，若疏泄功能失常，可致肝气郁结，木气克土，肝郁脾虚，气血生化无力而至血虚，或素体脾虚，或久病脾虚，气血生化无力，皆可导致气血不足，面部失养。或肾阴不足，水不涵木致肝阴不足，肝阳偏亢，阳亢风动。肝主藏血，在体合筋，若肝血虚不能养筋，则筋脉失养也可导致面肌拘急，故可出现眼、额、面、唇等抽动。

风为百病之长，善行而数变，风性善动，巅顶之上，唯风可到，体质虚弱，外感风邪，可挟寒或热等，风邪循经上扰头面，阻滞经络，气血不能上达，面部筋肌气血失和，筋脉失养则致面肌痉挛。

本病为精血亏虚、筋脉失养，风邪阻滞、壅遏筋脉，客于手足阳明、少阳等经，面部经脉失养，引动肝风，肝风内动所致。《灵枢·经筋》："足之阳明，手之太阳，筋急则口目为僻。"

| 诊断 |

1.**发病年龄**：中年多见，其中女性患者较多。

2.**症状**：初起多为一侧眼轮匝肌阵发性不自主的抽搐，逐渐缓慢扩展至一侧面部的其他面肌，严重者可累及同侧的颈阔肌，但额肌较少累及。抽搐的程度轻重不等，为阵发性、快速、不规律的抽搐。初起抽搐较轻，持续仅几秒，以后逐渐延长，可达数分钟或更长，而间歇时间逐渐缩短，抽搐逐渐频繁加重。严重者呈强直性，致同侧眼不能睁开，口角向同侧歪斜，无法说话，常因疲倦、精神紧张而加剧。入眠后多数抽搐停止。伴有心烦意乱、同侧头痛、耳鸣等。

3.**检查**：各种检查多无异常。

治疗

1. 锋针

①取穴：下关、四白、太阳、翳风等。

②刺法：小号锋针浅刺下关、四白、太阳、翳风等穴位，刺后拔罐，放血2~3ml，轻揉患部，2~3日1次。

2. 毫针

①取穴：翳风、风池、足临泣、关冲。风寒外袭加列缺、大椎；气血瘀阻加合谷、血海；气血不足加足三里、气海、太冲、三阴交；眼眶部痉挛取丝竹空、瞳子髎、四白；口鼻取迎香、禾髎、地仓；面颊取颧髎、下关。

②刺法：主穴取双侧，配穴取单侧。用2寸毫针刺入，吊于面部，出针后局部拔火罐出血少许，1日1次，10次1疗程。

第十节　头痛

｜概述｜

头痛又称头风，是指患者自觉头部疼痛的病证，大部分患者为两侧头痛，多为两颞侧、后枕部及头顶部或全头部。头痛多见于神经痛、颅内感染、颅内占位病变、脑血管疾病、颅外头面部疾病以及全身疾病急性感染、中毒等。刺络放血疗法治疗受凉、劳损等功能性头痛，效果较好，对于器质性头痛，也有一定疗效。

｜病因病机｜

感受风、寒、湿、热等外邪，主要以风邪为主。外邪自肌表侵袭经络，上犯巅顶，使清阳之受阻，气血凝滞，阻遏络道，而致头痛。风为百病之长，多挟时气而发病，若风挟寒邪，寒凝血滞，阻遏脉络，血郁于内而生头痛；若风挟热邪，火热上炎，侵扰清空，气血逆乱而发头痛；若风挟湿邪，蒙蔽清窍，清阳不升，亦致头痛。

七情内伤，肝失疏泄，气机失调，肝气郁结，气滞血瘀，瘀阻于头部而致头痛。肝气郁结，气郁化火，日久肝阴被耗，肝阳上亢，气血上冲，气壅脉满，清阳受扰而头痛。气郁化火，灼伤阴液，肝肾阴亏，精血不能上荣于头，清窍失养而致头痛。亦有肝气郁结，肝郁脾虚，脾失健运，水湿内停，聚湿成痰，痰浊上蒙清窍而致头痛。

饮食失调或劳力过度，损伤脾胃，皆可致脾胃虚弱，脾阳不振，脾失健运，脾不能运化转输水津，聚而痰湿内生，以致浊阴内阻，清窍为痰湿所蒙而致头痛。或脾胃损伤，化源不足，气血生化无力，而致气血虚弱，不能充营脑海，不荣则痛。

先天禀赋不足，或劳欲伤肾，阴精耗损，或年老体虚，气血衰败，精血不能上营于脑，髓海不充则可致头痛。

外伤跌仆，或久病入络则络行不畅，血瘀气滞，脉络被阻，头部失养而致头痛。亦有瘀血、痰浊相互胶结，阻塞脉络，使头痛顽固难愈。

头痛病位虽在头，脏腑与肝、脾、肾密切相关，经脉与任督二脉、手足三阳经、足厥阴经关系密切，督脉为阳脉之海，故与督脉最为密切。风、火、痰、瘀、虚为致病之主要因素。邪阻脉络，任督二脉、手足三阳经、足厥阴经郁滞，清窍不利，精血不能上承，脑失所养，为头痛之基本病机。

| 诊断 |

1.**疼痛性质**：可呈胀痛、刺痛、冷痛、闷痛、压迫感、沉重感等。

2.**头痛部位**：两侧、后枕部、头顶部、前额或全头部。两侧颞部、后枕部等多有压痛。

3.**程度**：可以隐痛、微痛，也可剧痛。

4.**时间**：可呈阵发性，也可持续性。

5.**头痛经脉分类**：根据疼痛部位，进行辨证分经，为循经选穴打下基础。

（1）**阳明头痛**：疼痛部位在前额、眉棱、鼻根部。

（2）**少阳头痛**：疼痛部位在头侧部。

（3）**太阳头痛**：疼痛部位在后枕部，下连于项。

（4）**厥阴头痛**：疼痛部位巅顶部，下连于目。

6.**伴有症状**：头晕、恶心、呕吐、烦躁易怒、心慌、气短、恐惧、耳鸣、失眠、多梦、颈部僵硬等。

7.**诱因**：疲劳、生气、失眠、焦虑、忧郁、受凉等可诱发头痛或加重头痛。

治 疗

1. 锋针

（1）点刺络穴

①取穴：百会、太阳（双）、印堂。前额阳明头痛加攒竹、阳白、厉兑；巅顶厥阴头痛加四神聪、太冲；后枕太阳头痛加风池、大椎、后溪、昆仑；偏头少阳头痛加角孙、足窍阴。外感头痛加少商、商阳、关冲、少泽、风池；高血压头痛配耳穴降压沟、四神聪；血管神经性头痛加上星、阳白、阿是穴。

②刺法：锋针快速点刺放血，出血量根据头痛轻重挤出1~5滴，病情轻者宜少，重者宜多。外伤头部血肿者可根据瘀血多少出血1~20滴，重者可每日针1次，轻者2~3日1次。

（2）点刺结络

①取穴：太阳、委中、尺泽等穴区结络，顽固性双侧选取。

②刺法：寻找太阳、委中、尺泽等穴区结络，锋针点刺放血，可加拔火罐，2~3日1次。

（3）深部放血

①取穴：玉枕关。

②刺法：适于顽固性头痛的治疗，局麻后，锋针玉枕关等深刺放血，然后加拔火罐，多有大量瘀血而出，3~5日1次。

2. 镵针

①部位：头部、颈部。

②刺法：头部、颈部镵针循经络密集毛刺，以疏通气血，1日1次。

第十一节　三叉神经痛

| 概述 |

三叉神经痛是以一侧面部三叉神经分布区内反复发作的阵发性呈闪电样、刀割样、烧灼样、顽固性、难以忍受的剧烈性疼痛的病证，发病骤发、骤停，说话、洗脸、刷牙或微风拂面，甚至走路都会导致阵发性的剧烈疼痛。疼痛历时数秒或数分钟，疼痛呈周期性发作，发作间歇期同正常人一样。本病女性发病率略多于男性，发病率可随年龄而增长，三叉神经痛多发生于中老年人，右侧多于左侧，与诸阳经有关。属于中医面风痛、面颊痛等范畴。

| 病因病机 |

外感风寒或风热，风寒侵犯阳明，风阳升发，易犯头面，而寒为阴邪，其性凝滞，易伤阳气，致血脉收引，气血闭塞不通则痛；或外感风热，邪热上犯，热火熏蒸，产生疼痛。

情志不遂，休息不好，内伤七情，肝失疏泄，气机失常，肝气郁结，郁而化火，肝火上炎；或因肾阴不足，水不涵木，阴不制阳，阴虚阳亢，肝胆之火升腾，肝火循经上扰面颊而发病。

过食肥腻辛热之物，辛辣为热邪，热邪积于胃腑，肥腻之品郁而化热，可致胃中积热，胃热偏盛，循经上攻头面，致头面火瘀内停，发为面痛。

病程长久，脾虚运化失常，水湿内停，湿聚成痰，痰浊内盛，阻塞脉络；或久病入络入血，瘀血内阻，络脉不通，不通则痛，痰瘀互结，阻塞经脉更重，使病情缠绵难愈。

工作疲劳，劳力过度，脾胃损伤，耗伤气血，劳心思虑过度，损伤心血，睡眠不足，暗耗心血，导致气血、阴液不足，经脉失养，不荣则痛。

本病的病位在头面部三叉神经分布区，也是阳经循行部位，风寒入客，或外感风热，循经入里，或肝郁化火，或阳明热盛上攻，清窍被扰，或痰浊凝滞，或血瘀内阻，经脉不通，或阴虚阳亢，煎灼经络等所致。本病涉及经脉为手足阳明、少阳经等。

| 诊断 |

1. 发病年龄：高发于中老年患者，女性多于男性。

2. 疼痛特点：疼痛多呈撕裂性、刀割样、烧灼样疼痛，疼痛难以承受。而且发作前没有征兆。

3. 疼痛部位：疼痛由面部、口腔或下颌的某一点开始扩散到三叉神经某一支或多支，以第二支、第三支发病最为常见，第一支少见。其疼痛范围绝对不超越面部中线，亦不超过三叉神经分布区。偶尔有双侧三叉神经痛者。

4. 扳机点：扳机点亦称触发点，常位于上唇、鼻翼、齿龈、口角、舌、眉等处。轻触或刺激扳机点可激发疼痛发作。

5. 诱发因素：说话、吃饭、洗脸、剃须、刷牙、风吹等均可诱发疼痛发作，以致病人精神萎靡不振，行动谨小慎微，甚至不敢洗脸、刷牙、进食，说话也小心，唯恐引起发作。

6. 发作频率：疼痛反复发作，尤其是发作频繁的患者，其疼痛会持续几个小时或者整天都会有疼痛，但会自行缓解，过一段时间又会发作。

7. 其他症状：伴有出汗、流泪、瞳孔增大、皮肤肿胀、温度升高等。

治疗

1. 锋针

（1）点刺络穴

①取穴：十二井穴、十宣、翳风、上星、囟会、五处、承光、通天、络却、前顶、百会、头临泣、目窗、正营、承灵。顽固者选双侧。

②刺法：锋针点刺穴位出血，每次每穴出血5~10滴，上述穴位交替放血，每次取1组穴，3日1次，10次为1个疗程。

（2）深刺放血

①取穴：玉枕关。

②刺法：顽固性三叉神经痛，玉枕关局麻后，锋针深刺放血，然后加拔火罐，多有大量瘀血而出，症状多有缓解，3~5日1次。

2. 镵针

①取穴：颈背部阳性反应点。

②刺法：颈背部寻找阳性反应点，在穴位处作一局麻皮丘，镵针半刺，挑断皮下纤维数根，出血5~7滴，加拔火罐，5天1次，3次为1个疗程。

第十二节　枕神经痛

| 概述 |

枕神经痛是指枕大神经、枕小神经和耳大神经疼痛的总称，以枕大神经痛为主，同时累及枕小神经和耳大神经，以后枕部阵发性或持续性疼痛，也

可在持续痛基础上阵发性加剧。常由受凉、潮湿、劳累、睡眠姿势不良等因素诱发，属于中医头痛、眩晕等范畴。

| 病因病机 |

凉风、空调、电风扇等风寒之邪侵袭头颈部，寒主收引凝滞，头颈部经脉凝滞不通，产生疼痛。或由外伤、劳损等微量多次经脉受损，血脉因损伤出血而不能消散吸收，瘀阻于头颈部，导致经脉不通发病。或由七情失调，气机紊乱，气机郁滞，血行不畅，瘀血内阻，气滞血瘀，经脉不通则痛。

| 诊断 |

1. **病史**：常有受凉、感染或落枕史。

2. **症状**：一侧或双侧枕颈部刺痛、钻痛或跳痛。可伴有颈部疼痛、头晕等。

3. **体征**：支配的区域感觉过敏或减退，枕大神经出口处压痛明显，并可向同侧头顶部放射。

治疗

锋针

（1）点刺络穴

①取穴：风池、昆仑、关冲、完骨、太阳、大椎、阿是穴等。

②刺法：枕大神经痛锋针点刺风池、昆仑、关冲等出血；枕小神经痛点刺出血后加拔罐。疗效欠佳者可加刺太阳、大椎出血，2~3天治疗1次，痛剧时可2日1次。

（2）点刺结络

①取穴：委中、尺泽等处结络。

②刺法：委中穴结络，刺双侧或患侧，有颈肩麻木酸痛时点刺尺泽结络出血，2~3日1次。

（3）深刺放血

①取穴：玉枕关。

②刺法：局麻后，锋针玉枕关等深刺放血，然后加拔火罐，多有大量瘀血而出，症状多可即刻缓解，3~5日1次。适于顽固性枕神经痛的治疗。

第十三节　肋间神经痛

| 概述 |

肋间神经痛是指一根或几根肋间神经支配区疼痛的病证，伴有肌痉挛与压痛。属于中医胁痛范畴。

| 病因病机 |

七情内伤，气机失调，肝气郁结，气滞血瘀，阻塞经脉为病。或气郁化火，火热循经上犯，灼伤肝胆之经为病。或气郁化火，消灼阴液，肝肾阴亏，肝脉失养，不荣则痛。或肝郁脾虚，脾失健运，水湿内停，湿郁而化热，形成湿热，阻塞经脉而疼痛。或湿聚为痰，痰滞肋部，与瘀血相合，痰瘀互结，阻塞经脉为病。

外伤、剧烈咳嗽、用力过猛等肋部损伤，血溢脉外，瘀血内停，气机郁滞，形成瘀血肋痛。

| 诊断 |

1. **症状**：一个或几个肋间部位从背部沿肋间向胸腹前壁放射疼痛，疼痛性质多为刺痛或灼痛，呈半环状分布，多为单侧受累，也可双侧同时受累。咳嗽、深呼吸或打喷嚏往往使疼痛加重。

2. **体征**：胸椎棘突，棘突间或椎旁压痛和叩痛，少数患者沿肋间有压痛，受累神经支配区可有感觉异常。

治　疗

1. **锋针**

（1）**点刺络穴**

①取穴：外关、阳陵泉、阿是穴等。

②刺法：锋针点刺外关、阳陵泉、阿是穴等，加拔小号火罐，1日1次。

（2）**深刺放血**

①取穴：玉枕关、夹脊关。

②刺法：局麻后玉枕关、夹脊关锋针深刺放血，然后加拔火罐，多有大量瘀血而出，症状多有即刻缓解，1周1次，5次一疗程。

2. 梅花针

①取穴：局部阿是穴。

②刺法：梅花针由轻到重地叩刺疼痛、压痛最明显处，刺至局部皮肤有轻微出血时，加拔火罐，1日1次，6天为1个疗程。

第十四节　糖尿病周围神经病变

| 概述 |

糖尿病周围神经病变是指在排除其他原因的情况下，糖尿病患者出现周围神经功能障碍相关症状的病证，呈对称性疼痛和感觉异常，感觉异常有麻木、蚁走、虫爬、发热、触电样感觉，往往从远端脚趾上行可达膝上，患者有穿袜子与戴手套样感觉，痛呈刺痛、灼痛、钻凿痛。属于中医麻木、痹证等范畴。

| 病因病机 |

饮食失调，损伤脾胃，脾失健运，无力化生气血，气血亏虚，筋脉失养。或脾失健运，水湿内停，湿聚而为痰，痰阻筋脉。

内伤七情，气机失调，肝气郁结，气机郁滞，瘀血内停，气滞血瘀；肝气郁结，木气克土，导致脾虚，脾失健运，水湿内停，湿聚而为痰，痰瘀互结，阻于筋脉为病，则麻木、疼痛等。

先天禀赋不足，肝肾不足，或劳欲过度，损伤肝肾，导致肝肾阴亏，筋失所养，筋脉痿软无力、麻木不仁。亦有肾阳不足，不能温煦脾阳，致脾肾阳虚，温养无力，筋脉失养，则冷痛、麻木等。

| 诊断 |

1. 病史：糖尿病史、糖代谢异常史。

2. 症状：周围神经病变可双侧，可单侧，可对称，可不对称，但以双侧对称性者多见，下肢症状较上肢多见。

（1）**麻木：**麻木从远端开始，呈对称性，逐渐向上发展，还会有袜套样感觉、踩棉花感、蚁走感等，对温度、疼痛不敏感，有时发生烫伤、割伤等。

（2）**疼痛：**呈电击样、针刺、火烤、撕裂样疼痛等，往往轻微的触碰就会诱发，疼痛呈昼轻夜重，可有触觉过敏，甚则不忍棉被之压，须把被子支撑起来，晚期有营养不良性肌萎缩、无力。

（3）**伴有症状：**便秘、腹胀、倦怠乏力、消瘦等。

3. 体征：跟腱反射、膝腱反射减弱或消失，震动感觉减弱或消失，位置感觉减弱或消失，尤以深感觉减退为明显。

治 疗

1. 锋针

（1）点刺络穴

①取穴：十二井、阿是穴，可单侧，多双侧。

②刺法：穴位分组锋针点刺放血，1日1次。

（2）点刺结络

①取穴：双侧曲池、委中、三阴交等处结络。

②刺法：曲池、委中、三阴交等处结络放血，右手持针，中指控制进针深度，以不刺穿血管发生血肿，使血顺势自然流出，血自然停止后，闪火法拔罐，出血15~30ml，但总量不超50ml，2~3日1次，10次为1个疗程。

2. 镵针

①取穴：局部阿是穴。

②刺法：患处阿是穴小镵针毛刺，以溦出血为度，1日1次，10次1疗程。

第十五节　心悸

| 概述 |

心悸是指心中悸动、惊惕不安，甚至不能自止为主要症状的病证，又称惊悸、怔忡等，多为气血阴阳亏虚，痰饮瘀血阻滞所致。

| 病因病机 |

心悸的发生与年老体衰、膏粱厚味、七情内伤、寒邪侵袭等因素有关，而心脉痹阻是本病的主要病机，以心肾肝脾诸脏功能失调及气血阴阳虚衰为本，气滞、血瘀、痰浊、寒凝为标。本虚标实，心脉痹阻致成本病，而劳累、情绪激动、饱餐、饮酒则为本病之诱发因素，均可导致心悸的发作或加重。本病与手少阴心经、足太阳膀胱经、任督脉等经气郁滞、升降失常相关。

| 诊断 |

1. **病史**：中老年多见，多由情志刺激、惊怒、紧张、疲劳等诱发。

2. **症状**：自觉心慌不安，心跳异常，不能自主，心搏或快或慢，忽跳忽止，呈阵发性或持续性。脉象可见数、疾、促、结、代、沉、迟等。伴有胸闷、心烦、头晕、失眠、乏力等。

治疗

1. 锋针

①取穴：手少阴心经、足太阳膀胱经、任督脉穴位，如双内关、至阳、巨阙、双心俞、双厥阴俞、双中冲等。

②刺法：先在以上穴位用锋针刺血，每穴挤3~7滴血，再于督脉及膀胱经背俞穴行走罐，2~3日1次，5次一疗程。

2. 镵针

①取穴：胸背部反应点。

②刺法：前胸膻中、巨阙附近以及后背部厥阴俞、至阳附近寻找反应点，如褐色、红色反应点镵针半刺，挑出白色纤维状物为度，针刺后加拔火罐5分钟，1周1次，5次一疗程。

3. 梅花针

①部位：后背部。

②刺法：梅花针后背部叩刺，使局部发红，然后加拔火罐，1日1次。

第十六节　高血压病

| 概述 |

高血压病是在未使用降压药物的情况下，非同日 3 次测量血压，收缩压≥ 140mmHg 和（或）舒张压≥ 90mmHg。收缩压≥ 140mmHg 和（或）舒张压＜ 90mmHg 为单纯性收缩期高血压病。血压值持续或非同日 3 次以上超过标准血压为诊断标准，属于中医头痛、眩晕等范畴。

| 病因病机 |

过度精神紧张、恼怒等情志失调，肝气郁结，气郁化火，肝火上逆。或肝火伤肾阴，阴虚阳亢。或肝气郁结，气滞血瘀，瘀血内停，滞于脑窍，清窍失养所致。

饮食失调，损及脾胃，或长期忧思伤脾，脾失健运，水湿内停，酿生痰湿，痰浊上扰，清窍受蒙所致。

先天禀赋不足，或房劳过度，伤及肾精，肾精亏虚，阴虚阳亢，阴阳失于平衡，脏腑功能紊乱，髓窍失养而致。

总之，本病主要病因为情志失调、饮食不节、久病劳伤、先天禀赋不足等，主要病理环节为风、火、痰、瘀、虚，病机性质为本虚标实，肝肾阴虚、肝阳上亢为本，痰浊、瘀血为标，与肝、脾、肾等脏腑关系密切。

| 诊断 |

1. 血压标准

目前国内高血压病的诊断采用 2000 年中国高血压病治疗指南标准如下。

类别	收缩压（mmHg）	舒张压（mmHg）
正常血压	＜ 120	＜ 80
正常高值	120~139	80~89
高血压	≥ 140	≥ 90
1 级高血压（轻度）	140~159	90~99
2 级高血压（中度）	160~179	100~109

类别	收缩压（mmHg）	舒张压（mmHg）
3级高血压（重度）	≥180	≥110
单纯性收缩期高血压	≥140	<90

2.伴随症状

头痛、眩晕等，常伴有冠心病、糖尿病、高尿酸血症、高脂血症、肥胖症等，患高血压病后容易引起心、脑、肾的合并症，如心绞痛、心肌梗死、脑卒中、肾功能不全等。

治疗

锋针

（1）点刺络穴

①取穴：百会、双太阳、印堂、禾髎、天柱、大椎、行间、耳尖、足井穴等。高血压眩晕加头维，前额闷胀不适加攒竹、印堂、上星；剧痛者再加四神聪；颈项强痛加风池。

②刺法：上述穴位锋针分组点刺，每穴出血6~7滴，1日1次，10次为1个疗程。

双侧耳尖穴常规消毒后，以锋针或6号注射针头点刺耳尖，每侧放血8~10滴，1~2日1次，10次为1个个疗程。

（2）深刺放血

①取穴：玉枕关、夹脊关、尾闾关等。

②刺法：局麻后，玉枕关、夹脊关、尾闾关等深刺放血，然后加拔火罐，多有大量瘀血而出，1周1次，5次一疗程。

第十七节　椎－基底动脉供血不足

| 概述 |

椎－基底动脉供血不足是指各种原因引起的椎－基底动脉狭窄（或闭塞）引起间歇性、反复发作性的神经功能障碍而出现的眩晕、恶心、呕吐、耳

鸣、听力减退等病证，常见于中老年人。属于中医眩晕、厥证等范畴。

| 病因病机 |

饮食失调，损伤脾胃，脾失健运，化生气血无力，气血亏虚，脑失所养所致。或脾失健运，水湿内停，湿聚而为痰，痰浊循经上犯于脑。

内伤七情，气机失调，肝气郁结，气机郁滞，瘀血内停，气滞血瘀，痹阻脑部经脉所致。或肝气郁结，木气克土，导致脾虚，脾失健运，水湿内停，湿聚而为痰，痰瘀互结，阻于脑部筋脉为病。

先天禀赋不足，肝肾不足，或劳欲过度，损伤肝肾，导致肝肾阴亏，脑失所养。或肝肾阴虚，阴虚火旺，虚风内动，风火上煽，扰动脑神所致。

椎－基底动脉供血不足病机是以气血、精血虚弱，脑失所养为本为主，挟以风、火、痰、瘀为标，痰饮瘀血阻滞脑络，风火上扰清窍而发病，与肝、脾、肾关系密切。经络与督脉、足太阳经等相关。

| 诊断 |

1. **病史**：中老年人，有脑动脉硬化、高血压病、颈椎病、低血压病及心脏病史者多发本病。

2. **症状**：眩晕、恶心、呕吐、偏头痛、步态不稳，或视力模糊、复视、单眼及双眼同侧视野缺损，或语言不利、昏厥或跌倒、面部及四肢麻木。眩晕多在头颈部快速转动或体位改变时发生，呈旋转性、浮动性或摇摆性，双下肢发软，站立不稳，有地面移动或倾斜感，一般持续数分钟，数小时或数天。少数患者有猝倒发作，常在迅速转头时突发双下肢无力倒地，意识清楚，能自行站立，数秒钟或数分钟后恢复，可伴有颈项酸痛、后枕部痛、颈部活动受限。

3. **检查**：前庭功能冷热试验正常或减退，经颅多普勒及 BAEP 检查有异常改变。X 线片颈椎骨质增生、椎间隙狭窄，CT 颈椎间盘突出等异常改变。

治 疗

1. 锋针

（1）点刺络穴

①取穴：大椎、风府、哑门、百会、关冲。

②刺法：锋针点刺大椎、风府、哑门、百会、关冲等，以出血为度，拔罐10分钟，3天1次，如患者体弱，可每周1次，8次为1个疗程。

（2）深刺放血

①取穴：玉枕关、夹脊关、尾闾关等。

②刺法：局麻后，玉枕关、夹脊关、尾闾关等锋针深刺放血，尤其玉枕关，然后加拔火罐，多有大量瘀血而出，症状多有即刻缓解，1周1次，5次一疗程。

2. 镵针

①取穴：背部反应点。

②刺法：背部附近寻找反应点，褐色、红色反应点镵针半刺，以挑出白色纤维状物为度，针刺后拔火罐5分钟，1周1次，5次一疗程。

3. 梅花针

①部位：颈背部、头后部。

②刺法：以梅花针在颈背部、头后部叩刺，使局部发红、微似出血，然后颈背部加拔火罐，1日1次。

第十八节 感冒

| 概述 |

感冒是机体感受风邪等或时行邪气，引起肺卫功能失调，出现恶寒、发热、鼻塞、流涕、喷嚏、头痛、全身不适、脉浮等为主要临床表现的一种外感病证，感冒又称伤风、冒风、伤寒等。

| 病因病机 |

正气素虚，或是素有肺系疾病，肺气本虚或肺卫不固而感受外邪，六淫病邪或时邪，侵袭人体的途径或从口鼻而入，或从皮毛而入，而肺为华盖，开窍于鼻，职司呼吸，外主皮毛，为娇脏，不耐邪侵，故外邪从口鼻、皮毛入侵，肺卫首当其冲。肺卫功能失调，卫表不和。

| 诊断 |

1. **病史：**以冬春季多见，多有伤风受凉、淋雨冒风等经过。时行感冒呈流行性发病。

2. **症状：**初起鼻咽部痒而不适，鼻塞、流涕、喷嚏、语声重浊或声嘶、恶风、恶寒、头痛等。继而发热、咳嗽、咽痛、肢节酸重不适等。暑湿感冒患者病及脾胃，而兼有胸闷，恶心，呕吐，食欲减退，大便稀溏等症。时行感冒起病急，全身症状显著，如高热、头痛、周身酸痛、疲乏无力等。起病较急，病程较短，病程 3~7 天，普通感冒一般不传变。

治 疗

1. **锋针**

①取穴：风热型，取大椎、双少商。头痛、头晕加印堂、双太阳。

②刺法：锋针点刺大椎、少商，大椎加拔罐，两穴均使其出血。用刺络法治疗感冒，最常用的穴位是大椎穴，该穴属于督脉，督脉总督一身之阳气，与诸阳经相会，为人身清解外邪的第一要穴，通过刺络使风热或风寒之邪随血外泄。比较顽固或较重的感冒，用刺络拔罐结合刮痧法有较好疗效。牛角刮痧板蘸少许清油，自大椎到命门及两侧膀胱经由上至下刮 30 遍。

2. **镵针**

（1）**镵针毛刺法**

①部位：循督脉、足太阳膀胱经、手太阴肺经等。

②刺法：循督脉、足太阳膀胱经、手太阴肺经等，镵针毛刺，每隔 2~3cm 选一针刺点，疼痛部位可以点刺密集些，以稍出血或不出血为度，1 日 1 次。

（2）**镵针半刺法**

①部位：上背部反应点。

②刺法：习惯性感冒上背部寻找反应点，褐色、红色反应点镵针半刺，以挑出白色纤维状物为度，一般治疗 1 次。

3. **毫针**

①取穴：双风池、风门。

②刺法：风寒型，用毫针刺双风池穴，再点刺风门穴出血，加拔火罐，2日1次。

4. 梅花针

①取穴：大椎、双肺俞、双风门等。

②刺法：梅花针叩刺大椎、双肺俞、双风门等，然后拔罐10分钟。1日1次。

第十九节　咳嗽

｜概述｜

咳嗽是指由外感或内伤等因素，导致肺失宣肃，肺气上逆，冲击气道，发出咳声或伴咯痰为临床特征的病证。有声无痰称为咳，有痰无声称为嗽，有痰有声谓之咳嗽。临床上多为痰声并见，很难截然分开，故以咳嗽并称。

｜病因病机｜

由于气候突变或调摄失宜，外感六淫，从口鼻或皮毛而入，使肺气被束，肺气壅遏不畅，失于肃降所致。若不能及时使邪外达，可进一步发生演变转化，表现风寒化热、风热化燥，或肺热蒸液成痰等，引起肺失肃降。由于四时之气不同，因而人体所感受的致病外邪亦有区别，风为六淫之首，其他外邪多随风邪侵袭人体，所以外感咳嗽常以风为先导，或挟寒，或挟热，或挟燥，其中尤以风邪挟寒者居多。

饮食不当，嗜烟好酒，内生火热，熏灼肺胃，灼津生痰。或饮食生冷不节，肥甘厚味，损伤脾胃，脾失健运，水湿内停，痰浊内生，上干于肺，阻塞气道，致肺气上逆而作咳。

情志刺激，内伤七情，肝失疏泄调达，气机郁结，气郁化火，气火循经上逆犯肺，木火刑金，致肺失肃降而作咳。

肺气虚者，常由肺系疾病日久，迁延不愈，耗气伤阴，肺不能主气，肃降无权而肺气上逆作咳。或肺气虚不能布津而成痰，肺阴虚而虚火灼津为痰，痰浊阻滞，肺气不降而上逆作咳。

肾气虚者，多由于素体肾气虚弱，或房劳过度，损伤肾气，或久病及肾，而致肾气虚弱，肾不纳气，气浮于上而咳。

外感咳嗽与内伤咳嗽可相互影响为病，病久则邪实转为正虚，外感咳嗽如迁延失治，邪伤肺气，更易反复感邪，而致咳嗽屡作，久则从实转虚，肺脏虚弱，阴伤气耗，转为内伤咳嗽。肺脏有病，肺失肃降，卫外不固，易受外邪引发或加重，内伤与外感咳嗽并存。由此可知，咳嗽虽有外感、内伤之分，但有时两者又可互为因果。

| 诊断 |

1. 症状： 咳逆有声，咽痒咯痰。外感咳嗽，起病急，可伴有寒热等表证；内伤咳嗽，每因外感反复发作，病程较长，咳嗽而伴见脏腑症状。

2. 检查：（1）听诊：可闻及两肺野呼吸音增粗，或伴散在干湿性啰音。（2）检验：急性期，血常规中白细胞总数和中性粒细胞增高。（3）X线片：正常或肺纹理增粗。

治 疗

1. 锋针

（1）点刺络穴

①取穴：天突、大椎、膻中、肺俞、脾俞、肾俞、太阳、中府、列缺等。单纯性咳嗽配丰隆；喘息性咳嗽配尺泽、少商等。

②刺法：上述穴位锋针快速点刺穴位3~4下，然后拔罐10分钟，使之出血为度，少商锋针点刺挤血，2日1次，3次为1个疗程。

（2）点刺结络

①部位：双侧鱼际，足内侧、足背、耳背等结络。

②刺法：鱼际，足内侧、足背、耳背等结络以锋针点刺放血，2~3日1次。

2. 镵针

①取穴：胸背部反应点。

②刺法：前胸膻中、云门附近以及后背部寻找反应点，如褐色、红色反应点用镵针半刺，以挑出白色纤维状物为度，针刺后拔火罐5分钟，1周1次，5次一疗程。

3. 梅花针

①取穴：胸背部反应点、肺俞、膏肓俞、脾俞、肾俞等。

②刺法：梅花针在上述部位密集叩刺，使皮肤微似出血，然后加拔火罐，3日1次。

第二十节　哮喘

| 概述 |

哮喘是分为喘证与哮证，喘证为气息急促、呼吸困难，甚则张口抬肩、不能平卧的病证，哮证为发作时喉中哮鸣有声，呼吸急促困难、喘息不能平卧的病证，常哮喘并称，是反复发作的痰鸣气喘疾患，发作时喉中哮鸣有声，呼吸气促困难，甚至喘息不能平卧、胸闷、咳嗽等，多在夜间、清晨发作、加剧，遇异味、寒冷等诱发，多数患者可自行缓解或经治疗缓解。

| 病因病机 |

感受外邪，以风寒之邪居多，风寒束表，肺气失宣，气逆于上。或风寒缠绵日久，邪伏于里，留于肺脏而致病。或久居寒湿之地，寒湿侵袭，日久聚湿成痰，寒痰犯肺，肺气失降。或感受温热、火热之邪，热邪犯肺，灼津成痰。或感受异物、异味的刺激如烟尘、花粉等，导致肺气壅阻，寒凝津液为痰，痰阻气道，气道不畅、肺气不宣，发为哮喘。

饮食失节，损伤脾胃，脾失健运，水湿内停，痰湿内生，上干于肺，壅阻肺气而发哮喘。或进食鱼虾蟹等，导致脾失健运，饮食不能正常转化为精微，反而变成痰浊，上干于肺。或过咸过甜食物等，过咸伤肾，过甜伤脾，肾主水，脾主运化水湿，脾肾被伤，水湿内停，聚而成痰，痰湿上犯于肺，肺失宣降，发为哮喘。

忧思气结，肺气结不能宣发，肝气郁滞，木气克土，肝郁脾虚，脾失健运，水湿内停，聚湿成痰，痰浊上犯。肝气郁结，反克肺金，肝气上逆犯肺，肺气痹阻，不得宣降，发生哮喘。或惊恐伤肾，肾不纳气，肺气浮越，肺失宣降，发为哮喘。

素体肾虚，或久病及肾，或年老肾虚，或房劳伤肾，导致肾气不足，肾为气之根，肾失摄纳，气浮于上。或肾阳衰微，不能化气行水，水凌心肺，而引起哮喘。或劳力过度，损伤脾气，脾失健运，水湿内停，聚湿成痰，痰湿上犯。或反复感冒，损伤肺气，或肺病日久，肺气耗损，肺主通调水道，肺气虚弱，气不化津，水道不通，痰饮内生。

哮喘病位在肺，与脾、肾、肝等关系密切，病机为内有伏痰，遇有外邪、异味、食物等，导致肺气失宣，痰随气升，气因痰阻，痰气搏结，壅塞气道，肺管狭窄，通气不利，肺气升降失常，以致痰鸣吼响、气急短促。本病与手太阴肺经、足太阳膀胱经、任脉、督脉等经气郁滞、升降失常相关。

| 诊断 |

1. 病史：多有哮喘发作史。

2. 症状：发作性伴有哮鸣音的呼气性呼吸困难或发作性咳嗽、胸闷，严重者被迫采取坐位或呈端坐呼吸，干咳或咳大量白色泡沫样痰，甚至出现口唇发绀等，哮喘症状可在数分钟内发作，经数小时至数天，用支气管舒张剂或自行缓解。某些患者在缓解数小时后可再次发作。多于夜间及凌晨发作和加重是哮喘的特征之一。

3. 体征：发作期胸部呈过度充气状态，胸廓膨隆，叩诊呈过清音、哮鸣音，呼气延长。严重哮喘发作时常有呼吸费力、大汗淋漓、发绀、胸腹反常运动、心率增快等体征。

4. 检查：（1）血液常规可有嗜酸性粒细胞增高，并发感染者可有白细胞数增高，分类中性粒细胞比例增高。（2）痰液检查涂片可见较多嗜酸性粒细胞。（3）哮喘发作时，肺活量减少、残气量增加、功能残气量和肺总量增加，残气占肺总量百分比增高。（4）可有缺氧，PaO_2 和 SaO_2 降低，由于过度通气可使 $PaCO_2$ 下降，pH 值上升，表现呼吸性碱中毒。如重症哮喘，可有缺氧及二氧化碳潴留，$PaCO_2$ 上升，表现呼吸性酸中毒。如缺氧明显，可合并代谢性酸中毒。（5）X 线检查早期可见两肺透亮度增加，呈过度充气状态；缓解期多无明显异常。如并发呼吸道感染，可见肺纹理增加及炎症性浸润阴影。

治疗

1. 锋针

（1）点刺络穴

①取穴：手太阴肺经、足太阳膀胱经、任督经等穴位，如大椎、中府、太

渊、双定喘、双肺俞、双膈俞、膻中、双丰隆、T$_{1-7}$两旁膀胱经内侧循行线。

②刺法：先在膀胱经走罐至局部皮肤紫红，继在大椎等穴行闪罐法5~6次，再用锋针在以上穴位快速点刺3~5下，见血后拔罐8~10分钟，3日治疗1次，10次为1个疗程。

（2）点刺结络

①取穴：耳背、中府、膻中等结络。

②刺法：寻找耳背、中府、膻中等结络，锋针点刺，每次出血1~2ml，2~3天1次。

（3）深刺放血

①取穴：玉枕关、夹脊关、尾闾关等。

②刺法：局麻后，以锋针在尾闾关、夹脊关、玉枕关等深刺放血，然后加拔火罐，多有大量瘀血而出，症状多有即刻缓解，每次1穴，7日1次，本法适用于顽固性哮喘。5次一疗程。

2. 镵针

①取穴：胸背部反应点。

②刺法：用半刺法，在胸背部寻找反应点，褐色、红色反应点镵针半刺，以挑出白色纤维状物为度，针刺后拔火罐5分钟，1周1次，5次一疗程。

3. 梅花针

①取穴：胸背部。

②刺法：梅花针于胸背部叩刺，使局部潮红，然后拔火罐，1日1次。

4. 静脉输液针

①部位：肘窝及附近寻找变异阴络。

②刺法：顽固性患者，于肘窝及附近寻找变异阴络，大号静脉输液针刺入，连接大针管抽取瘀血，血尽而止，一般数十毫升不等，5日1次。

第二十一节　胃痛

▎概述▎

胃痛是以上腹胃脘部、近心窝处疼痛为主的病证。又称心痛、心下痛、胃痞等，属于西医慢性胃炎、胃溃疡、十二指肠溃疡、胃肠道功能紊乱等。

| 病因病机 |

胃部感受外邪，如寒、湿、热等外邪客于胃部，导致胃部气机阻滞，气血不通，不通则痛。其中以寒邪为主，寒属阴邪，其性凝滞收引，气候寒冷，寒邪由口吸入，或脘腹受凉，寒邪直中，内客于胃，或服药苦寒太过，或寒食伤中，致使寒凝气滞，胃气失和，胃气阻滞，不通则痛。

饮食不节，损伤脾胃，饮食停滞，致使胃气失和，胃中气机阻滞，不通则痛。或五味过极，辛辣无度，胃中积热，阻遏气机，或恣食肥甘厚味，伤脾碍胃，蕴湿生热，阻滞气机，以致胃气阻滞，不通则痛，皆可导致胃痛。患病之后，饮食失调，又可使病情加重。

七情所伤，肝失疏泄，气机失调，肝郁气滞，木旺克土，横逆犯胃，以致胃气失和，胃气阻滞，即可发为胃痛。肝郁日久，又可郁而化火，火热犯胃，灼伤胃络，导致肝胃郁热而痛。七情所伤，肝失疏泄，气机不畅，气郁气滞，气滞则血瘀，阻滞胃络，或久痛入络，胃络瘀阻，可形成气滞血瘀型胃痛。

若素体不足，脾胃虚弱，或劳倦过度，损伤脾气，或久病脾胃受损，气血未复，均可引起脾胃虚弱，化源不足，气血虚弱，胃脉失养，不荣则痛。肾为先天之本，阴阳之根，若肾阳不足，火不暖土，可致脾阳虚，而成脾肾阳虚，胃失温养之胃痛。若肾阴亏虚，肾水不能上济胃阴，可致胃阴虚，胃失濡养则胃痛。

胃痛病位在胃，但与脾、肝、肾相关，为外邪、气滞、瘀血、食积、痰浊阻滞胃络，不通则痛，或气血不足、肾气亏虚，不荣于胃，不荣则痛。胃痛与任脉、足阳明胃经、足厥阴经、足太阳经等有关。

| 诊断 |

1. 症状：上腹近心窝处胃脘部疼痛，可有胀痛、刺痛、钝痛、隐痛、闷痛、绞痛等，可为持续性，也可为阵发性。上腹隐痛、食欲减退、餐后饱胀、反酸等。伴有恶心、不欲饮食、恶心、纳差、餐后饱胀、反酸、贫血、消瘦等。

2. 检查：上腹部不同程度的压痛。胃镜、上消化道钡餐造影、幽门螺旋杆菌检测等有助诊断。

治疗

1. 锋针

（1）点刺络穴

①取穴：任脉、足阳明胃经、足厥阴经、足太阳经等穴位，如中脘、足三里、胃俞、脾俞、太冲、至阳、脊椎两侧压痛点。

②刺法：中脘、足三里、胃俞、脾俞、太冲、至阳、脊椎两侧压痛点等锋针点刺，然后拔火罐，第 T_{12} 棘突旁开 1 寸处沿两侧第 12 肋下缘，用双手拇指腹力循按，按之最酸沉作为施术处。在穴位处作一局麻皮丘，用锋针直刺入皮下，挑断皮下纤维数根，出血 5~7 滴，加拔火罐，5 天挑治 1 次，3 次为 1 个疗程。

（2）穴位深刺

①部位：夹脊穴。

②刺法：顽固性胃痛夹脊穴局麻后，以锋针深刺至骨放血，加拔火罐，5 日 1 次。

2. 镵针

①取穴：背部阳性反应点、足三里。

②刺法：慢性胃痛患者在背部及足三里附近寻找反应点，褐色、红色反应点镵针半刺，以挑出白色纤维状物为度，针刺后拔火罐 5 分钟，1 周 1 次，5 次一疗程。

第二十二节　呕吐

｜概述｜

呕吐是指因胃气上逆，胃内容物从口中吐出的病证。常见于急性胃炎、贲门痉挛、幽门梗阻、胰腺炎、胆囊炎或颅脑疾病，某些药物也能引起呕吐。

｜病因病机｜

六淫之邪，或秽浊之气外邪犯胃，邪气犯胃，气机不利，胃失和降，水谷随逆气上出，发生呕吐，以寒邪致病居多。

暴饮暴食，过食肥甘、醇酒辛辣，或误食不洁之物，伤胃滞脾，食滞内停，胃失和降，胃气上逆，发生呕吐。饮食所伤，脾胃运化失常，水谷不化生精微，反成痰饮，停积胃中，痰饮上逆，发生呕吐。

情志失调，肝失条达，木气克土，横逆犯胃，胃失和降。或忧思伤脾，脾失健运，食停难化，胃失和降，亦可致呕。脾胃素弱，水谷易于停留，偶因恼怒，食随气逆，而致呕吐。

病后体虚，劳倦过度，脾胃素虚，耗伤中气，胃虚不能盛受水谷，脾虚不能化生精微，停积胃中，上逆成呕。若脾阳不振，不能腐熟水谷，以致寒浊内生，气逆而呕。或热病伤阴，或化火灼伤阴液，以致胃阴不足，胃失濡养，不得润降，而成呕吐。

呕吐的病机无外乎虚实两大类，实者由外邪、饮食、痰饮、气郁等邪气犯胃，致胃失和降，气逆而发；虚者由气虚、阳虚、阴虚等正气不足，使胃失温养、濡润，胃虚不降所致。

| 诊断 |

1. 病史：饮食不节、过食生冷、情志刺激等病史。

2. 症状：呕吐食物、水液等胃内容物，或干呕无物，时作时止，伴有胃脘满闷不舒、厌食、反酸、恶心等。

治疗

锋针

（1）点刺络穴

①取穴：内关、足三里、曲泽、胃俞、中脘等。肝气犯胃，可加阳陵泉；脾胃虚弱可加阴陵泉、章门、脾俞穴。

②刺法：上述穴区锋针点刺，拔罐10分钟，2~3日1次。

（2）点刺结络

①取穴：穴区结络、金津、玉液。

②刺法：锋针在穴区结络点刺出血，让其自然流淌，出血停止后加拔火罐10分钟，2~3日1次。

顽固性呕吐分别对金津、玉液快速点刺出血，点刺后漱口，吐出即可，3日1次。

第二十三节　呃逆

| 概述 |

呃逆又称膈肌痉挛，是指胃气上逆动膈，以气逆上冲，喉间呃呃连声，声短而频，令人不能自止为主要临床表现的病证。呃逆古称哕、哕逆等。

| 病因病机 |

进食太快、过食生冷等，致寒气蕴蓄于胃，胃失和降，胃气上逆，上冲动膈，使膈间气机不利，发生呃逆。或过食辛热之品，燥热内生，胃失和降，胃气上逆动膈，也可发为呃逆。

七情内伤，肝气郁结，气机不利，木气克土，横逆犯胃，胃失和降，胃气上逆动膈。肝郁脾虚，脾失健运，水湿内停，聚湿生痰，胃气上逆挟痰动膈，皆可发为呃逆。

素体不足，年高体弱，正气亏虚，中气不足，使脾胃虚弱，胃失和降。或胃阴不足，不得润降，致胃气上逆动膈，而发生呃逆。若病深及肾，肾失摄纳，冲气上乘，挟胃气上逆动膈，也可导致呃逆。

呃逆的病位在膈，病变关键脏腑为胃，并与肺、肝、肾有关。为胃失和降，胃气上逆动膈所致。

| 诊断 |

1. 病史： 可有进食过冷、过热、过快、过于辛辣，或情志郁怒等病史。

2. 症状： 以呃逆为主症，呃声频频，呈持续状态不能自制，可伴呕吐，情绪紧张，胸膈脘腹间胀满、疼痛，或有嗳气、纳呆，甚则厌食、不寐等症。

治　疗

1. 锋针

①取穴：大椎、膈俞、肝俞；身柱、脾俞、胃俞；中脘、膻中、气海、足三里、内关。

②刺法：每次选1组穴，先用锋针点刺，以激出血为度。然后拔火罐8~10

分钟，1日1次。病程长者刺足三里、膈俞，出血量数毫升至数十毫升，甚至可达 60~100ml，每穴均应拔火罐，一般经1~3次可愈。

2. 镵针

①取穴：背部、腹部阳性反应点。

②刺法：顽固性呃逆患者在背部附近寻找反应点，褐色、红色反应点镵针半刺，以挑出白色纤维状物为度，针刺后拔火罐5分钟，1周1次，5次一疗程。

第二十四节　腹痛

| 概述 |

腹痛是以胃脘以下、耻骨毛际以上的部位发生疼痛为主症的病症。常见于西医肠易激综合征、消化不良、胃肠痉挛、肠粘连、肠道寄生虫等。本病指内科腹痛，外科、妇科腹痛不属此列。

| 病因病机 |

六淫外邪，侵入腹中，阻遏气机，可引起腹痛。风寒之邪直中经脉则寒凝气滞，涩而不行，经脉受阻，不通则痛。伤于暑热，或寒热不解，郁而化热，或湿热壅滞，可致气机阻滞腹络，腑气不通而见腹痛。

暴饮暴食，饮食停滞，阻遏腹气，纳运无力；恣食肥甘厚腻辛辣，酿生湿热，蕴蓄肠胃，阻遏气机；或过食生冷，致寒湿内停等，中气受损，损伤脾胃，腑气通降不利，而发生腹痛。饮食不洁，肠虫滋生，攻冲窜扰，腑气不通则痛。

情志不遂，七情内伤，则肝失条达，气机郁结、阻滞而痛作。若气滞日久，血行不畅，气滞则瘀血，瘀血内阻，发为腹痛。跌扑损伤，脉络瘀阻，或腹部术后，血络受损，亦可形成腹中血瘀，不通则痛。

素体脾阳亏虚，虚寒中生，渐至气血不足，脾阳虚而不能温养，不荣则腹痛。病久肾阳不足，脾阳失于温煦，脏腑虚寒，腹痛日久不愈。

本病主要有寒凝、火郁、食积、气滞、血瘀，腹中脏腑气机阻滞，气血运行不畅，经脉痹阻，不通则痛，或气血阴阳虚弱，脏腑经脉失养，不荣则痛。

| 诊断 |

1. 病史： 可有饮食、情志、受凉史等。

2. 症状： 胃脘以下、耻骨毛际以上部位疼痛，若因外感，突然剧痛，伴发症状明显者，属于急性腹痛；内伤起病缓慢，痛势缠绵者，则为慢性腹痛。腹痛拘急，疼痛暴作，痛无间断，坚满急痛，遇冷痛剧，得热则减者，为寒痛；痛在脐腹，痛处有热感，时轻时重，或伴有便秘，得凉痛减者，为热痛；腹痛时重时轻，痛处不定，攻冲作痛，伴胸胁不舒，腹胀，嗳气或矢气则胀痛减轻者，属气滞痛；少腹刺痛，痛无休止，痛处不移，痛处拒按，入夜尤甚，伴面色晦暗者为血瘀痛；因饮食不慎，脘腹胀痛，嗳气频作，嗳后稍舒，痛甚欲便，便后痛减者，为伤食痛。暴痛多实，伴腹胀、呕逆、拒按等；虚痛病程较久，痛势绵绵，喜揉喜按。

胁腹、两侧少腹多属肝胆经腹痛；大腹疼痛，多为脾胃经腹痛，脐腹疼痛多，为大小肠经腹痛；脐以下少腹疼痛，多属肾、膀胱、胞宫腹痛。

3. 辅助检查： 血常规、胃肠镜、B超等有助本病诊断。

1. 锋针

①取穴：少商，商阳，脐周上、下、左、右各1穴。肝胆经腹痛加太冲、阳陵泉；脾胃经腹痛加脾俞、胃俞、足三里、阴陵泉；大小肠经腹痛加大肠俞、小肠俞、足三里；肾经腹痛加太溪、肾俞等。

②刺法：锋针在手井穴点刺放血，再在脐周四穴点刺放血，随后以神阙为中心拔罐直至少量出血为止，一般为30分钟。太冲、阳陵泉、脾俞、胃俞、足三里、阴陵泉、大肠俞、小肠俞、太溪、肾俞等点刺放血，加拔火罐8~10分钟，2天1次。

2. 镵针

①取穴：腰背部阳性反应点。

②刺法：在患者腰背部寻找反应点或用双手拇指腹力循按，按之最酸沉作为施术处，穴位处作一局麻皮丘，镵针半刺，直刺入皮下，挑断皮下纤维数根，出血5~7滴，加拔火罐8~10分钟，5天挑治1次，3次为1个疗程。

第二十五节 泄泻

| 概述 |

泄泻又称腹泻，是排便次数增多，粪质稀溏、完谷不化、甚至泻出如水样的病证。属濡泻、洞泻、溏泄、飧泻等范畴，见于西医慢性肠炎、肠易激综合征、胃肠功能紊乱、溃疡性结肠炎等。

| 病因病机 |

六淫入侵，脾胃失调，皆可致泻，以寒、湿、暑、热为常见，其中又以感受湿邪致泻者尤多。湿邪困脾，脾失健运，水湿内停，湿邪下注，发为泄泻。

饮食过量，停滞不化，伤及脾胃，或恣食膏粱厚味，辛辣肥腻，湿热内生，蕴结肠胃，或误食生冷不洁之物，导致脾胃损伤，运化失职，水谷精微不能转输吸收，停为湿滞，湿邪下注，皆可引起泄泻。

七情内伤，失于疏泄，横逆乘脾犯胃，脾胃不和，运化失常，水湿内停，而成泄泻。发病之后，遇情志刺激或加重。

素体脾虚，或饮食所伤，或劳倦内伤，或久病缠绵不愈，均可导致脾胃虚弱，脾气不足，失于健运，水湿内停，水反为湿，谷反成滞，湿滞不去，清浊不分，混杂而下，遂成泄泻。

脾虚及肾，或年老体弱，或久病之后，损伤及肾，肾阳虚衰，命门之火不足，则不能温煦脾土，形成脾肾俱虚，运化失司，水湿内停，引起泄泻。

本病基本病机是脾虚湿盛，部位在脾胃、大小肠，后期与肝肾关系密切。

| 诊断 |

1. **病史**：多有暴饮暴食、饮食不洁病史。
2. **症状**：大便稀溏，或完谷不化，或粪质清稀，甚至泻出如水样，大便次数增多，每日数次至十余次。伴有腹胀、腹痛、肠鸣、纳呆等。
3. **检查**：大便常规检查、大便培养，纤维结肠镜检等有助诊断。

治疗

1. 锋针

①取穴：天枢、关元、足三里、上巨虚，脾胃虚弱加阴陵泉，胸胁满加足临泣、太冲、足窍阴，恶寒肢冷加关元；肺俞、心俞、肝俞、脾俞、肾俞、大肠俞、小肠俞、承山。两组穴位交替使用。

②刺法：锋针点刺出血，加拔罐8~10分钟2天1次，3次1疗程，两组穴位交替使用。

2. 镵针

①取穴：腰背部阳性反应点。

②刺法：患者腰背部寻找反应点或用双手拇指腹循按，按之最酸沉处，作一局麻皮丘，镵针半刺，直刺入皮下，挑断皮下纤维数根，出血5~7滴，加拔火罐，5天1次，3次为1个疗程。

第二十六节　胆囊炎

| 概述 |

胆囊炎是因胆囊运动功能障碍及感染，导致胆囊黏膜的损害，黏膜扁平、萎缩、胆囊壁增厚并纤维化，表现为反复发作、轻重不一的腹胀，右上腹及上腹不适或疼痛，常放射至右肩背，伴嗳气、泛酸等病证，进油腻食物症状加剧，是胆道系统感染性炎症的一种，属于中医胁痛、胆胀范畴。

| 病因病机 |

平素喜食辛辣，或嗜酒无度，或恣食油腻、厚味之品，湿热内生，损伤脾胃，脾胃失其运化之权，湿浊内停，导致气机壅塞，升降失常，土壅则木郁，使肝胆疏泄失职，胆汁流通不畅，故胁肋胀痛等。

七情内伤、肝气郁结，气滞则血瘀，瘀血阻于胁络，而致胁痛。或肝气郁结，疏泄失职，气机失常，胆失通降，久郁蕴热，而成胁胀痛等。

寒湿不适，易感外邪，湿热之邪，最易侵犯肝胆或外邪侵袭，入里化热，湿热壅滞，肝失条达，使胆之疏泄失常而致胁痛。或素体湿热内蕴，阻于肝胆，使肝失疏泄，胆失通降而致胆胀。亦有湿热蕴结交蒸肝胆，湿邪多从热化，久必煎熬胆汁，聚而为石，阻塞胆腑气机，不通则痛则胀。

| 诊断 |

1. **病史**：常有食油腻食物诱发史，反复发作史。

2. **症状**：腹痛位于右上腹，可有疼痛、胀满，或疼痛不明显，只有胀感，也可没有症状，如有急性发作，症状较为明显，疼痛可放射至右肩背部。伴有餐后上腹饱胀、嗳气、恶心、呕吐、口苦等。

3. **检查**：右上腹部胆区有压痛，也可压痛不明显。白细胞计数常增高或正常。B超可显示胆囊壁毛糙、增厚等。

治疗

1. **锋针**

①取穴：期门。

②刺法：锋针在期门穴中间点刺1针，四周刺4针，刺后拔罐10分钟，拔除瘀血，2日1次，7次为1个疗程。

2. **镵针**

①取穴：背部肝俞、胆俞穴附近阳性反应点、胆囊穴。

②刺法：病久患者在背部肝俞、胆俞附近寻找反应点，褐色、红色反应点，镵针半刺，以挑出白色纤维状物为度，针刺后拔火罐5分钟，1周1次，5次一疗程。

3. **毫针**

①取穴：胆俞、阳陵泉，肝气郁结加太冲、章门；气滞血瘀加膈俞、行间；脾肾阳虚加命门、足三里；痰饮停聚加阴陵泉、中脘、丰隆；肾虚者加涌泉、太溪。

②刺法：上述穴位用毫针刺法，平补平泻，留针30分钟，1日1次，7次为1个疗程。

4. **注射针头**

①取穴：阳陵泉部结络。

②刺法：选取阳陵泉附近结络，左手拇指摸到张力较高的位置定点，用9号或者7号注射针头直刺皮下后慢慢向深层刺入，当有血液流出时停止进针，

针刺时进针速度要慢，有麻串感或者触电感要停止针刺，改变进针方向再慢慢刺入，以防止损伤神经，一般出血10~50ml，出血颜色变淡或者出血停止后拔出针头，一般一次即可有明显疗效。

第二十七节　溃疡性结肠炎

| 概述 |

溃疡性结肠炎是以反复发作的腹痛、腹泻为特征的病证。为结肠和直肠慢性非特异性炎症性疾病，病变局限于大肠黏膜及黏膜下层。本病见于任何年龄，但20~30岁最多见。属中医肠澼、下利、久泄、久痢、腹痛等范畴。

| 病因病机 |

饮食过量，停滞不化，伤及脾胃，或恣食膏粱厚味，辛辣肥腻，湿热内生，蕴结肠胃，或误食生冷不洁之物，导致脾胃损伤，运化失职，水谷精微不能转输吸收，停为湿滞，皆可引起泄泻。

七情内伤，肝失疏泄，木气克土，脾气虚弱，运化失常，水湿内停，而成泄泻。发病之后，遇情志刺激引发或加重。

素体脾虚，或饮食所伤，或劳倦内伤，均可导致脾胃虚弱，脾气不足，失于健运，水湿内停，水反为湿，谷反成滞，湿滞不去，清浊不分，混杂而下，遂成泄泻。脾虚及肾，或年老体弱，或久病之后，损伤及肾，肾阳虚衰，命门之火不足，不能温煦脾土，形成脾肾俱虚，运化失司，水湿内停，引起泄泻。

本病常因先天禀赋不足，或素体脾胃虚弱，或饮食不节、情志失调、感受外邪等导致脾胃等脏腑功能失常，气机紊乱，湿热内蕴，气机不利，肠络受损，久而由脾及肾，脾肾阳虚，温运失司。故本病是以脾胃虚弱为本，以湿热蕴结、瘀血阻滞、痰湿停滞为标的本虚标实病证。本病与任脉、足阳明胃经、足太阴脾经、足厥阴肝经、足太阳膀胱经等有关。

| 诊断 |

1.症状：起病缓慢，病情轻重不一，症状以腹泻为主，排出含有血、脓和黏液的粪便，常伴有阵发性结肠痉挛性疼痛，并里急后重，排便后可获缓解。轻型每日腹泻不足 5 次。重型每日腹泻在 5 次以上，为水泻或血便，腹痛较重，有发热症状。疾病日久不愈，可出现消瘦、贫血、营养障碍、衰弱等。

2. **检查**：纤维结肠镜检，可看到充血、水肿的黏膜，脆而易出血。进展性病例中可看到溃疡，周围有隆起的肉芽组织和水肿的黏膜，貌似息肉样，或可称为假息肉形成。

治疗

1. 锋针

（1）点刺络穴

①取穴：双天枢、上巨虚、大肠俞、阴陵泉、脾俞、胃俞、三阴交、足三里、阿是穴等。

②刺法：锋针分组点刺双天枢、上巨虚、大肠俞、阴陵泉、脾俞、胃俞、三阴交、足三里、阿是穴等穴位出血，然后拔火罐 8~10 分钟，1 日 1 次。

（2）点刺结络

①取穴：天枢、内踝附近的结络。

②刺法：锋针点刺天枢、内踝附近的结络出血，2~3 日 1 次，3 次为 1 疗程。

2. 镵针

①取穴：腰背部阳性反应点。

②刺法：腰背部寻找反应点或用双手拇指腹循按，按之最酸沉作为施术处，作一局麻皮丘，镵针半刺，挑断皮下纤维数根，出血 5~7 滴，加拔火罐，5 天挑治 1 次，3 次为 1 疗程。

第二十八节　便秘

| 概述 |

便秘是由于大肠传导功能失常，排便时间延长、排便次数减少、粪便量减少、粪便干结、排便费力，常数日一行，甚至非用泻药不能排便等的病证，又称脾约、燥结、秘结等。

| 病因病机 |

素体阳盛，阳盛伤阴，或热病之后，余热留恋，阴津耗损，或肺脏燥热，下移大肠，或过食醇酒厚味，郁而化热，或过食辛辣，热邪内积，均可致肠胃积热，耗伤津液，肠道干涩失润，传导失常，粪质干燥，难于排出。

抑郁恼怒伤肝，肝失疏泄，气机郁滞，升降失常；或忧愁思虑，脾伤气结，传导失司；或久坐少动，气机不畅，运行缓慢无力，均可导致腑气郁滞，通降失常，传导失职，糟粕内停，不得下行，或欲便不出，或出而不畅。

恣食生冷寒凉，阴寒内盛，损伤阳气，寒邪凝滞胃肠，导致大肠传导失常，糟粕滞留，而成冷秘。

饮食劳倦，脾胃受损，化源不足；或年老体弱，气虚阳衰，功能减退，气虚则大肠传导、推动无力，使排便时间延长，形成便秘。

素体津亏血少，肠道失润；或病后、产后，由于损伤，阴血虚少；或年高体弱，阴血亏虚，均可导致阴亏血少，血虚则大肠不荣，阴亏则大肠干涩，肠道失润，大便干结，传导异常，便下困难，而成便秘。

本病病位在大肠，与脾、胃、肺、肝、肾等密切相关。经脉与足阳明胃经、手阳明大肠经、足太阳膀胱经、任脉等相关，为经络郁滞，传导失常所致。

| 诊断 |

1. 发病年龄：女性多于男性，老年多见。

2. 症状：排便时间或周期延长，便意少，便次也少，排便艰难、费力，排便不畅，大便干结、便硬，排出无力，排便不净感，伴有腹痛或腹胀、纳呆、头晕、口臭、气短、心悸、失眠、烦躁、多梦、抑郁、焦虑等。辅助检查多无异常。

治疗

1. 锋针

（1）点刺络穴

①取穴：足阳明胃经、手阳明大肠经、足太阳膀胱经、任脉等穴位，如曲泽、脾俞、胃俞、大肠俞、上巨虚、胸椎两侧等。

②刺法：上述穴位锋针点刺出血，然后拔罐 8~10 分钟，3 日 1 次。

（2）点刺结络

①取穴：足三里、下巨虚、阴陵泉、阳陵泉等部结络。

②刺法：足三里至下巨虚之间寻找明显的结络，锋针点刺出血，结络不明显，可选阳陵泉、阴陵泉处结络点刺出血，出血量控制在 100~150ml，7~10 日 1 次。

2.镵针

①取穴：背部阳性反应点、丰隆、下巨虚等。

②刺法：背部及丰隆、下巨虚附近寻找反应点，褐色、红色反应点镵针半刺，以挑出白色纤维状物为度，针刺后拔火罐 5 分钟，1 周 1 次，5 次 1 疗程。

第二十九节　慢性前列腺炎

｜概述｜

慢性前列腺炎是由于前列腺炎失治、误治，长时间不愈，尿频、尿急、尿痛等长时间反复发作、缠绵难愈的病证，分为细菌性前列腺炎和非细菌性前列腺炎，属于中医淋浊、白浊、尿精、白淫等范畴。

｜病因病机｜

素体阴虚，或性欲旺盛，过度手淫，或过多思虑、紧张和焦虑等导致肾阴亏虚，相火妄动，虚火内灼，水液不能宣通所致。

素体脾胃气虚，或饮食失调，损伤脾胃，或劳倦过度，耗伤脾气，或肾虚而致脾虚，或情志所伤，肝失疏泄，肝郁脾虚，脾胃气虚，中气不足，健运失职，水湿内停，湿自内生，下留于肾，膀胱气化不利。

外感湿热之邪，或嗜食辛辣肥甘厚味之品，脾胃内蕴湿热，或七情内伤，肝气郁结，木气克土，肝郁脾虚，失于健运，水湿内停，湿郁而化热，形成湿热，湿热下注、蕴结下焦，膀胱气化不利，小便淋漓不尽。

本病病位在膀胱、肾，与肝、脾相关，为湿热蕴结下焦，膀胱气化不利所致。经脉与任脉、足太阳膀胱经、足少阴肾经、足太阴脾经等相关，为经络郁滞，运行失常所致。

| 诊断 |

1. 病史：急性前列腺炎病史。

2. 症状

（1）**尿频、尿急、尿痛**：尿频、尿急逐渐加重，尤其是夜尿次数增多，受凉、饮酒、劳累等加重。

（2）**进行性排尿障碍**：起尿缓慢、排尿费力，射尿无力，尿线细小，尿流滴沥，分段排尿及排尿不尽等，

（3）**盆骶疼痛**：疼痛多位于耻骨上、腰骶部及会阴部，放射痛可表现为尿道、精索、睾丸、腹股沟、腹内侧部疼痛。

（4）**伴有症状**：性欲减退、射精痛、射精过早、食欲不振、恶心、呕吐、贫血等。

3. 检查：直肠指诊前列腺呈饱满、增大、质地柔软、有轻度压痛。患病时间较长的，前列腺会变小、变硬、质地不均匀，有小硬结。

EPS 常规检查前列腺液的白细胞数量 >10 个 /HP，可诊为前列腺炎，特别是前列腺液中发现含有脂肪的巨噬细胞，基本可确诊前列腺炎

B 超检查显示前列腺组织结构界限不清楚、紊乱，提示前列腺炎。

治疗

1. 锋针

①取穴：任脉、足太阳膀胱经、足少阴肾经、足太阴脾经等穴位，如八髎穴、中极、关元、阴陵泉、三阴交、太溪、关元俞、肾俞、膀胱俞、至阴等。

②刺法：上述穴位用锋针点刺放血，加拔火罐 5~10 分钟，出血量 15~20ml，3 天 1 次。

2. 镵针

①取穴：腰骶部阳性反应点。

②刺法：腰骶部阳性反应点，局麻后镵针半刺，挑出羊毛样纤维状物，然后加拔火罐 8~10 分钟，使之出血，每次 3~5 点，5 日 1 次。

第三十节　前列腺增生

| 概述 |

前列腺增生又称前列腺增生肥大，是因前列腺增生阻塞尿路产生的尿频、尿急、夜尿增多等的病证。50 岁以上男性老年常见，属于中医淋证、癃闭范畴。

| 病因病机 |

素体肾虚，或久病及肾，或年老脾肾气虚，不能运化水湿，终致痰湿凝聚，阻于尿道而生本病。肾阳虚弱，膀胱失于温煦，气化不利，小便排出困难。肾阴亏虚，虚火上炎，煎灼阴液，则小便短涩不利。

七情损伤，疏泄失常，肝气郁结，可致气血瘀滞，瘀滞于下，阻塞尿道。肝气郁结，木气克土，脾气虚弱，运化无力，水湿内停，聚而为痰，痰血互结，凝聚于水道，凝滞于溺窍，致膀胱气化失司。

外感湿热，或水湿内停，郁而化热，或恣饮醇酒聚湿生热等，均可致湿热下注，蕴结不散，瘀阻于下焦，诱发本病。

| 诊断 |

1. **病史**：多见于 50 岁以上的老年男性。

2. **症状**：尿频、尿急，夜尿增多，排尿等待，尿流无力变细，尿滴沥，间断排尿。

3. **检查**：直肠指诊前列腺增大，质地较韧，表面光滑，中央沟消失。超声检查可显示增生的前列腺，残余尿增加。尿流率检查尿流率降低。

治 疗

1. 锋针

（1）点刺络穴

①取穴：任督二脉、足太阳膀胱经、足少阴肾经、足太阴脾经等穴位，如中极、大椎、八髎、三阴交、照海、肾俞、至阴。

②刺法：常规消毒，上述穴位锋针点刺 2~3 次，深 2~4mm，拔罐 10~15 分钟，放血数毫升。至阴锋针点刺挤血，3 日 1 次。

（2）穴位深刺

①取穴：尾闾关、玉枕关。

②刺法：局麻后，锋针尾闾关、玉枕关等锋针深刺放血，然后加拔火罐，多有大量瘀血而出，每次 1 穴，3~5 日 1 次。

2. 镵针

①取穴：夹脊关、尾闾关等部反应点。

②刺法：患者背部夹脊关、尾闾关（骶部）附近寻找反应点（隆起如粟状或椭圆形，呈粉红色或棕色），镵针半刺，挑出羊毛样纤维状物，拔罐 5 分钟，出血少量，1 周 1 次，10 次 1 疗程。

第三十一节　阳痿

｜概述｜

阳痿是指男子未到性功能减退年龄，性生活过程中出现阴茎不能勃起或勃起不坚，或者坚而不久，影响正常性生活的病证，又称阴痿。阳痿分先天性和病理性两种，前者不多见，不易治愈；后者多见，而且治愈率高，临床常早泄、遗精并见。

｜病因病机｜

先天禀赋不足，肾阳虚衰，或寒邪外侵，肾阳被遏，或大病久病损及肾阳，或房劳太过、手淫纵欲，阴损及阳，或年事已高，以致肾阳亏损，命门火衰，作强无能。

事务繁忙，精神压抑，或忧思不解，损伤心脾，或夫妻不睦，房事失谐，或房事突受惊吓，或初婚同房失败，信心受挫，或交媾疼痛出血，精神紧张，或因手淫而思想背上包袱，肝气抑郁，失于条达，宗筋失用。而肝主筋，阴器为宗筋之汇，不能疏通血气而畅达前阴，则宗筋所聚无能。

素有湿热，或过食肥甘，伤脾碍胃，生湿蕴热，或包皮过长，积垢蕴蓄，或交合不洁，湿热乘袭，伤及宗筋，或肝郁脾虚，脾失健运，水湿内停，肝郁气滞，郁而化火，水湿与火互结，形成湿热，湿热下注，热则宗筋弛纵，阳事不兴，可导致阳痿。

跌仆损伤，或负重过度，或金刃所伤，或肝脾久病入络，或老年气虚血涩，阻滞经络，宗筋失于濡养，而成阳痿。

阳痿病位在肾，与脾、胃、肝关系密切。病因主要以房劳太过，频犯手淫为多见，并最终导致宗筋失养而弛纵，发为阳痿。病机以命门火衰较为多见，而湿热下注较少，所以《景岳全书·阳痿》说："但火衰者十居七八，而火盛者仅有之耳。"经脉与任脉、督脉、足少阴肾经、足太阳膀胱经、足厥阴肝经等相关。

| 诊断 |

1. **病史**：本病有房劳过度、手淫频繁、久病体弱，或有消渴、惊悸、郁证等病史。

2. **症状**：成年男子性交时，阴茎痿而不举，或举而不坚，或坚而不久，无法进行正常性生活。但须排除阴茎发育不良引起的性交不能。伴有神疲乏力，腰膝酸软，畏寒肢冷，夜寐不安，精神苦闷，胆怯多疑，小便不畅、滴沥不尽等症。

3. **检查**：多无异常。

治疗

1. **锋针**

（1）**点刺络穴**

①取穴：命门、次髎、委中、承山、涌泉；肺俞、心俞、肝俞、脾俞、肾俞、腰俞；中脘、关元、天枢、神阙、章门。

②刺法：三组穴位交替使用。第一组穴位每穴点刺出血3~5滴或血变为止，可加用火罐。第二、三组穴位点刺出血少量，拔罐5~10分钟，2~3日1次。可以配合补肾强身之中药内服，对于性功能中枢神经整合有障碍的患者，多1~3次治愈。

（2）**深刺放血**

①取穴：尾闾关、玉枕关等。

②刺法：局麻后，以锋针在尾闾关、玉枕关等深刺放血，然后加拔火罐，多有大量瘀血而出，每次1穴，3~5日1次。

2. 镵针

①取穴：腰骶部、下腹部阳性反应点。

②刺法：腰骶部、下腹部寻找反应点或用双手拇指腹循按，按之最酸沉处，穴处局麻，镵针半刺，针直刺入皮下，挑断皮下纤维数根，出血5~7滴，加拔火罐，5天1次，3次为1疗程。

第六章 妇科疾病

第一节 功能性子宫出血

| 概述 |

功能性子宫出血简称功血，是指异常的子宫出血，未有全身及生殖器官器质性病变，而是由于神经、内分泌系统功能失调所致的病证。表现为月经周期不规律、经量过多、经期延长或不规则出血。属于中医崩漏等范畴。

| 病因病机 |

先天肝肾不足，或肾气未盛，天癸未充，或房劳伤精、早婚早育、过多流产等损伤肝肾，使肝肾阴亏，封藏失司，冲任不固，不能制约经血。或阴虚生内热，热灼冲任，迫血妄行而致。

素体脾肾阳虚，或久病损伤、饮食劳倦等使脾肾受损，脾虚则统摄无权，肾阳虚则封藏之功失职，以致冲任不固，造成功能性子宫出血。

七情内伤，气机失常，肝气郁结，气滞血瘀，或寒凝血瘀，瘀血阻滞于冲任胞宫，新血不得归经而妄行，遂成崩漏。

| 诊断 |

1. **发病年龄**：多见于青春期、更年期妇女。
2. **症状**：月经过多、月经频发、子宫不规则出血，伴有头晕、乏力、易疲倦、心慌、气短、浮肿、食欲下降、失眠等。
3. **体征**：病程短或仅少量淋漓出血者，可无特殊体征，失血过多者可见贫血貌，部分患者可有乳房及外生殖器发育欠佳，或外阴及肛周多毛，甚至呈男性分布。排除由生殖器官病变或全身性疾病所导致的生殖器官出血。

治疗

1. 锋针

①取穴：神阙、八髎、腰阳关、膈俞、血海等。

②刺法：八髎、腰阳关、膈俞、血海等锋针点刺出血，拔罐 8~10 分钟。起罐后，神阙穴加隔盐灸，用食盐、生地黄炭各等份，共研细末，每取 5g 填于患者脐孔内，将艾炷放于盐药面上，点燃灸治至阴道停止出血为度，2 日 1 次。

2. 镵针

①取穴：腰骶部反应点。

②刺法：患者腰骶部附近寻找反应点，镵针半刺，挑出羊毛样纤维状物，拔罐 5 分钟，出血少量，1 周 1 次，10 次 1 疗程。

第二节　痛经

┃概述┃

痛经是指行经前后或月经期出现周期性下腹部疼痛、坠胀，伴有腰酸或其他不适的病证，又称经行腹痛。痛经分为原发性痛经和继发性痛经两类，原发性痛经指生殖器官无器质性病变的痛经，占痛经 90% 以上，继发性痛经指由盆腔器质性疾病引起的痛经。

┃病因病机┃

素体抑郁，或情志不舒，或七情过度，肝失疏泄，气机失调，肝郁气滞，气滞则血瘀，阻滞于冲任经脉，胞中经血壅滞，不通则痛。

多因经期冒雨涉水受寒，或衣被过少，或空调、风扇过凉，风寒侵袭，损伤阳气，或嗜食寒凉，脾胃受损，寒邪伤于下焦，客于胞中，经血为寒邪凝滞，气血不通而致疼痛。

素体湿热内蕴，流注冲任，阻滞气血运行。或经期、产后摄生不慎，感受湿热之邪，稽留于冲任、客居胞中，与血相搏，蕴结宫中，气血不畅。或脾虚水湿内停，郁而化热，形成湿热，湿热下注冲任，气机胞络壅滞不通，不通则痛。

素体脾胃虚弱，气血不足，或大病久病之后，气血亏虚，或疲劳过度，耗伤气血，经行之后，血海愈空，胞脉失养，不荣则痛。

素体肝肾不足，或房劳多产，以致精亏血少，或久病及肾，导致精血亏虚，冲任不盛，经行之后，血海空虚，胞脉失养，不荣而痛。亦有素禀阳虚，阴寒内生，冲任、胞宫失于温养而凝滞，不得畅通而痛经。

痛经病位在冲任、胞宫，与足太阴经、足少阴经、足厥阴经等有关。

| 诊断 |

1. 发病年龄：原发性痛经青春期多见，常在初潮后 1~2 年内发病。

2. 症状：疼痛多自月经来潮后开始，最早出现在经前 12 小时，以行经第 1 日疼痛最剧烈，持续 2~3 日后缓解。疼痛常呈痉挛性，位于下腹部耻骨上，可放射至腰骶部和大腿内侧，呈酸痛、冷痛、胀痛、刺痛、隐痛、坠痛、绞痛、痉挛性痛、撕裂性痛等，如遇过度紧张、焦虑、悲伤、过劳或受冷等因素可加重疼痛。可伴有乳房胀痛、肛门坠胀、胸闷、烦躁、悲伤易怒、心惊、失眠、头痛、头晕、恶心、呕吐、胃痛、腹泻、倦怠乏力、面色苍白、四肢冰凉、冷汗淋漓、虚脱昏厥等症状。

3. 检查：妇科检查及辅助检查多无异常发现。

治 疗

锋针

（1）点刺络穴

①取穴：八髎、十七椎下、大椎、大敦等。

②刺法：八髎、十七椎下、大椎等锋针点刺后拔罐10分钟，令其出血10~20ml；大敦穴锋针点刺放血，于每次月经前 3~5 天开始治疗，1 日 1 次，至开始行经为止，每个月经周期为 1 个疗程。

（2）点刺结络

①取穴：阴陵泉、三阴交等部结络。

②刺法：阴陵泉、三阴交经等部结络，锋针点刺出血，可加拔火罐，5 天 1 次。

第三节　闭经

|概述|

闭经是指女子年逾 16 周岁月经尚未来潮，或月经来潮后又中断 6 个月以上的病证，前者称原发性闭经，后者称继发性闭经。极少女子暗经、女子年龄 49 岁左右闭经，属正常生理现象。古称女子不月、月事不来、经水不通、经闭等。

|病因病机|

先天禀赋不足，肾气未充，天癸未盛，肝血虚少，冲任失于充养，无以化为经血。或多产、堕胎，损伤肾气，或房事不节，肾精耗伤，或久病伤肾，以致肾精亏耗，肝血亦虚，经血匮乏，冲任亏损，胞宫无血可下，而成闭经。亦有素体阴虚，或过食辛热灼伤津血，或久病伤精耗阴，血海枯竭而致闭经。

素体脾胃虚弱，或饮食不节，损伤脾胃；或思虑过度，劳伤心脾；或劳累过度，损伤脾胃，以致脾失健运，气血生化之源不足，冲任虚损，血海空虚，无血可下，而成闭经。

过食肥甘厚味，形体肥胖，痰湿内盛，或脾失健运，水湿内停，痰湿内生，痰湿壅塞冲任，气血运行受阻，血海不能满溢，遂致月经停闭。

七情内伤，愤怒过度，肝失疏泄，肝气郁结，气滞血瘀，瘀阻冲任，气血运行受阻，以致月经停闭。

平素喜食冷饮，或经产之时，血室正开，过食生冷，或涉水感寒，寒邪乘虚客于冲任，胞宫失温，血为寒凝成瘀，滞于冲任，气血运行瘀阻，以致月经停闭。

|诊断|

年逾 16 周岁尚未来潮，或月经来潮后又中断 6 个月以上，根据病史可进一步诊断原发性闭经或继发性闭经。

闭经原因的诊断比较复杂，常用诊断方法有：①询问病史：如经、带、胎、产史，服药史，精神因素、各种疾病等；②体格检查：全身和盆腔检查；③辅助检查：黄体酮试验、雌激素试验、卵巢功能和垂体功能检查等。另外，闭经应与早孕相鉴别，尿妊娠试验、妇科检查和B超可协助诊断。

治疗

1. 锋针

①取穴：主穴为阴陵泉、曲泽、阴谷、太阳。配穴为风府、命门、腰阳关、肾俞、脾俞，上、次、中、下髎等，每次选1组穴。

②刺法：上述穴位锋针点刺出血，然后拔火罐，每次治疗后间隔15天再进行下一次治疗。

2. 镵针

①取穴：八髎、心俞、肺俞、肾俞、腰俞、膻中、厥阴俞、肝俞、命门、关元、气海、中极、曲骨等。

②刺法：上述穴位镵针毛刺，以不出血为度，背部穴位针刺后加拔火罐5分钟，1周1次，5次1疗程。

第四节 乳腺增生症

| 概述 |

乳腺增生症是乳腺上皮和纤维组织增生，乳腺组织导管和乳小叶结构上的退行性病变及进行性结缔组织的生长出现乳房周期性胀痛、乳房肿块的病症。乳腺增生症是女性最常见的乳房疾病，其发病率占乳腺疾病的首位，近年来发病率呈逐年上升的趋势，年龄也越来越低龄化，多见于25~45岁的女性，乳腺增生属于中医乳核、乳癖等范畴。

| 病因病机 |

情志过度，七情内伤，肝失条达，肝郁气滞，气机运行不畅，气血瘀滞于经脉，乳房脉络瘀阻而发病，不通则痛，引起乳房疼痛。患乳腺增生症后，遇到情志刺激又会使症状加重。

劳欲过度，损伤肾脏及脾胃，肾脏损伤，消耗元气，精血不足，脾胃虚弱，气血化源不足，无以灌养冲任，冲任失调而成本病。

素体脾胃虚弱，失于健运，水湿内停，聚湿成痰；或肝郁脾虚，脾失健运，水湿内停；或肝郁气滞化火，炼液成痰，痰气结于乳房而成乳癖。

乳腺增生症病位在乳房，与肝、脾胃、肾等脏腑有关，是由痰湿、血瘀、气滞凝滞日久，痰瘀互结而成，与足阳明经、足厥阴经、足太阴经等经络相关。

| 诊断 |

1. 症状：乳房周期性疼痛，起初疼痛，月经前疼痛加剧，行经后疼痛减退或消失，为胀痛、刺痛、窜痛、隐痛或触痛，严重者经前经后均呈持续性疼痛。有时疼痛向腋部、肩背部、上肢等处放射，疼痛多为双侧，也可单侧，生气等情绪变化、劳累、天气变化时加重。

乳房肿块可发于单侧或双侧乳房内，单个或多个，好发于乳房外上，肿块形状有片块状、结节状、条索状、颗粒状等，其中以片块状为多见。肿块边界不明显，质地中等或稍硬韧，活动好，与周围组织无粘连，肿块大小不一，小者如粟粒般大，大者可逾3~4cm。乳房肿块也随月经周期而变化，月经前肿块增大变硬，月经来潮后肿块缩小变软。乳房可有触压痛，多见外上侧。少数患者可出现乳头溢液，为自发溢液，草黄色或棕色浆液性溢液。可兼见月经先后不定期、量少或色淡、痛经。

2. 辅助检查：钼靶X线检查。

治 疗

1. 锋针

①取穴：膻中、膺窗、乳根、大敦、腰部对应点等。

②刺法：锋针点刺膻中、膺窗、乳根、大敦、腰部对应点等，拔罐出血10~20ml，2天1次，3周为1个疗程。

2. 镵针

①取穴：背部反应点、腰部对应点。

②刺法：背部反应点、腰部对应点镵针挑刺拔罐。在脊柱两侧寻找浅红色斑点或深黄斑点，一般在患侧寻找。用左手拇指、示指捏起斑点处皮肤，右手持镵针挑皮肤上反应点1~2mm深，挑出羊毛样纤维状物，挤出3~5滴血，拔罐出血。夏天留罐5~8分钟，冬天留罐8~10分钟，每次挑刺1~2个反应点，2天

1次，3周为1疗程。

3.阴络刺血

①取穴：阳陵泉、阴陵泉、三阴交处阴络。

②刺法：用9号或者7号注射针头选取阳陵泉附近阴络，用左手拇指摸到张力较高的位置定点，注射针头直刺皮下后慢慢向深层刺入，当有血液流出时停止进针，针刺时进针速度要慢，有麻串感或者触电感要停止针刺，改变进针方向再慢慢刺入，以防止损伤神经，一般出血10~50ml，当出血颜色变淡或者出血停止后拔出针头，一般一次即可有明显疗效。

也可用静脉输液针于阴陵泉、三阴交等处寻找变异阴络，大号静脉输液针刺入，连接大针管抽取瘀血，血尽而止，一般数十至200ml不等，多有即时疗效，5天1次。

第五节　不孕症

｜概述｜

不孕为1年未采取任何避孕措施，性生活正常而没有成功妊娠。主要分为原发性不孕及继发性不孕。原发性不孕为从未受孕；继发性不孕为曾经怀孕以后又不孕，大约影响到10%~15%的育龄夫妇。

｜病因病机｜

先天肾气不足，精气不充，或房事不节，损伤于肾，皆可导致肾气虚弱，冲任虚衰，胞脉失养，不能摄精成孕。肾阳不足，命门火衰，冲任失于温煦，阴寒内生，不能摄精成孕。肾阴不足，精血亏损，胞失滋润，甚或阴虚火旺，血海蕴热，冲任失调，均不能摄精成孕，发为不孕。

七情内伤，善感多怒，疏泄失常，气机不利，肝气郁结，气滞则血瘀，冲任不得相资，难以摄精成孕。或肝郁克脾，脾气虚弱，运化失职，化源不足，气血亏虚，冲任血少，亦难以受孕。或暴怒伤肝，肝脏阴血不足，冲任失和，胞宫失养，而致不孕。

寒湿内侵，困扰脾胃，脾胃受损，失于健运，水湿内停，聚而成痰，形成痰湿，或素体肥胖，恣食厚味，脾虚不运，痰湿内生，或劳倦内伤，脾胃气弱，健运失司，水湿内停，或肝郁脾虚，脾失健运，水湿内停，或肾虚气化失司，水湿内生，湿聚成痰，流注下焦，滞于冲任，壅阻胞宫，不能摄精成孕。

本病由于肾气虚弱、精血亏虚，气血不足，冲任失调，胞宫失养，或气滞、血瘀、痰浊阻滞胞脉所致。经脉与任脉、冲脉、足太阴经、足少阴经、足太阳经等郁滞有关。

| 诊 断 |

1. 系统检查：全身检查了解患者的病情，生殖系统检查有视诊、触诊、阴道窥镜检查、内诊，了解女性的阴道、子宫、宫颈、输卵管、卵巢及盆腔的大致情况。

2. 排卵检测：通过基础体温测定以及宫颈粘液检查或激素测定判断，排卵是否正常。

3. 输卵管通畅检查：通过通气检查、输卵管造影检查等，了解输卵管通畅与否，以及子宫输卵管发育是否正常，有无畸形等。

4. 子宫内膜检查：通过子宫内膜活检了解子宫内膜的功能。

5. 内分泌功能测定：在月经周期的不同时间做血清雌激素、孕激素水平的测定，了解卵巢功能的情况，测定基础代谢率，了解甲状腺功能。

治 疗

1. 锋针

①取穴：第一组，曲泽、次髎、委中、阴陵泉。情绪异常加行间，腰膝酸软加太溪，带下量多加三阴交，经血色黑加血海，小腹胀坠加水道。

第二组，肺俞、心俞、肝俞、脾俞、肾俞、关元。第三组，中脘、关元、中极、大横、神阙、章门。

②刺法：三组穴位交替使用。第一组穴位每穴锋针点刺出血3~5滴，或血变为止，可加用火罐。第二、三组穴位先拔罐后再点刺出血，2~3日1次。关元温和灸，每次30分钟。如未孕可于下一次月经干净后1周同样治疗。

2. 镵针

①取穴：腰背部、腹部反应点。

②刺法：脊柱两侧、少腹部寻找浅红色斑点或深黄斑点，一般在患侧寻找，用左手拇指、示指捏起斑点处皮肤，右手持镵针挑皮肤上反应点1~2mm深，挑

出羊毛样纤维状物，挤出 3~5 滴血，拔罐，夏天留罐 5~8 分钟，冬天留罐 8~10 分钟，每次挑刺 1~2 个反应点，2 天 1 次，3 周为 1 个疗程。

第六节　围绝经期综合征

| 概述 |

围绝经期综合征又称绝经前后诸症，是妇女绝经前后因性激素波动或减少所致的一系列以自主神经系统功能紊乱为主，伴有神经心理症状的一组证候群，如月经紊乱、眩晕、耳鸣、烘热汗出、面红潮热、烦躁易怒、肢面浮肿等。

| 病因病机 |

素体虚弱，肝肾阴虚，或因疾病，损伤肝肾，或产育过多，房劳过度，肾阴受损，或七情过极，肝郁化火，灼伤阴液等，致使营阴暗耗，精血亏虚，阴虚火旺而出现本证。

素体脾肾不足，阳气衰弱，或因劳累过度，房事不节，损伤肾阳，或脾阳不足，日久累及肾阳，致脾肾阳虚，或肾阳不足而不能温煦脾阳，致脾阳亦虚等，使阳气虚弱，阴寒内生，脏腑功能衰退而致本病。

七情内伤，肝失疏泄，肝气郁结，气机不调，气滞血瘀；或肝气郁结，肝气乘脾，致使肝郁脾虚，脾失健运，水湿运行受阻，聚湿为痰，痰气互结，阻遏气机升降，而导致本病。

本病多由于年老体衰，肾气虚弱或受产育、精神情志等因素的影响，使阴阳失去平衡，引起心、肝、脾、肾等脏腑功能紊乱所致。而肝肾阴虚，阳失潜藏，亢逆于上，是本病的主要病机。经脉涉及任脉、冲脉、足太阴经、足少阴经、足太阳经等。

| 诊断 |

1.发病年龄：多发生于 45~55 岁。

2.症状

（1）月经周期改变：月经周期延长，经量减少，最后绝经。或月经周期不规则，经期延长，经量增多，甚至大出血或出血淋漓不断，月经逐渐减少而停止，或突然停止。

（2）**血管舒缩症状**：潮热、出汗，潮热起自前胸，涌向头颈部，然后波及全身，少数仅局限在头、颈和乳房，潮红的区域患者感到灼热，皮肤发红，紧接着爆发性出汗，持续数秒至数分钟不等，发作频率每天数次至30~50次。夜间或应激状态易促发。

（3）**病程**：部分患者在绝经过渡期症状已开始出现症状，持续到绝经后2~3年，少数患者症状可持续到绝经后5~10年才有所减轻或消失。人工绝经者往往在手术后2周即可出现相关症状，术后2个月达高峰，可持续2年之久。

3.**检查**：促卵泡生成激素升高，雌二醇与黄体酮水平下降。

1. 锋针

①取穴：委中、曲泽、太阳、大椎、太溪、关元、百会、印堂、足三里、阴谷、三阴交、阳陵泉、心俞、肝俞、命门、膻中等处结络。

②刺法：仔细寻找穴位处结络，多见血管充盈度增高，锋针点刺出血，2~3日1次，10次1疗程。

2. 镵针

①取穴：百会、四神聪、风池、脑户、太阳、大椎、印堂、心俞、肺俞、肾俞、膻中、厥阴俞、肝俞、命门等。

②刺法：上述穴位以镵针毛刺，以不出血为度，背部穴位针刺后拔火罐5分钟，1~2日1次，5次1疗程。

第七节　带下病

| 概述 |

带下病是女性白带明显增多，色、质、味异常的病证，古有五色带之名，尤以白带、黄带为多见。多因脾虚湿热，或寒湿困脾而致冲任不固，带

脉失约所致。可见于现代医学的阴道炎、子宫颈炎、盆腔炎、卵巢早衰、闭经等疾病引起的带下增多等。

｜病因病机｜

饮食不节，损伤脾胃，或劳倦过度，劳则气耗，脾气受损，或忧思气结，损伤脾气，皆可导致脾气虚弱，运化失职，水湿内停，湿浊停聚，流注下焦，伤及任带，任脉不固，带脉失约，而致带下病。

素体肾气不足，或房劳多产，或恣情纵欲，肾气损伤，肾气虚损，气化失常，水湿内停，下注冲任，损及任带，而致带下病。肾阳虚损，封藏失职，白带增多，而致带下病。亦有肾阴偏虚，相火偏旺，灼伤血络，而带下赤白者。

情志不畅，肝气郁结，肝郁化火，肝热脾湿，湿热互结，流注下焦，损及任带，固摄无力，而成带下病。或经期产后，胞脉空虚，忽视卫生，湿热外侵，或房室不洁，热毒侵袭，损伤任带，固摄无力，而成带下病。

本病由于脾肾气虚，水湿下注，或湿热蕴结，流注于下所致。经脉与任脉、带脉、足太阴经、足太阳经等相关。

｜诊断｜

1. 病史：患者多有经期、产后不洁，手术后感染、手术切除双侧卵巢、盆腔放疗、肿瘤化疗、产后大出血等病史。

2. 症状：带下量较平时明显增多，色、质、味异常，或伴有外阴、阴道瘙痒、灼热、疼痛、倦怠乏力、腰膝酸软等。

治 疗

1. 锋针

（1）点刺络穴

①取穴：腰骶部、八髎、带脉等穴位。

②刺法：先用锋针点刺或叩刺上述穴位出血后，用走罐法至皮肤潮红为度；然后在腰眼、八髎上拔罐15分钟，虚证者单用走罐法，1～2日1次。5～10次为1个疗程。

（2）点刺结络

①部位：腰骶部、下肢部结络。

②刺法：寻找腰骶部、下肢部结络，以锋针点刺出血，可加拔火罐，2~3日1次。

2. 镵针

①部位：腰骶部反应点。

②刺法：病程较长者，腰骶部行局麻后，以镵针挑治，挑出羊毛样纤维状物，然后加拔火罐，使之出血，每次3~5点，5日1次。

第八节　产后尿潴留

| 概述 |

产后尿潴留是指分娩过程中子宫压迫膀胱及盆腔神经丛，使膀胱肌麻痹而导致的在分娩6~8小时后，患者仍然不能自主排尿，伴膀胱胀感的病证，属于中医癃闭范畴。

| 病因病机 |

素体虚弱，产时劳力耗气，或出血过多，气随血脱，导致肺脾气虚，无力运化水液、通调水道，而致水液停留所致。

素体肾虚，产时耗伤肾气，使肾气更虚，肾虚气化无力，致使膀胱开合失度，故小便不通。

七情内伤，肝气郁结，气机升降失常，水液代谢障碍，或气滞血瘀，瘀血停滞，影响水液代谢，膀胱气化不利所致。

| 诊断 |

1. **病史：**产妇生产史。

2. **症状：**产后8小时不能自主排尿，感觉膀胱胀、下腹不适，极其难受，重者痛苦异常。

3. **体征：**下腹部膨隆。

治疗

锋针

①取穴：至阴、中极、关元、腰骶及小腿内侧的条索状压痛点。

②刺法：至阴、中极、关元以锋针迅速点刺，然后挤压出血，再用毫针刺腰骶及小腿内侧的条索状压痛点，留针30分钟，可1日2次。

第七章　五官科疾病

第一节　目赤肿痛

| 概述 |

目赤肿痛是以眼目红肿涩痛为主症的急性眼病，又称红眼、天行赤眼、火眼、风火眼等。目赤肿痛常见于西医学的急性结膜炎、假性结膜炎以及流行性角膜炎等。

| 病因病机 |

外感风热之邪，或猝感时邪疫毒，侵袭目窍，郁而不宣，以致经脉闭塞，血壅气滞，火毒交攻于目，发为目赤肿痛。

肝开窍于目，因肝胆火盛，循经上扰于目，以致经脉闭阻，肝胆之火郁结于目，使目睛肿痛。

| 诊断 |

1. **病史**：多有目赤肿痛流行病史。
2. **症状**：目赤肿痛、羞明、流泪、眵多等，伴有头痛、口苦、烦热、便秘、发热等。

治疗

锋针

（1）点刺络穴

①**取穴**：太阳、耳尖、大椎、少商、申脉、大敦等。

②**刺法**：上述穴位分别点刺，挤出血液，除大椎外，其余穴位均双侧取穴。

1日1次。

　　（2）点刺结络

　　①取穴：耳背络脉。

　　②刺法：在患者耳郭背部找出明显的紫红色小脉络，常规消毒后用锋针在小络脉上分段点刺放血，患左取右，患右取左，双眼则取双侧，1日1次。

第二节　睑腺炎

| 概述 |

　　睑腺炎又称麦粒肿，是胞睑边缘硬结、红肿疼痛，形似麦粒的病证，又称针眼、偷针眼等。

| 病因病机 |

　　风热侵袭，壅阻于胞睑皮肤肌腠之间，或风寒外袭，客于胞睑而化热，热毒蕴结，灼烁津液，变生疮疡，发为本病。

　　过食辛辣厚味，脾胃积热，热毒循经上攻胞睑，局部蕴结酿脓。

| 诊断 |

　　1.症状：初起胞睑微痒痛，近睑部皮肤微红肿，继之形成局限性硬结，眼睑皮肤局限性红、肿、热、痛，邻近球结膜水肿，重者伴有耳前、颌下淋巴结大，全身畏寒、发热等。

　　2.体征：局部压痛，当脓液局限积聚时出现黄色脓头，外睑腺炎发生在睫毛根部皮脂腺，表现在皮肤面；内睑腺炎发生在睑板腺，表现在结膜面，破溃排脓后疼痛缓解，红肿消退。

治　疗

　　1.锋针

　　①取穴：耳尖。

②刺法：耳尖部位加以轻微按摩，促使局部充血，锋针快速刺入耳尖1分许，随即加以挤压出血，一般以3~5滴血为宜，2日1次。

2. 镵针

①取穴：背部反应点。

②刺法：背部 $T_{1~7}$ 旁开3寸范围内寻找异常反应点，如压痛点、丘疹等，无反应点可取心俞、神堂。镵针将疹点挑破，挤压出血4~5滴，或使血由深红变鲜红，1日1次，每次2~3穴，也可再拔火罐10分钟。

第三节 电光性眼炎

| 概述 |

电光性眼炎是紫外线对眼角膜和结膜上皮造成损害引起的两眼突发热灼感和剧痛，伴畏光、流泪、眼睑痉挛、头痛，眼睑及面部皮肤潮红和灼痛感，眼裂部结膜充血、水肿的病证。

| 病因病机 |

紫外线等风火之邪侵袭于目，火热之毒蕴结于目，猝然灼伤目睛，导致眼睛红肿。

| 诊断 |

1. 病史： 接触电焊、紫外线史。

2. 症状： 发病急骤，有明显的异物感，轻者自觉眼内沙涩不适，灼热疼痛，重者疼痛剧烈，畏光羞明，胞睑紧闭难睁，泪多，视物模糊，眼睑红肿或有小泡，或有出血点，白睛红赤，检查可见黑睛呈弥漫浅层点状着色，瞳仁缩小，眼睑皮肤呈现红色。

治 疗

锋针

①取穴：太阳、内迎香、攒竹等。

②刺法：小号锋针取患侧太阳、攒竹直刺1~2分，挤出少量血液，内迎香以锋针轻轻点刺，放血数滴，1日1次。

第四节　耳鸣、耳聋

| 概述 |

耳鸣是听觉功能紊乱而产生的在没有任何外界刺激条件下所产生的异常声音感觉，如感觉耳内有蝉鸣声、嗡嗡声、嘶嘶声等单调或混杂的响声。耳聋是指不同程度的听觉减退，甚至消失。耳鸣可伴有耳聋，耳聋亦可由耳鸣发展而来，故放在一起介绍。

| 病因病机 |

外感风热之邪，或风寒郁而化热，形成风热，风热侵袭，肺失宣降，外邪循经上犯耳窍，清空之窍遭受蒙蔽，而导致耳鸣、耳聋。

劳倦过度，耗伤气血；或思虑过度，劳伤心脾；或饮食不节，损伤脾胃，脾胃虚弱，化源不足，气血亏虚，不能上充于耳，耳窍经脉空虚，导致耳鸣、耳聋。

饮食不节，脾胃受伤，脾失健运，水湿内停，湿聚而成痰，久则痰郁化火，痰火郁于耳中，壅闭清窍，从而导致耳鸣、耳聋。

七情内伤，肝气郁结，气滞则血瘀，或因跌仆、突闻巨响等伤及气血，致瘀血内停，或久病入络，均可造成耳窍经脉壅阻，清窍闭塞，发生耳鸣、耳聋。

先天肾精不足，或后天失养，或恣情纵欲，伤及肾精，或年老肾精亏损，肾阴不足，则虚火内生，上绕耳窍，肾阳不足，则耳窍失于温煦，均可引起耳鸣、耳聋。

素体肝胆火旺，或情志抑郁，或暴怒伤肝，致肝失条达，气郁化火，形成肝火，循经上扰耳窍，可引起耳鸣、耳聋。亦有肝胆湿热循经上扰耳窍，引起耳鸣。

耳由肾所主，少阳经循行于耳，本病由于少阳风热、肝胆之火循经上扰，痰浊、瘀血阻塞经脉，清窍闭塞，或气血不足、精血亏虚、肾虚不能上充于耳，耳窍失养所致。经脉与足少阴经、手足少阳经等有关，引起经络痹阻或经络亏虚而发。

| 诊断 |

1. **病史**：中、老年多发。起病多突发，逐渐加重。
2. **症状**：耳鸣呈多样性，可单侧或双侧，可持续性存在，也可间歇性出现，声音可以为各种各样，音调可高可低，常描述为如蝉鸣、哨音、汽笛声、隆隆声、风声、拍击声等，可伴有听力下降、眩晕、心烦、失眠、多梦、腰酸等。

锋针

（1）点刺结络

①取穴：太阳、耳门、听宫、曲泽等处结络。

②刺法：曲泽、太阳、耳门、听宫等处结络以锋针点刺出血，血止后加拔罐，5~10分钟，2日1次。

（2）点刺络穴

①取穴：太阳、肾俞、肝俞、翳风、太溪、商阳、侠溪等。

②刺法：锋针点刺上述穴位出血少许，然后拔火罐，1日1次，3次1疗程。

第五节　过敏性鼻炎

| 概述 |

过敏性鼻炎是以突然和反复发作的打喷嚏、流清涕、鼻塞、鼻痒等病证，近年由于大气污染加剧，使有些原本非过敏性体质的人也演变成过敏性体质，过敏性鼻炎有日趋增多的趋势，青少年多见，属中医鼻鼽范畴。

| 病因病机 |

先天肺气不足，或病后失养，肺气虚弱，致肺气亏虚，卫外不固，腠理疏松，营卫失调，风寒、异气乘虚侵袭，闭阻鼻窍，发为鼽嚏不止。

后天不足，脾气亏虚，气血不足，或脾阳不足，土不生金，化源不足，清阳不升，肺失所养，卫表不固，易感外邪侵袭，其鼻为嚏。

素体肾虚，或久病及肾，或房劳过度，损伤肾气，或脾虚日久而致肾虚，肾阳不足，肺失温煦，卫表不固，易感外邪侵袭，或脾肾两虚，不能温化固摄水液，寒水上犯，以致清涕外注。

经脉与手太阴经、足太阳经等相关。

| 诊断 |

1. 病史：可有变态反应家族史。幼儿、少年多发。

2. 症状：（1）鼻痒和连续喷嚏：每天常有数次阵发性喷嚏发作，随后鼻塞、流涕，尤以晨起和夜晚明显。（2）大量清水样鼻涕：持续清水样鼻涕，但急性反应趋向减弱或消失时，可减少或变稠厚，若继发感染可变成黏脓样分泌物。（3）鼻塞：程度轻重不一，单侧或双侧，间歇性或持续性，亦可为交替性。（4）嗅觉障碍：由于黏膜水肿、鼻塞而引起者，多为暂时性，若黏膜持久水肿导致嗅神经萎缩则会引起持久性嗅觉障碍。

治 疗

1. 锋针

①取穴：印堂、山根、迎香、曲池、合谷、耳尖等。

②刺法：小号锋针快速点刺上述穴位，并挤压出血2滴，然后压迫止血，2日1次，10次为1个疗程。

2. 镵针

①取穴：背部反应点。

②刺法：背部 $T_{1~7}$ 旁开3寸的范围内寻找异常反应点，如压痛点、丘疹等，无反应点可取肺俞、风门、脾俞。以镵针将疹点挑破，挤压出血4~5滴，或使血色由深红变鲜红，也可再拔火罐10分钟，1日1次，每次2或3穴。

3. 梅花针

①部位：颈背部。

②刺法：以梅花针在颈背部叩刺，使局部发红，微似出血，然后加拔火罐，1~2日1次。

第六节　慢性鼻窦炎

| 概述 |

慢性鼻窦炎是以鼻流黄稠浊涕、鼻塞、前额及颌面部疼痛、嗅觉减退为主要表现的病证，由于急性鼻窦炎失治、误治发展而来，属中医鼻渊、鼻漏等范畴，青少年多见。

| 病因病机 |

风热侵袭，邪毒犯肺，或风寒侵袭，郁而化热，形成风热，风热壅遏肺经，肺失宣降，使邪毒循经上犯，结滞鼻窍，灼伤鼻窦发病，既病之后，每遇外感即易诱发或加重。

情志不畅，喜怒失节，损伤肝胆，胆失疏泄，气机郁滞，气郁化火，胆火循经上犯，移热于脑。或邪热犯胆，胆经热盛，上蒸于脑，伤及鼻窦，热炼津液而为涕，迫津外渗发为本病。

脾胃素有蕴热，或嗜食肥甘辛辣之物，脾胃湿热内生，运化失常，清气不升，浊阴不降，湿热邪毒循经上犯，停聚鼻窦内，灼损鼻窦所致。

素体脾肺气虚，或病变日久，耗伤肺脾之气，脾气虚弱，运化失健，清阳不升，气血难以上布鼻窍。运化失职，水湿内停，湿郁而化热，形成湿热，上蒸于鼻，发为本病。

素体肾阴不足，或鼻渊日久，热毒伤阴，阴精大伤，虚火内扰，余邪滞留不清，两者搏结于鼻窦，而成浊涕，发为鼻渊。

本病由于肺经风热、胆腑郁热、脾胃湿热等结滞鼻窍，或脾肺虚弱、肾阴不足、虚火上扰鼻窍所致，与手太阴肺经、手阳明大肠经等经脉相关，经络郁滞或经络亏虚发病。

| 诊断 |

1. 发病年龄：所有人群均易发生，低龄、年老体弱者多见。

2. 症状

（1）脓涕：鼻涕多为脓性或黏稠性，黄色或黄绿色，量多少不定。

（2）**鼻塞**：轻重不等。

（3）**头痛**：头痛，常表现为钝痛或头部沉重感，白天重，夜间轻。前组鼻窦炎多表现前额部和鼻根部胀痛或闷痛，后组鼻窦炎的头痛在头顶部、后枕部。

（4）**嗅觉障碍**：出现不同程度的嗅觉障碍。

（5）**伴随症状**：头昏、易倦、精神抑郁、萎靡不振、纳差、失眠、记忆力减退、注意力不集中、工作效率降低等症状。眼部可有压迫感以及视力障碍等。

3. 检查

（1）**鼻腔检查**：中鼻甲水肿或肥大，甚至息肉样病变。前组鼻窦炎可见中鼻道及下鼻甲表面有黏脓性分泌物附着，后组鼻窦炎可见嗅裂及中鼻道后部存有黏脓液，严重者鼻咽部可见脓性分泌物。

（2）**鼻内镜检查**：可见水肿、脓涕或息肉。

（3）**X线鼻窦摄片**：可协助诊断。

治 疗

1. 锋针

①取穴：足三里、条口、尺泽、曲池、太阳、印堂、少商、商阳等。发热、畏寒加刺大椎；额窦炎加攒竹；上颌窦炎加四白。

②刺法：锋针点刺出血，出血量以 10~50ml 为宜，每穴出血后拔火罐 5~10 分钟。面部穴位用小号锋针点此即可出血 3~5 滴即可，2~3 日 1 次，5 次 1 疗程。

2. 镵针

①取穴：肺俞、风门、颈背部反应点等。

②刺法：肺俞、风门、颈背部寻找反应点，褐色、红色反应点镵针半刺，以挑出白色纤维状物为度，针刺后拔火罐 5 分钟，1 周 1 次，5 次 1 疗程。

第七节　鼻出血

┃概述┃

鼻出血是鼻部、全身疾病所致的单侧、双侧鼻出血，出血量多少不一，轻者仅为涕中带血，重者可引起失血性休克，反复鼻出血可导致贫血。属于鼻衄范畴。刺络放血治疗的是单纯鼻部疾病引起的出血。

┃病因病机┃

外感风热、燥热之邪，邪热壅滞肺经，上壅鼻窍，灼伤脉络，血液妄行，溢于鼻中所致。或素体肾阴虚，或久病伤阴，阴不制阳，虚火上炎，溢于清窍为病。或过食辛燥，胃部蕴热，胃热炽盛，火热内燔，循经上炎，灼伤鼻络。

七情内伤，气机失调，肝气郁结，气郁化火，肝火上逆，血随火动，蒸迫鼻窍，脉络受损，血液外溢所致。或饮食不节，损伤脾气，或久病脾虚，脾气虚弱，气不摄血，统血失司，血离脉经渗溢于鼻而致。

治疗

锋针

（1）点刺络穴

①取穴：大椎、肺俞、膈俞、少商、少泽、厉兑等。

②刺法：上述穴位以锋针点刺，少商、少泽、厉兑挤出血数滴，大椎、肺俞、膈俞等加拔火罐，1日1次。

（2）点刺结络

①取穴：委中结络。

②刺法：锋针点刺委中出血，使其紫黯色瘀血流出，出血后拔火罐5~10分钟，放血10~30ml，1日1次。

第八节　口腔溃疡

| 概述 |

口腔溃疡是发生于口腔黏膜的溃疡性损伤，多见于口唇内侧、舌头、舌腹、颊黏膜、前庭沟、软腭等部位，发作时疼痛剧烈，灼痛明显，严重者还会影响饮食、说话等。属于中医口疮、口疡、口糜、口疳等范畴。

| 病因病机 |

七情内伤，过度熬夜，气机失调，肝气郁结，气郁化火，火邪上犯所致。思虑过度，劳伤心脾，口属脾，舌属心，心五行为火，脾五行为土，心火之热传之脾土，心脾热毒不得发散，攻冲上焦，故令口舌之间生疮肿痛。

恣食膏粱厚味，过食辛辣刺激之物，脾胃蕴热，脾开窍于口，热邪上犯于口，或饮食、口腔不洁，感受风热之邪，秽毒内侵上攻于口所致。

久病体虚，脾气虚弱，气虚生热，虚热上冲于口。或久病肾虚，肾阴不足，阴不制阳，肾脉连咽系舌本，虚火上炎于口所致。

| 诊断 |

1.**症状：**唇内侧、舌头、舌腹、颊黏膜、前庭沟、软腭等部位溃疡、疼痛，甚至灼痛，可影响饮食、说话，可并发口臭、慢性咽炎、便秘、头痛、头晕、恶心、乏力、烦躁、发热等。

2.**体征：**口腔黏膜不同程度溃烂，周围有红晕，表面凹陷。

治　疗

锋针

（1）溃疡面点刺

①**取穴：**溃疡局部。

②**刺法：**溃疡面涂2%利多卡因，待3~5分钟疼痛减轻或消失后，以75%酒精局部消毒，用锋针呈梅花状点刺溃疡部，深达肌层，使溃疡面出血，点刺以淡黄色黏液覆盖物消失为度，1日1次。

（2）点刺络穴

①取穴：足三里、曲池、内庭、商阳等。

②刺法：上述穴位锋针点刺，内庭、商阳挤出血数滴，足三里、曲池加拔火罐，2日1次。

第九节 慢性咽炎

| 概述 |

慢性咽炎是咽黏膜、黏膜下及淋巴组织的慢性炎引起的咽部不适、异物感、疼痛等病证。慢性咽炎分为慢性单纯性咽炎、慢性肥厚性咽炎、萎缩性及干燥性咽炎、慢性过敏性咽炎、慢性反流性咽炎等，本病为临床常见病，病程长，症状容易反复发作。属中医咽喉肿痛范畴。

| 病因病机 |

脾胃虚弱，气血化生不足，清阳不升，咽失所养。或脾虚水湿不化，停聚成痰，肺虚水道通调失常，聚而为痰，阻滞清道，咽喉不利。

嗜食辛辣炙煿厚味，烟酒过度，湿热内生，肺胃郁热内蕴，循经上熏，耗伤津液，或郁热煎炼津液成痰，痰热结滞清道，咽喉不利。

肾阳亏虚，咽失温养；或命门火衰，阴盛于下，格阳于上，虚阳上浮咽喉；或阳虚气化不利，津液凝结成痰，上干咽喉为病。

情志抑郁，思虑过度，肝失疏泄，肝气郁结，气机阻滞，木克土，致脾失健运，水津不行，聚湿成痰，痰气相搏，壅阻咽嗌而致本病，反复发作。

热病之后阴液耗损，肺肾阴亏，津不上承，咽失濡养。或因虚火内生，上灼于咽而生。房劳伤肾，水不济火，或素体阴虚，虚火循经上灼咽部，发为咽病。久病入络，瘀血痹阻咽喉脉络，清道不利。

慢性咽炎由于肺胃郁热、阴虚火旺，循经熏蒸咽部，肝气郁结、气滞血瘀，阻塞咽部，或肺脾肾虚弱，咽部失养等所致。经脉与手太阴肺经、手阳明大肠经、足少阴肾经、足阳明胃经、足厥阴肝经等有关，为经络郁热、郁滞、亏虚为病。

| 诊断 |

1. 病史： 患者有连续咽部不适感 3 个月以上的病史。

2. 症状： 可见咽部不适、异物感、痒感、灼热感、干燥感或刺激感、疼痛等。可伴有咳嗽、恶心、声音嘶哑等。

3. 体征： 慢性单纯性咽炎咽黏膜慢性充血，小血管曲张，呈暗红色，表面有少量黏稠分泌物。慢性肥厚性咽炎咽后壁多个颗粒状滤泡隆起，呈慢性充血状，有时融合为一体，在淋巴颗粒隆起的顶部可形成囊状白点，破溃时可见黄白色渗出物，咽侧索淋巴组织可增厚呈条索状。慢性萎缩性咽炎或慢性干燥性咽炎咽部附有干痂，伴有口臭，咽黏膜干燥、菲薄，重者呈鳞状、发亮，可覆盖脓性干痂。反流性咽喉炎查体同慢性单纯性及肥厚性咽炎，咽喉反流因伴有声带小结、声带息肉而出现声音嘶哑。

4. 影响因素： 症状常在用嗓过度、气候突变、环境温度及湿度变化、情志刺激时加重，尤其以萎缩性及干燥性咽炎为著。

治 疗

1. 锋针

（1）点刺络穴

①取穴：大椎、肺俞、少商、商阳、厉兑、照海、太冲、咽后壁等。

②刺法：锋针点刺上穴，每穴挤出血液数滴，其中大椎、肺俞点刺后加拔火罐10分钟，1日1次，7次为1个疗程。咽后壁患者张口，用加长小号锋针向咽后壁正中深处快速点刺5~7下（尽量向下），1分钟左右，再重复1次，令患者吐去恶血，1~2日1次，7次为1个疗程。

（2）深刺放血

①取穴：玉枕关。

②刺法：适于病程较长的治疗，局麻后，锋针在玉枕关等深刺至骨放血，然后加拔火罐，多有大量瘀血而出，5日1次。

2. 镵针

①取穴：天突、水突、气舍以及颈部、背部反应点等。

②刺法：天突、水突、气舍以及颈背部寻找反应点等处寻找褐色、红色反应点，镵针半刺，以挑出白色纤维状物为度，针刺后拔火罐5分钟，1周1次，5次1疗程。

第十节　牙痛

概述

牙痛是指各种原因引起的牙齿疼痛的病证，为口腔疾患中常见的疾病之一，多见于西医龋齿、牙髓炎、根尖周炎、牙外伤、牙本质过敏等。

病因病机

手、足阳明经脉分别循行于下齿、上齿，风热侵袭，阻于阳明之络，郁于阳明而化火，火邪循经上炎而发牙痛。或风寒侵袭，客于阳明牙体，致牙络郁阻，气血不通，牙齿疼痛，得热痛减。或过食辛辣肥甘之品，大肠、胃腑积热，循经上犯，热灼脉络而发。

肾主骨，齿为骨之余，平素体虚和先天不足，或年老体弱，肾元亏虚，肾阴不足，虚火循经上犯，灼烁牙龈，骨髓空虚，牙失荣养引起牙痛。

诊断

1. 症状： 牙痛，可呈热痛、冷痛、酸痛、钝痛等，可为阵发性，或时痛时止，遇冷热刺激痛，也可为持续性疼痛，疼痛程度不一，可为剧痛，也可为轻痛。

2. 伴有症状： 牙龈肿胀，咀嚼困难，口渴、口臭，面颊部肿胀等。

3. 体征： 轻者无异常，重者牙齿触痛、叩击痛，牙龈鲜红或紫红、肿胀，刷牙或吃东西时牙龈易出血。

治疗

锋针－点刺络穴

①穴位：商阳、合谷、手三里、厉兑、下关、太溪、阿是穴以及背部阳牲点。

②刺法：上述穴位以锋针点刺后挤血，1日1次。背部阳牲点（背部 C_7~T_5，背中线旁开1~2寸，找出有色泽粉红点，大约0.3cm）痛点，每次找2~4个，在其中心点刺放血，然后拔罐5~10分钟，2日1次。

第十一节　酒糟鼻

| 概述 |

酒糟鼻又称玫瑰痤疮，是指发生于鼻部，以鼻色紫赤、丘疹，甚则鼻头增大变厚为主要表现的皮肤病证。多见于 30~50 岁中年人，又称皶鼻、酒齇鼻、酒齄鼻、鼻齇、肺风、肺风粉刺、赤鼻、鼻准红赤等。

| 病因病机 |

素嗜饮酒，过食辛辣之品，日久生热化火，脾胃积聚火热，火热循经熏蒸于鼻，则络脉充盈，鼻部出现潮红。

感受风热，或感受风寒，郁而化热，肺经积热，热与血相搏，毒热外发肌肤，蒸于肺窍而发为本病。

风寒之邪客于皮肤，或以冷水洗面，寒邪入侵，寒主收引，以致瘀血凝滞，鼻部先红后紫，久则变为黯红。

| 诊断 |

1.发病情况：多见于中年男女，妇女较多，但多轻。

2.症状：鼻准发红，久则呈紫黑色，甚者可延及鼻翼，鼻部油腻，疹起如黍，色赤肿痛，破后出粉白汁，日久皆成白屑。重则皮肤变厚，鼻头增大，表面隆起，高低不平，状如赘疣。

3.体征：鼻尖红肿有许多细小血络。

治疗

锋针

点刺络穴

①**取穴**：肺俞、心俞、膈俞。

②**刺法**：上述穴位以锋针点刺，每穴 3~4 针，拔火罐 10 分钟，以增加出血量，3 日 1 次，10 次为 1 疗程，疗程间休息 7 天。

第十二节　颞颌关节紊乱综合征

｜概述｜

颞颌关节紊乱综合征是以颞颌关节疼痛、运动时关节弹响、下颌运动障碍等为主要表现的病证。多发于青壮年。

｜病因病机｜

风寒侵袭，寒主收引凝滞，郁滞经络，痹阻面部颞颌经络所致。或长期吃硬食物等外伤，损伤颞颌关节，导致局部气滞血瘀，经筋受损，经络痹阻。

先天禀赋不足，或后天失养，精血亏虚，经脉失养，不耐外邪侵袭、外伤，稍有外因，即可发病。

｜诊断｜

1. **病史**：有长期嗜吃硬质食物的习惯。
2. **症状**：颞颌关节局部酸胀或疼痛、关节弹响、运动障碍，关节酸胀或疼痛尤以咀嚼及张口时明显，弹响在张口活动时出现，响声可发生在下颌运动的不同阶段，可为清脆的单响声或碎裂的连响声，疼痛部位可在关节区或关节周围，张口受限，张口时下颌偏斜，下颌左右侧运动受限等，可伴有颞部疼痛、头晕、耳鸣等症状。

锋针

①取穴：阿是穴（硬结或压痛点）、颊车、合谷。

②刺法：先用小号锋针点刺上述穴位出血少许，然后拔罐8~10分钟，2日1次，10次为1疗程。

第八章　皮肤科疾病

第一节　湿疹

| 概述 |

湿疹是由多种内外因素引起的表皮及真皮浅层呈现丘疹、疱疹、渗出、剧烈瘙痒、肥厚等损害，反复发作的病证。好发于头面、四肢屈侧及会阴等部位，属于中医湿疮等范畴。

| 病因病机 |

饮食失调，损伤脾胃，脾失健运，津液不布，水湿内停，水湿积蓄，外溢肌肤。或水湿内停，郁而化热，形成湿热，湿热互结壅滞肌肤所致。或久居湿地，湿邪侵袭，留滞肌肤，影响营卫运行，卫外不固，复感风热，湿热互结，外溢肌肤。或七情内伤，气机失调，肝气郁结，气郁化火，灼伤阴血，血虚风动，交织肌肤，肌肤失养所致。

| 诊断 |

分为急性、亚急性和慢性三种。

1.**急性湿疹**：瘙痒剧烈，皮疹为多数密集的粟粒大的小丘疹、疱疹或小水疱，基底潮红。由于搔抓，丘疹、疱疹或水疱顶端抓破后呈现明显的点状渗出及小糜烂面，渗液不断渗出，病变中心较重，而逐渐向周围蔓延，界限不清。合并感染时，则炎症更明显，并形成脓疱。急性湿疹多对称发生于身体的任何部位，常见于头面部、耳后、四肢屈侧、手足等暴露部位及男性阴囊、女性外阴、肛门等。

2.**亚急性湿疹**：急性湿疹炎症减轻后，或湿疹急性期没有及时处理时，皮损以小丘疹、鳞屑和结痂为主，自觉瘙痒。

3. 慢性湿疹：可因急性、亚急性湿疹反复发作不愈而转为慢性湿疹，也可开始即为慢性炎症。表现为患处皮肤明显增厚、浸润，棕红色或带有灰色，有色素沉着，表面粗糙，覆有少许糠状鳞屑，或因搔抓而结痂，有不同程度的苔藓样变，具有局限性，边缘亦较清楚。

1. 锋针

①取穴：大椎、肺俞、肾俞、脾俞、关元俞、小肠俞、膀胱俞、阴陵泉、三阴交以及患处局部。

②刺法：大椎、肺俞、肾俞、脾俞、关元俞、小肠俞、膀胱俞、阴陵泉、三阴交等以锋针点刺，每次选5~6个穴，每次点刺少量出血为宜，1日1次；皮损局部锋针点刺出血，拔火罐，2~3日1次。

2. 镵针

①取穴：背部反应点。

②刺法：背部肺俞、心俞、至阳附近寻找反应点，褐色、红色反应点以镵针半刺，以挑出白色纤维状物为度，针刺后拔火罐5分钟，1周1次，5次1疗程。

第二节　痤疮

| 概述 |

痤疮是一种常见于青春期的皮肤病，以粉刺、丘疹、脓疱、结节等多形性皮损为特点，发病部位以面部及上胸背部，尤其以面部为多，病情易反复，多数患者迁延不愈。俗称青春痘、粉刺、暗疮等。

| 病因病机 |

风热侵犯，或风寒郁而化热，形成风热，肺经郁热，肺卫失宣，皮毛被郁，卫气郁滞，热毒内蕴，蓄于玄府，故致颜面胸部起丘疹或痛或痒。风热均为阳邪，其性炎上，故风热多侵犯人体上部，病发于面部及上胸背部。毒热之邪直接侵入，或热邪、湿热之邪郁久化毒，毒热之邪互结，红肿热痛，

甚则化脓即形成脓肿型、囊肿型痤疮。

饮食不节，或过食肥甘厚味，或过食辛辣之品，损伤脾胃，脾失健运，运化水湿功能失职，使湿邪滞留于肠胃中，久则郁而生热，积热上蒸于肺胃，手阳明大肠经和足阳明胃经均上行于面部，故面生粉刺、丘疹、脓疱。

抑郁、烦躁、恼怒等七情内伤，肝气郁结，气郁化火，冲任失调，肝火挟冲任之热上攻于胸部与颜面，火郁局部则发为痤疮。肝气郁结，气滞血瘀，瘀血内停，与痰邪相结，痰瘀痹阻于局部，形成结节、瘢痕。

素体肾阴不足，女子二七和男子二八相火盛，循经上蒸头面。或肾阴不足，肾水不能上滋于肺，则导致肺阴不足，阴虚内热，虚火上犯而发病。

| 诊断 |

1. **年龄**：多见于青年人。

2. **症状**：好发于面、上胸、背等皮脂腺丰富部位。初发损害为与毛囊一致的圆锥形丘疹，如白头粉刺及黑头粉刺，白头粉刺可挑挤出白黄色豆渣样物质，黑头粉刺系内含脂栓氧化所致，皮损加重后可形成炎症丘疹，顶端可有小脓疱；继续发展可形成大小不等暗红色结节或囊肿，挤压时可有波动感，经久不愈可化脓形成脓肿，破溃后常形成窦道和瘢痕。各种损害大小深浅不等，皮疹消退后留色素沉着，少数留凹陷性瘢痕，常伴有皮脂溢出。病情时轻时重，皮损此起彼伏，常持续多年。

治疗

1. 锋针

（1）点刺络穴

①取穴：大椎、心俞、肺俞、肝俞、脾俞、肾俞、胃俞、少商等。

②刺法：每次选用2~3穴，先在穴位周围挤按，使血液瘀积，然后以锋针快速刺入，出针后挤出瘀血数滴，2日1次，6次为1疗程，疗程期间间隔2~3天。

（2）点刺结络

①部位：耳背结络。

②刺法：耳背结络以锋针点刺，7日1次。

2. 镵针

①取穴：背部反应点、局部阿是穴。

②刺法：镵针半刺法：后背部肺俞、心俞、大肠俞附近寻找褐色、红色反应点，以镵针半刺，以挑出白色纤维状物为度，针刺后拔火罐5分钟，1周1次，5次1疗程。

镵针毛刺法：痤疮红肿明显的患者或形成瘢痕者可以在局部患处以镵针毛刺，痤疮红肿者，毛刺后可以将局部的分泌物挤出，瘢痕患者以局部少出血为度，1日1次，5次1疗程。

第三节　银屑病

| 概述 |

银屑病俗称牛皮癣，是一种常见的具有特征性皮损的慢性易于复发的炎症性皮肤病。初起为炎性红色丘疹，约粟粒至绿豆大小，以后逐渐扩大或融合成为棕红色斑块，边界清楚，周围有炎性红晕，基底浸润明显，表面覆盖多层干燥的灰白色或银白色鳞屑。轻轻刮除表面鳞屑，逐渐露出一层淡红色发亮的半透明薄膜，称薄膜现象。再刮除薄膜，则出现小出血点，称点状出血现象。白色鳞屑、发亮薄膜和点状出血是诊断银屑病的重要特征，称为三联征。寻常型银屑病皮损从发生到最后消退大致可分为三个时期：进行期、静止期、退行期。属中医癣的范畴。

| 病因病机 |

风邪外侵，伏于营血，血热毒盛，毒邪侵害人体，毒邪积聚皮肤腠理而致。

情志不调，七情内伤，气机郁滞，而致气滞血瘀，瘀血内停，皮肤失养所致，或其他原因致瘀血内阻，新血则不达，皮肤失养等。肝气郁结，气机壅滞，郁久化火，以致火热亢盛，外发肌肤。

饮食失调，脾胃损伤，脾气虚，化源不足而继见血少，亦有病程迁延日久，耗阴伤血，而致阴虚血燥，肌肤失其养，血燥生风而起层层白屑。饮食失节，过食辛辣刺激、嗜酒过度、腥发动风的食物，以致脾胃失和、水湿内停，郁久化热，形成湿热，内蕴湿热，外发肌肤。

肝肾亏虚，体内阴液不足，阴不制阳，虚风内生，发为肌肤；先天之阴不足，肺阴失养，导致肺阴不足，肺主皮毛，皮毛失养而发为本病。

病变由于血热毒盛，外发肌肤，或气血不足、肝肾亏虚，肌肤失养，或瘀血内阻，皮肤失养所致。经脉与手阳明经、足太阴经、足太阳经等相关，多为经络郁热、郁滞为病。

| 诊断 |

1. 症状：初起为炎性红色丘疹，约粟粒至绿豆大小，以后逐渐扩大或融合成为棕红色斑块，边界清楚，周围有炎性红晕，基底浸润明显，表面覆盖多层干燥的灰白色或银白色鳞屑。轻轻刮除表面鳞屑，逐渐露出一层淡红色发亮的半透明薄膜，称薄膜现象。再刮除薄膜，则出现小出血点，称点状出血现象。白色鳞屑、发亮薄膜和点状出血是诊断银屑病的重要特征，称为三联征，辛辣、饮酒等刺激食物加重。皮损形态呈点滴状、钱币状、地图状、环状、带状、泛发性、脂溢性皮炎样、湿疹样、蛎壳状、扁平苔藓样、疣状等。大部分患者为冬重夏轻。

2. 好发部位：头皮、四肢伸侧多见，对称分布；指（趾）甲和黏膜亦可被侵，少数可见于腋窝及腹股沟等皱襞部，掌跖很少发生。

3. 病程

（1）进行期：新皮疹不断出现，旧皮疹不断扩大，鳞屑厚，炎症明显，痒感显著，皮肤敏感性增高。

（2）静止期：无新疹，旧疹不退。

（3）退行期：炎症消退，鳞屑减少，皮疹缩小变平，周围出现浅色晕，最后遗留暂时性色素沉着。

治疗

1. 锋针

①取穴：大椎、腰阳关、脾俞、肺俞、膈俞为主穴。配穴：面部加取合谷，腰背及后颈部加委中，头部加百会，上肢加曲池、外关，下肢加血海、风市。

②刺法：每次选1个主穴，以锋针挑刺出血，拔火罐，出血10~15ml，配穴以毫针针刺，留针30分钟，1日1次，10日为1个疗程，疗程间间隔5天。

2. 镵针

①取穴：心俞、肺俞、肾俞、厥阴俞、肝俞、命门、局部阿是穴。

②刺法：镵针半刺将穴位局部的白色纤维状物挑尽，出血后拔罐8~10分钟，1周1次。局部阿是穴镵针毛刺，以少许出血为度，1日1次，10次为1疗程。

第四节　带状疱疹后遗神经痛

| 概述 |

带状疱疹的皮疹消退以后，部分患者其局部皮肤仍有疼痛不适，且持续1个月以上者称为带状疱疹后遗神经痛，表现为局部阵发性或持续性的灼痛、刺痛、跳痛、刀割痛，严重者影响患者睡眠、饮食、精神状态等，可持续数月甚至数年。

| 病因病机 |

带状疱疹失治误治，或治疗不及时，水疱虽然消退，但余毒未清，湿热未尽，日久化热生毒，邪毒仍阻遏经络，脏腑代谢废物不能通过络脉排出，热毒积蓄更加损伤络脉，阻塞气血，不通则痛。

皮疹消退，但余邪未尽，或患者素体阴液不足，或气郁日久化火伤阴，阴虚火旺，不荣而痛。或疼痛日久致正气虚弱，气血不足，无力驱邪外出。或年老正气不足，脾肾阳虚，气虚无力推动邪气外出，使余毒不清，气血失和，阴阳失调，不荣则痛。

带状疱疹初期侧重于清肝经湿热解毒，后期侧重于扶正祛邪，活血化瘀止痛。正如《临证指南医案·诸痛》所说："盖久痛必入于络，络中气血，虚实寒热，稍有留邪，皆能致痛。"经脉阻滞不通，不通则痛。邪毒稽留不去，伤及阴阳气血，阳失温煦，阴失濡润，则导致不荣则痛。总之，带状疱疹后遗神经痛患者多瘀与虚并存。经络与足少阳经、足太阳经、足厥阴经等有关。

| 诊断 |

1. 症状：剧烈的顽固性的疼痛，带状疱疹皮损消除后疼痛仍持续，轻微的刺激即引起疼痛发作，不刺激也会突然发作，呈火烧样痛、撕裂样痛、针刺样痛、刀割一样痛、闪电样痛、绳索捆绑样绷紧痛等，对痛觉超敏感，轻轻地触摸即可产生剧烈的难以忍受的疼痛，称为激惹触痛，为减轻衣服对身体的刺激，甚至不敢穿衣，或把衣服撑起来，彻夜不得眠。如有病毒侵犯到相应脑神经会出现视力降低、面瘫和听觉障碍等。除疼痛外，还会诱发心脏病、脑出血等。

2. 疼痛特点：疼痛在身体的一侧。疼痛是跳动性的刺痛。疼痛部位不固定。疼痛部位有发热感。疼痛在夜间 12 点至凌晨 3 点加剧。

3. 体征：局部皮肤晦暗，浅感觉减退和痛觉敏感，触痛明显。

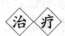

治 疗

1. 锋针

（1）点刺络穴

①取穴：疼痛、皮色改变处。

②刺法：疼痛、皮色改变处以锋针点刺放血，在疱疹起止两端及中间选好进针部位。常规消毒后，锋针在始端用疾刺法快速点刺放血，并立即拔罐；接着在尾端、皮损中间以同样的方法进行治疗，其他疱疹部位拔罐即可，留罐10~20 分钟，1~2 日是 1 次。症状较轻、病灶面积小无须包扎，症状较重、面积较大者应敷以盐水或雷夫奴尔纱条进行包扎。

（2）龙眼穴点刺

①取穴：龙眼穴（为经外奇穴，位于手小指尺侧第 2、3 骨节之间，握拳于横纹尽处取穴）。

②刺法：龙眼穴常规消毒后，锋针点刺，挤出 2~3 滴血，2~3 日 1 次。

（3）深刺放血

①取穴：玉枕关、夹脊关。

②刺法：局麻后，玉枕关、夹脊关等以锋针深刺放血，然后加拔火罐，多有大量瘀血而出，症状多有即刻缓解，1 周 1 次，5 次 1 疗程。

2. 镵针

①部位：背部、胁腹等皮色改变、疼痛处，任督二脉，足少阳经，足厥阴经等。

②刺法：背部、胁腹等皮色改变、疼痛处，任督二脉，足少阳经，足厥阴经等镵针密集毛刺，以疏通营卫及气血，1 日 1 次。

3. 梅花针

①取穴：夹脊穴、阿是穴。

②刺法：梅花针由轻到重地叩刺疼痛相关夹脊穴、阿是穴至局部皮肤有轻微出血，改为拔罐10~15分钟。配合针刺内关，阳陵泉透阴陵泉，留针30~60分钟，1日1次，6次为1疗程。

第五节 荨麻疹

| 概述 |

荨麻疹是皮肤黏膜小血管扩张或渗透性增加而出现的一种局限性水肿反应，通常2~24小时内消退，但反复发生。常伴剧痒，或伴有发热、腹痛、腹泻或其他全身症状的病证。俗称风团、风疹团、风疹疙瘩等，是一种常见的皮肤病，分为急性、慢性等。

| 病因病机 |

六淫致病，以风邪为主，常兼挟寒热湿燥之邪，搏结于皮肤肌肉之中，或与血气相搏，而发为皮疹。饮食失调，或过食肥甘、荤腥之品，损伤脾胃，胃肠积热，或脾虚运化无力，脾湿内生，湿郁而化热，形成湿热，郁于肌肤而发，且湿性黏滞，可反复缠绵不愈。

肺脾气虚，卫外不固，风寒、风热等邪易袭，致营卫不和而发本病。或血虚之人，阴血不足，虚风内生，而致本病。

本病的病因病机关键是机体正气不足，卫外失固，虚邪贼风侵犯皮肤腠理所致。

| 诊断 |

1. 病史：可有过敏史。

2. 症状：皮疹为风团、潮红斑，大小不等，形状各异，自觉瘙痒，常突然发生，皮疹成批出现，数小时后又迅速消退，消退后不留痕迹，但可反复发作。病程长短不一，急性荨麻疹病程在1个月以内，超过1个月为慢性。伴有腹痛、恶心、呕吐、胸闷、心悸、呼吸困难，少数有发热、关节肿胀、低血压，甚至休克、喉头水肿窒息等。

3. 检查：皮肤划痕试验部分病例呈阳性。

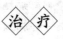

1. 锋针

①取穴：大椎、肺俞、膈俞、大肠俞。

②刺法：背部沿督脉及膀胱经用火罐走罐数趟，然后在上述穴位闪罐及揉罐数次，再用锋针点刺数下，迅速拔火罐5分钟。1日1次，3次为1个疗程，若为小儿，拔罐力量宜弱，次数宜少，视其出血量酌减留罐时间。

2. 镵针

①取穴：心俞、肺俞、肾俞、厥阴俞、肝俞、命门等反应点。

②刺法：镵针半刺上述穴位反应点，将白色纤维状物挑尽，出血后拔罐8~10分钟，1周1次。10次为1疗程。

第六节　疣

｜概述｜

疣是皮肤上出现黄褐色的小疙瘩，不痛、不痒，多见于儿童及青年，潜伏期为1~3个月，能自身扩散。病毒存在于棘层细胞中，可促使细胞增生，形成疣状损害。常见的有寻常疣、扁平疣、传染性软疣、尖锐湿疣等。属于中医疣目、鼠乳等范畴，俗称瘊子、刺瘊、坚头肉等。本文不包括尖锐湿疣。

｜病因病机｜

风热毒邪侵袭，阻于经络，蕴于皮肤，搏结凝聚肌肤而发病。

七情内伤，肝气郁结，气郁化火，灼伤阴血，肝旺血燥，筋气不荣，肌肤不润所致。或肝气郁结，气滞血瘀，火热瘀血积于皮腠之间所致。饮食失调，损伤脾胃，或久治不愈，耗伤脾胃之气，脾虚不运，水湿内生，湿郁而化热，肌肤蕴结湿热为病，湿性黏滞，故本病缠绵难愈。

| 诊断 |

1. 寻常疣

多发于儿童及青年。初起为一个针尖至绿豆大的疣状赘生物，呈半球形或多角形，突出表面，色呈灰白或污黄，表面蓬松枯槁，状如花蕊，粗糙而坚硬。以后体积渐次增大，发展成乳头状赘生物，此为原发性损害，称母疣。此后由于自身接种，数目增多。一般为二三个，多则十余个至数十个不等，有时可呈群集状。好发于手指、手背，也可见于头面部。生于指甲边缘者，可向甲下蔓延；生于头皮，手指或足趾间的疣如指状突起，称指状疣。病程慢性，可自然消退，一般无自觉症状，常因搔抓、碰撞、摩擦破伤而出血。

2. 扁平疣

多发于青年妇女，故又称青年扁平疣。皮损为表面光滑的扁平丘疹，芝麻至黄豆大小，淡红色、褐色或正常皮肤颜色，数目较多，散在分布，或簇集成群，亦可互相融合，可因搔抓使皮损呈线状排列。好发于颜面、手背、前臂及肩胛等部，一般无自觉症状，偶有瘙痒感，病程长，可持续数年，有时可自行消退，愈后仍可复发。

3. 传染性软疣

多见于儿童和青年。皮损初起为米粒大的半球状丘疹，渐增至绿豆大，中央呈脐窝状凹陷，表面有蜡样光泽。早期质地坚韧，后渐变软，呈灰色或珍珠色。顶端挑破后，可挤出白色乳酪样物质。数目不定，数个至数十个不等，呈散在分布，也可簇集成群，但不融合。好发于颜面、躯干、四肢、阴囊、肩胛及眼睑等处。自觉微痒，可自行消失。

治 疗

毫针

①取穴：母疣。

②刺法：用1寸长毫针从最大的母疣开始，常规消毒后针刺疣体中央，深至根部，抽针后挤压出血至覆盖疣面。如疣体较大，可再从四周方向各刺2~3针，

然后依次处理其他疣体。如疣体较多，可根据分布规律，刺头、尾、中间，第 1 次未愈，可行第 2 次治疗。

第七节　白癜风

| 概述 |

白癜风是一种常见的后天性局限性或泛发性皮肤色素脱失病，由于皮肤的黑素细胞功能消失引起，全身各部位可发生，常见于指背、腕、前臂、颜面、颈项及生殖器周围等，青年妇女居多。

| 病因病机 |

七情内伤，情志不遂，过度忧思悲恐，导致气机紊乱，气血不和，风邪乘虚而入，滞留于皮肤腠理，阻滞经脉，肤失所养所致。七情内伤，肝气郁结，气滞血瘀，瘀血阻络所致。

外感风寒，日久化热，或直接感受暑热之邪，或肺胃热盛，肌体阳热炽盛，壅遏气机，营卫失和，皮毛不得滋养所致。湿邪外侵，或喜食肥甘辛辣之品而致脾胃湿热，或脾虚失运痰浊内生，湿痰之邪，其性黏腻，最易阻遏气机，湿又缠绵难去，郁久化热，皮毛因其气机或脉络的阻遏而失养，故发白癜风。

恣情纵欲，损伤肝肾，日久必耗肝肾之阴。肝藏血，肾藏精，肝肾阴虚则精血不足，难以滋养皮毛而发白癜风。

| 诊断 |

1. **发病年龄**：青少年好发。

2. **症状**：皮肤色素脱失斑，常为乳白色，也可为浅粉色，表面光滑无皮疹，白斑境界清楚，边缘色素较正常皮肤增加，白斑内毛发正常或变白，病变好发于受阳光照射及摩擦损伤部位，病损多对称分布，白斑还常按神经节段分布而呈带状排列，除皮肤损害外，口唇、阴唇、龟头及包皮内侧黏膜也常受累。白斑对日光比较敏感，稍晒即发红。

治 疗

1. 锋针

①取穴：T$_{3\sim12}$ 两旁（寻找小丘疹）、皮损区、白癜风穴（掌侧中指末节横纹中心至中冲穴连线的中下 1/3 交点处）。

②刺法：锋针点刺（或挑刺）穴区出血，然后拔火罐 8~10 分钟，2~3 日 1 次，10 次为 1 个疗程。

2. 镵针

①取穴：背部反应点。

②刺法：后背部肺俞、心俞、至阳等附近寻找褐色、红色反应点，镵针半刺，以挑出白色纤维状物为度，针刺后拔火罐 5 分钟，1 周 1 次，5 次 1 疗程。

第八节　丹毒

| 概述 |

丹毒是以皮肤突然灼热疼痛、色如涂丹、红热肿胀、边界清楚、迅速扩大、游走极快为特征的病证。

| 病因病机 |

素体血分有热，火毒之邪侵袭，热毒蕴结，郁阻肌肤所致。或由于皮肤破损，防御、卫外功能不足，湿热火毒之邪乘隙侵袭，血分郁蒸，郁于肌肤所致。

| 诊断 |

1. 病史： 多有皮肤破损感染史。

2. 症状： 发病急骤，初起往往先有恶寒发热、头痛、胃纳不馨、便秘、溲赤等全身症状。继则局部见小片红斑，迅速蔓延成大片鲜红斑，略高出皮肤表面，边界清楚，压之红色稍退，放手后立即恢复，表面紧张光亮，摸之灼手，肿胀、触痛明显。一般预后良好，经 5~6 天后消退，皮色由鲜红转暗红或棕黄色，最后脱屑而愈。病情严重者，红肿处可伴发瘀点、紫斑，或大小不等的水疱，偶有化脓或皮肤坏死。亦有一边消退，一边发展，连续不断，缠绵数周者，好发于小腿、颜面部。

3.体征： 局部鲜红斑，附近淋巴结肿大、压痛。

治 疗

1.锋针

（1）点刺络穴

①取穴：血海、隐白、少商等。

②刺法：锋针点刺血海、隐白、少商等，摇大针孔，挤出数滴血液，血海加拔火罐10分钟，2日1次。

（2）点刺结络

①部位：皮损局部结络。

②刺法：患处周围皮下呈暗紫色小血管怒张处以锋针散刺，慢出针，待黑血自然溢出，每次刺4~5针，小血管不显者，选刺周围显现静脉亦可，3日1次。

2.镵针

①部位：背部阳性反应点。

②刺法：局麻后镵针挑治背部阳性反应点，挑出羊毛样纤维状物，然后加拔火罐8~10分钟，使之出血，每次3~5点，5日1次。

第九节 神经性皮炎

| 概述 |

神经性皮炎又称慢性单纯性苔藓，是以阵发性皮肤瘙痒、皮沟加深、皮肤苔藓化为特征的慢性皮肤病，好发于颈部、四肢、腰骶等部位，多见于成年人，属于中医牛皮癣、顽癣、摄领疮等范畴。

| 病因病机 |

外感风热之邪，或感受风寒，郁而化热，风热阻滞肌肤，营血失和，血虚生燥，肌肤失荣所致。

情志不遂，郁闷不舒，肝失疏泄，气机郁结，气滞血瘀，阻于肌肤，肌肤失养为病。或郁而化火，肝火郁滞，火热灼伤气血而发于肌表。或肝郁脾虚，肝脾功能失调，脾失健运，水湿内停，郁而化热，客于肌肤腠理之间而发。并且随情志刺激诱发、加重。

饮食失节，过食辛辣之品，助阳生火，或嗜酒无度，或过食肥甘厚味之品，内蕴湿热，循经发于肌肤。脾胃蕴热既为发病原因，又为诱发因素。

素体阴虚，或热病伤阴，或病久耗伤阴液，肝肾亏虚，精血不足，肾水不足，水不涵木，血虚生风生燥，皮肤失去濡养而成。

| 诊断 |

1. 发病年龄：中青年多见。

2. 症状：初发时仅有瘙痒感，而无原发皮损，由于搔抓及摩擦，皮肤逐渐出现粟粒至绿豆大小的扁平丘疹，圆形或多角形，坚硬而有光泽，呈淡红色或正常皮色，散在分布。因有阵发性剧痒，患者经常搔抓，丘疹逐渐增多，日久则融合成片，皮损呈肥厚、苔藓样变，表现为皮纹加深、皮嵴隆起，皮损变为暗褐色，干燥，有细碎脱屑，斑片样皮损，边界清楚，边缘可有小的扁平丘疹，散在而孤立，皮损斑片的数目不定，可单发或泛发，大小不等，形状不一。好发颈部两侧、项部、肘窝、腘窝、骶尾部、腕部、踝部，亦见于腰背部、眼睑、四肢及外阴等部位。病程较长，常反复发作。

治疗

1. 锋针

①取穴：皮损局部。

②刺法：小号锋针密刺皮损局部，即每隔5mm刺一针，直刺穿透皮损部位（皮损部皮肤一般较硬，锋针穿透时有落空感；若皮损部皮肤不硬，刺入5mm即可），而后拔罐3~5分钟，拔出血液，最多不超过50ml，3日1次，10次为1个疗程。

2. 镵针

①取穴：背部反应点。

②刺法：后背部肺俞、心俞、至阳等附近寻找反应点，褐色、红色反应点以镵针半刺，以挑出白色纤维状物为度，针刺后拔火罐5分钟，1周1次，5次1疗程。

第十节　黄褐斑

| 概述 |

黄褐斑是面部的黄褐色色素沉着，多呈对称蝶形分布于颊部的病证。多见于女性。

| 病因病机 |

素体肝肾亏虚，或年老肝肾不足，精血虚弱，不能上荣于面，面部失养所致。

七情内伤，肝郁气滞，郁久化热，灼伤阴血，致使气血失和而发病。或肝气郁结，气滞血瘀，肝郁脾虚，运化失职，水湿内停，聚而为痰，痰湿瘀血积滞皮下，形成色素沉着而致。

冲任起于胞宫，上行至面部，肝郁血滞伤于冲任，气血不能上荣于面，故致本病。

| 诊断 |

1. 发病年龄：多见于中青年女性。

2. 症状：黄褐或深褐色斑片，常对称分布于颧颊部，也可累及眶周、前额、上唇和鼻部，边缘一般较明显。多不伴有其他症状。

锋针

①**取穴：**胸椎两旁阳性反应点。

②**刺法：**胸椎两旁寻找皮肤上隆起的如大头针顶大小、皮色灰白或灰暗似丘疹样，其上多生出一根细长的毛，多布于两肩胛内侧缘周围，用锋针迅速刺破，挑断皮下纤维并使之出血1~5ml，再拔火罐，每次挑5或6处，2日1次。7次为1个疗程。

第十一节　老年皮肤瘙痒症

| 概述 |

老年皮肤瘙痒症又称风瘙痒，是只有皮肤瘙痒而无原发性皮肤损害的病证。分全身性和局限性两种，局限性皮肤瘙痒症发生于身体的某一部位，常见的有肛门瘙痒、男性阴囊瘙痒、女性外阴瘙痒、头部瘙痒等。全身性皮肤瘙痒症则广泛发生于身体各个部位。是与季节、天气、冷热变化和机体代谢变化等因素有密切关系的皮肤病。

| 病因病机 |

老年体弱，或久病体虚，肝肾阴亏，阴液不足，阴不制阳，生风化燥；营血亏虚，血虚亦生风化燥，皆不能润养皮肤而发生皮肤瘙痒，故有风胜则痒。

饮食不节，或过食鱼腥海味，或过食肥甘厚味，或过食辛辣之品，损伤脾胃，脾胃失运，水湿内停，郁而化热，湿热内蕴，湿热熏蒸肌肤，内不得疏泄，外不得透达，郁于皮肤腠理，而发为瘙痒。

情志抑郁、烦恼焦虑、精神紧张等七情内伤，脏腑气机失调，气郁而化火，血热内蕴，化热动风，淫于肌肤而致瘙痒。或气滞血瘀，经脉阻滞，营卫不得畅达，肌肤难得濡润，也能导致本病。

| 诊断 |

常在脱衣睡觉时开始感觉股前侧、内侧、小腿等部位剧烈瘙痒，越抓越痒，直至局部出血为止。全身各处皆有瘙痒的感觉，因瘙痒而失眠或不能安眠，有时皮肤有湿疹样改变、苔藓样变或色素沉着，抓伤的皮肤易感染而发生疖肿或毛囊炎。皮肤瘙痒症有泛发性和局限性之分，泛发性皮肤瘙痒症最初皮肤瘙痒仅局限于一处，进而逐渐扩展至身体大部或全身，以夜间为重，由于不断搔抓，出现抓痕、血痂、色素沉着及苔藓样变化等继发损害，局限性皮肤瘙痒症发生于身体的某一部位，常见的有肛门瘙痒症、男子阴囊瘙痒症、女子外阴瘙痒症、头部瘙痒症等。

1. 锋针

（1）点刺络穴

①取穴：大椎、曲池、血海、委中、风门、风池、膈俞等。

②刺法：上述穴位以锋针点刺，可加拔火罐，1日1次。

（2）点刺结络

①部位：耳尖或耳背静脉。

②刺法：锋针在耳尖或耳背静脉点刺放血，以出血2或3滴为度，2日1次。

2. 毫针

①取穴：十二经井穴。

②刺法：十二经井穴以毫针点刺，以隐隐出血为度，3日1次。

3. 镵针

①取穴：背部反应点、督脉等。

②刺法：

镵针半刺法：后背部肺俞、心俞、至阳等附近寻找褐色、红色反应点，以镵针半刺，以挑出白色纤维状物为度，针刺后拔火罐5分钟，1周1次，5次1疗程。

镵针毛刺法：背部督脉以镵针毛刺，针刺要密集，1日1次，10次为1个疗程。

第十二节 斑秃

| 概述 |

斑秃是指毛发突然呈片状脱落的病证，又叫圆形脱发，俗称鬼剃头、油风等。

| 病因病机 |

暴饮暴食，或减肥过度节食，损伤脾胃，影响气血生成，导致气血不足，毛发失养。或嗜食辛辣之品，脾胃生热，生风化燥，毛发失养而发病。

精神过度紧张，或过度郁闷、焦虑、急躁等七情损伤，肝失疏泄，气机失常，肝气郁结，气滞血瘀，瘀血阻滞血络，发窍空虚，失其濡养发病。或因情志忧郁，日久郁而化火，耗损阴血，血热生风，风热随气上窜于巅顶，风盛血燥，毛发得不到阴血的濡养而突发斑秃。

素体先天不足，或久病及肾，或房劳过度等，损伤肝肾，导致肝肾虚弱，精血亏虚，毛发失养而脱发。肝肾阴亏，阴虚火旺，生风化燥，毛发失养而发病。

| 诊断 |

1. 病史：男女均可发病，多见于 30~40 岁，也可以发生于老人或儿童。多数斑秃发生前有精神创伤或精神刺激史。

2. 症状：圆形或卵圆形非瘢痕性脱发，斑秃边缘常可见感叹号样毛发。

3. 发病周期：发病周期分为活动期、稳定期、恢复期。

①活动期：突然在头部出现圆形或椭圆形的脱发斑，直径 10~100mm，数目不等，脱发斑逐渐扩大，边缘处头发松动，易脱落，做拔发试验为阳性。

②稳定期：脱发斑边缘头发不再松动，做拔发试验转为阴性。

③恢复期：有新生毛发长出，最初为细软的毳毛，无黑色素，逐渐长出黑色的终毛。

1. 锋针

①取穴：太阳、尺泽、曲泽、三阴交、太冲、膈俞、肝俞、委中等。

②刺法：上述穴位以锋针点刺，可挤出血，也可加拔火罐，1日1次。

2. 梅花针

①取穴：脱发局部、头维、百会。

②刺法：梅花针叩刺局部为主，并叩刺头维、百会等，至皮肤充血或渗血为度，2日1次。

第十三节　鸡眼

| 概述 |

　　鸡眼是由于皮肤长期受到挤压摩擦而造成增生的角质层，形如圆锥体，嵌入皮内，尖顶突入真皮，压迫神经末梢，受压或受挤引起明显的疼痛的病证，俗称肉刺。

| 病因病机 |

　　足部长期受压、摩擦，局部气血运行不畅，摩擦部位肌肤失养，生长异常所致。

| 诊断 |

　　1. **病史**：有长期受压、摩擦史。

　　2. **症状**：圆形或椭圆形的局限性角质增生，针头至蚕豆大小，呈淡黄或深黄色，表面光滑与皮面平或稍隆起，境界清楚，中心有倒圆锥状角质栓嵌入真皮。站立或行走时引起疼痛。好发于足跖前中部第3跖趾、趾胫侧缘，也见于小趾及第2趾背或趾间等突出及易受摩擦部位。

治疗

锋针

　　①取穴：患处。

　　②刺法：锋针刺络法。根据鸡眼大小选择锋针，以左手捏紧被刺部位，右手持锋针直刺进鸡眼正中，刺到基底部时，快速直刺鸡眼滑囊，刺破为准，随即将针迅速拔出，轻轻挤压使之出血，用碘酊棉球压在针眼上，胶布固定。未愈者1周后再刺，3次1疗程。

第九章 儿科疾病

第一节 小儿发热

| 概述 |

小儿发热是由于感受外邪，或脏腑功能失调而引起体温异常升高（超过37.3℃）的病证。

| 病因病机 |

小儿脏腑娇嫩，形气未充，肌肤薄弱，卫外不固，易感受风寒、风热之邪，外邪客于肺卫，卫阳被郁而致外感发热。

或小儿素体阴虚，或久病热病伤阴，或过食温燥之品，耗伤阴液，阴不制阳导致发热。或因乳食停滞过久，郁而化热，形成肺胃壅热，导致发热。

| 诊断 |

1. **发热**：分为低热、中等热、高热、超高热等。低热 37.5~38.0℃，中等热 38.1~39.0℃，高热 39.1~40.0℃，超高热 40℃ 以上。

2. **伴有症状**：咽部充血、扁桃体肿大、皮疹、疱疹、便溏、尿赤等。

治 疗

1. 锋针

（1）点刺络穴

①取穴：大椎、曲池、太阳、耳尖等。

②刺法：锋针点刺大椎、曲池、太阳、耳尖等，用手挤出血，1日1次。

（2）点刺结络

①取穴：肛周结络。

②刺法：分开患儿肛门，可见紫红色或深红色肛周静脉窦，消毒后根据静脉窦数目用锋针刺破2~5处，挤出暗红色血液数滴，术后用无菌纱条压迫止血。

2. 毫针

①取穴：四缝。

②刺法：0.5寸毫针或者6号注射针头对准四缝穴快速刺入1~1.5分，并捻转3~5次，快速出针，以见血水冒出为度，1日1~2次。

第二节 小儿热性惊厥

｜概述｜

小儿热性惊厥是因发热引起突然的全身或局部肌群呈强直性和阵挛性抽搐，常伴有意识障碍的病证。

｜病因病机｜

小儿肌肤薄弱，腠理不密，极易感受时邪，风邪、暑邪、湿热、疫疠之气等，由表入里，内热炽盛，热极化火，内入营血，热内陷心包，引动肝风，出现高热神昏、抽风惊厥等。

饮食不节，或误食污染有毒之食物，郁结肠胃，郁而化热，湿聚为痰，痰热内伏，引动肝风；痰火湿浊，蒙蔽心包，则可见高热昏厥，抽搐不止等。

｜诊断｜

1. 病史： 多有热性惊厥病史。

2. 症状：（1）发热：体温急速上升，至少在38℃以上，常见在39℃或40℃。（2）抽搐表现：一般在开始发热后24小时内出现抽搐现象，但亦有在抽搐后才被发现有发热。抽搐常在高热急遽上升时出现，抽搐时突然失去知觉、没反应、目光呆滞或眼睛往上吊、嘴唇变黑、牙关紧闭、手脚抽动、僵直，或是突然全身松软无力，痉挛时间可从数十秒到数十分钟，大多少于十分钟，伴有咳嗽、咳痰等呼吸道症状或其他感染症状。

锋针

①取穴：十二井穴、大椎、玉枕关。

②刺法：锋针点刺十二井穴、大椎等出血约 2ml，昏迷不醒者小号锋针点刺玉枕关，再灯火灸印堂、太阳穴。

第三节　小儿扁桃体炎

| 概述 |

小儿扁桃体炎是常见的上呼吸道感染疾病，可由各种致病微生物感染引起，表现为发热、咳嗽、咽痛，严重时高热不退，吞咽困难，扁桃体充血、肿大、化脓的病证。为儿童常见病、多发病，分为急性、慢性扁桃体炎，又称乳蛾。

| 病因病机 |

外感风寒之邪，侵袭咽部，郁而化热；或感受风热之邪，侵袭咽部，热毒蕴结所致。

过食辛辣油腻之品，内生湿热，热邪肺胃蕴结，热盛肉腐为脓。

小儿先天禀赋不足，脏腑娇嫩，形气未充，功能未盛，抵御力弱，稍遇外邪侵袭，即可发为咽喉肿痛等。

| 诊断 |

1. **症状**：急性表现为剧烈咽痛、吞咽痛，可放射至耳部，伴有畏寒、高热、头痛、食欲下降、疲乏无力、周身不适、便秘、耳闷、耳鸣、耳痛等。慢性表现为咽干、发痒、异物感、刺激性咳嗽等轻微症状。

2. **体征**：急性扁桃体炎咽部黏膜呈弥漫性充血，以扁桃体最为严重，扁桃体肿大，甚至有黄白色脓点或在隐窝口处有黄白色或灰白色点状豆渣样渗出物，下颌角淋巴结肿大、压痛。慢性扁桃体炎表现为瘢痕收缩，凹凸不平，与腭弓可有粘连，隐窝口常有碎屑或化脓性分泌物，腭舌弓呈暗红色，挤压腭舌弓时，隐窝口可见黄白色干酪样点状物溢出。

锋针

（1）点刺络穴

①取穴：少商、尺泽、合谷等。

②刺法：取双侧少商、尺泽、合谷等，以锋针点刺，挤出鲜血1~2滴，消毒棉球压迫针孔，1日1次，3~5次为1疗程。

（2）点刺结络

①部位：耳背结络。

②刺法：小号锋针直刺或斜刺耳背静脉显露处，深度以出血为度，然后挤压静脉周围使之出血5~7滴，酒精棉球压迫止血，3日1次。

第四节 小儿肺炎

| 概述 |

小儿肺炎是由病原体感染和过敏反应等所引起的肺部炎症，表现为发热、咳嗽、喘息、呼吸困难以及痰鸣音的病证。属于中医咳嗽、气喘等范畴。

| 病因病机 |

风寒之邪侵袭，寒邪束表，肺气郁闭，失于宣降，肺气上逆，则畏寒、呛咳、气急。风热之邪外侵，热邪壅肺，肺气郁阻，失于宣肃，则致发热、咳嗽。肺失于宣肃，通调水道失职，肺津凝聚为痰，痰热胶结，闭阻于肺，则致发热、咳嗽、喉间痰鸣。火热之邪炽盛，毒热内闭肺气，熏灼肺金，致高热、咳嗽剧烈、气急喘憋等。

小儿肺脏娇嫩，邪伤于肺，正虚邪恋，久热久咳，耗伤肺阴，则咳而无痰。余邪留恋不去，则致低热、盗汗，舌苔黄，脉细数。

1. 症状： 开始为发热、咳嗽，随后咽喉部出现痰鸣音，咳嗽剧烈时可伴有呕吐、呛奶，呼吸表浅、增快，鼻翼煽动，部分患儿口周、指甲可有轻度发绀。

2. 检查： 肺部体征早期可不明显，以后可闻及中小水泡音。合并胸腔积液时可有叩诊实音、呼吸音消失。细菌感染者白细胞总数及中性粒细胞增高；病毒感染者白细胞降低或正常。X 线早期可见肺纹理增强，亦可见到双肺中下野有大小不等的点片状浸润，或融合成片状阴影。

锋针

①取穴：中府、定喘、肺俞、风门。高热配大椎、曲池；胸痛配内关；腹胀配足三里。

②刺法：用锋针以豹文刺法针刺上述穴位，刺后拔火罐出血，留罐 5~10 分钟，1 日 1 次，5 次为 1 个疗程。

第五节　小儿腹泻

小儿腹泻是以大便次数增多、粪质稀薄如水样为主的病证。是小儿最常见的疾病，尤以 2 岁以下的婴儿更为多见，年龄愈小，发病率愈高。四季均可发生，但夏秋季节较多。

| 病因病机 |

先天禀赋不足，或后天调护失宜，或久病迁延不愈，皆可导致脾胃虚弱，胃弱则腐熟失职，脾虚则运化失常，因而水反为湿，谷反为滞，清浊不分，合污而下，而成脾虚泻。亦有暴泻实证，失治误治，迁延不愈，损伤脾胃，而由实证转为虚证泄泻者。或脾虚日久，则脾损及肾，造成脾肾阳虚，脾气不足，运化无力，肾阳不足，火不暖土，阴寒内盛，水谷不化，并走肠间，而致澄彻清冷，洞泄而下。

饮食不节，或饮食不洁，或过食生冷瓜果，皆能损伤脾胃，运化失职，水湿内停，下注大肠，而发生泄泻。

外感风、寒、暑、湿、热等邪，损伤脾胃，运化失职，发为泄泻，因脾喜燥而恶湿，其他外邪则常与湿邪相合而致泻，一般冬春多为风寒（湿）致泻，夏秋多暑湿（热）致泻。

| 诊断 |

1. 病史： 有乳食不节、饮食不洁或感受时邪等病史。

2. 症状： 大便次数增多，每日超过 3~5 次，多者达 10 次以上，便呈淡黄色，如蛋花汤样，或黄绿稀溏，或色褐而臭，可有少量黏液。

3. 检查： 大便镜检可有脂肪球或少量白细胞、红细胞，病毒检查阳性等。

治 疗

1. 锋针

（1）点刺四缝

①取穴：四缝。

②刺法：锋针点刺或 0.5 寸毫针迅速刺入四缝穴 0.5~1cm，快速出针，挤出血或黄白黏液少许即可，2 日 1 次。

（2）点刺络穴

①取穴：天枢、上巨虚、中脘等。

②刺法：锋针点刺天枢、上巨虚、中脘等，挤出血，2 日 1 次。

2. 毫针

①取穴：长强。

②刺法：长强穴用毫针进针 5~8 分，捻转 4 次，刮针柄数次，出针，1 日 1 次，4 日为 1 疗程。

第六节 小儿厌食症

| 概述 |

小儿厌食症是小儿长期食欲减退或消失，食量减少为主要症状的病证，是一种慢性消化功能紊乱综合征，为儿科常见病、多发病，1~6岁小儿多见，且有逐年上升趋势。属于中医纳呆范畴。

| 病因病机 |

素体脾胃虚弱，运化腐熟无力，升降失常。或喂养不当、饮食不节，损伤脾胃，脾失健运，化生气血不足。或过度饮食，损伤脾胃，饮食停积不化，壅滞于胃所致。

| 诊断 |

以长期食欲减退、食量减少为主要症状，伴有呕吐、食欲不振、腹泻、便秘、腹胀、腹痛和便血等，以1~6岁小儿多见。严重者可导致营养不良、贫血、佝偻病及免疫力低下，出现反复呼吸道感染，对儿童生长发育、营养状态和智力发展也有不同程度的影响。

1. 锋针

①取穴：四缝。

②刺法：医生用左手拇指、食指夹住患儿的手指末端，暴露出中节横纹面，右手拇指、食指持针柄，用小号锋针迅速直刺四缝穴，然后迅速出针，挤出少量黄色分泌物和血液，2~3日1次，3次为1疗程。

2. 毫针

①取穴：天枢、足三里等。

②刺法：毫针刺天枢、足三里等，迅速行针，不留针，2日1次，10天为1疗程，每疗程间隔2天。

第七节　小儿口唇疱疹

| 概述 |

小儿口唇疱疹是时疫邪毒所引起，症见发热，唇部、口周、口腔黏膜出现散在红色斑疹，继而形成小水泡，周围有红边，初起发痒，继而有痛感，水泡溃破，形成溃疡迅即结痂的病证。属于中医热疮、火燎疮等范畴。

| 病因病机 |

风热毒邪侵袭体表，入侵肺胃，循经上犯，热毒熏蒸肌肤所致。或湿热之邪侵袭，循肝胆之经下注所致。

| 诊断 |

1.**发病年龄**：多见于 6 岁以下儿童，尤其是 6 个月至 2 岁儿童。

2.**症状**：发热、头痛、全身不适，2~3 天后口腔黏膜呈片状充血，随后出现成簇的小水疱，水疱迅速破裂，形成表浅的小溃疡，直径约 1~2mm，溃疡可相互融合成边缘呈多环状的较大溃疡，上有假膜覆盖，颌下淋巴结肿大，患儿因痛而哭闹、拒食、流涎，病程一般 1~2 周，有的病损延及牙龈，牙龈边缘红肿易出血，甚至出现小溃疡，逐渐干燥结痂自愈，愈后局部可留有暂时性色素沉着。

治　疗

锋针

①取穴：中冲、四缝。

②刺法：穴位常规消毒后，用小号锋针在双侧中冲点刺出血 2~3 滴，2 日 1 次。锋针刺入四缝，深 2~4mm，左右捻转 2 次即出针，挤出液体或血液，3~7 日 1 次。

第八节　小儿多动症

| 概述 |

小儿多动症是一种较常见的儿童行为障碍，患儿智力正常或接近正常，以难以控制的动作过多、注意力不集中、情绪行为异常、学习困难为主要表现的病证。多见于6~12岁的学龄儿童。

| 病因病机 |

父母健康状况不良，尤其精神、神经不良，或孕期形体与精神调养失当，以致子女先天不足。

饮食调配不当，或过食生冷，损伤脾胃，脾胃虚弱，水湿内停，聚湿成痰，郁而化热，痰火上扰。或脾胃虚弱，气血生化不足，造成气血亏虚，心神失养。或过食膏粱厚味，壅遏脾胃，产生湿热痰浊，阻滞气机，扰乱心神。

产伤及其他外伤，可使儿童气血瘀滞，瘀血内停，脑部经脉不通、不畅，新血不达，心神失养，神魂不安。

本病病位在心，与肝脾肾关系密切，由先天禀赋不足、饮食失节、外伤等致肾气亏虚、痰火上扰、瘀血内停所致。经脉与督脉、足三阴经等有关。

| 诊断 |

1. 症状

（1）**注意力障碍：** 注意力不集中，不能专心做事或听课，易受外界干扰。

（2）**行为障碍：** 好动、好说、好闹，自己难以控制，与年龄不相称的活动过多，语言过多，影响他人学习，好争吵。

（3）**情绪障碍：** 易怒、易兴奋，情绪不稳，易激动，控制力弱。

（4）**学习困难：** 尽管智力不差，由于注意力涣散，学习成绩不佳。

2. 体征：
可有轻度协调运动障碍，或动作笨拙，或不能像同龄儿童那样做精细动作。

3. 检查：
脑电图大多正常，或有非特异性改变，如慢波增多等。

1. 锋针

①取穴：耳尖、瞳子髎、百会、太阳、承泣、攒竹、肝俞、胆俞、肾俞、三阴交、太冲、太溪等。

②刺法：锋针点刺耳尖、瞳子髎、太阳、百会、承泣、攒竹、三阴交、太冲、太溪等，每穴出血 3~5 滴，再点刺肝俞、胆俞、肾俞，每穴点刺 3~5 处，出血 2~3ml，拔罐 3~5 分钟，2 日 1 次。

2. 毫针

①取穴：合谷、足三里、光明等。

②刺法：毫针直刺，平补平泻法，留针 15~20 分钟，5 分钟行针 1 次。2 日 1 次，10 日为 1 个疗程。

第九节　小儿脑瘫

| 概述 |

小儿脑瘫是指从出生后 6 个月内脑发育尚未成熟阶段，由于非进行性脑损伤所致的以姿势、运动功能障碍为主的综合征。是小儿时期常见的中枢神经障碍综合征，病变部位在脑，累及四肢，常伴有智力缺陷，癫痫，行为异常，精神障碍及视、听觉、语言障碍等症状。属于中医痿证、五迟等范畴。

| 病因病机 |

父精不足，母血亏虚，导致胎儿禀赋不足，精血不足，不能充养脑髓，致胎儿发育不良，如父母亲吸烟、酗酒、吸毒，母亲患精神病，孕期患糖尿病、阴道出血、妊娠期高血压、前置胎盘、先兆流产、服用影响胎儿发育的药物，高产次、早产、双胎或多胎等，胎儿发育迟缓，宫内感染，宫内窘迫，胎盘早剥，胎盘功能不良，脐带绕颈，早产儿或过期产儿，低出生体重儿等胎儿发育不良。或母孕中受到惊吓、外伤，抑郁悲伤，扰动胎气，致胎儿发育不良，或后天养护失当，肝肾不足、脾肾两虚，精血亏虚，脑髓失养。

产钳分娩、臀位产程长、吸入性肺炎，缺氧缺血性脑病、核黄疸、颅内出血、感染、中毒等生产过程大脑损伤，瘀血内阻，脑髓失养。

| 诊断 |

1. 早期症状

（1）新生儿或 3 个月大的婴儿易惊、啼哭不止、厌乳和睡眠困难。

（2）早期出现喂养、进食咀嚼、饮水、吞咽困难，以及有流涎，呼吸障碍等。

（3）感觉阈值低，表现为对噪声或体位改变易惊，拥抱反射增强等，伴有哭闹。

（4）生后不久的正常婴儿，因踏步反射影响，当直立时可见两脚交互迈步动作。3 个月月龄时虽然可一度消退，但到了 3 个月仍无站立表示或迈步。

（5）过百天的婴儿尚不能抬头，4~5 个月挺腰时头仍摇摆不定。

（6）一般生后 3 个月内婴儿可握拳不张开，4 个月仍有拇指内收，手不张。

（7）5 个月大的婴儿看见物体没有伸手抓的动作反应。

（8）表情淡漠，手足徐动型，常呈愁眉苦脸的样子。

（9）肌肉松软不能翻身，动作徐缓。触摸小儿大腿内侧，或让小儿脚着床或上下跳动时，出现下肢伸展交叉。

（10）肢体僵硬，尤其在穿衣时，上肢难穿进袖口，换尿布清洗时，大腿不易外展，擦手掌时，以及洗澡时出现四肢僵硬。

（11）过早翻身，是突然的反射性翻身，全身翻身如滚木样，不是有意识的节段性翻身。痉挛性双瘫的婴儿，坐稳前可出现双下肢僵硬，像芭蕾舞演员那样的足尖站立。

2. 主要症状

（1）**运动障碍：**运动自我控制能力差，严重者双手不会抓东西，双脚不会行走，有的甚至不会翻身，不会坐起，不会站立，不会正常地咀嚼和吞咽。

（2）**姿势障碍：**各种姿势异常，姿势的稳定性差，3 个月仍不能抬头，习惯于偏向一侧，或者左右前后摇晃。孩子不喜欢洗澡，洗手时不易将拳头掰开。

（3）**智力障碍**：智力正常的约占 1/4，智力轻度、中度低下的约占 1/2，重度智力低下的约占 1/4。

（4）**语言障碍**：语言表达困难，发音不清或口吃。

（5）**视听觉障碍**：以内斜视及对声音的节奏辨别困难最为多见。

（6）**生长发育障碍**：矮小。

（7）**牙齿发育障碍**：质地疏松、易折。口面功能障碍，脸部肌肉和舌部肌肉有时痉挛或不能协调收缩，咀嚼和吞咽困难，口腔闭合困难，流口水。

（8）**情绪和行为障碍**：固执、任性、易怒、孤僻，情绪波动大，有时出现强迫、自伤、侵袭行为。

（9）**其他**：有 39%~50% 的脑瘫儿童诱发癫痫，尤其是智力重度低下者。

1. 锋针

①取穴：太阳、曲泽、委中、解溪、太冲等。

②刺法：太阳、曲泽、委中、解溪、太冲等以锋针刺络，挤血，10 日治疗 1 次。

2. 镵针

①取穴：手足阳明经、足太阳经和督脉。

②刺法：手足阳明经、足太阳经和督脉等镵针根据经络走行密集毛刺，1 日 1 次，10 次为 1 疗程。

第十节　遗尿症

| 概述 |

一般情况下，孩子在 3~4 岁开始控制排尿，如果 5~6 岁以后还经常性尿床，每周 2 次以上并持续达 6 个月，就称为遗尿症。遗尿症是一种常见病，男孩比女孩患病的概率高。小儿遗尿症分为原发性和继发性遗尿，原发性遗尿症是指小儿从小至就诊时一直有遗尿，继发性遗尿症是指小儿曾经停止遗尿至少 6 个月，以后又发生遗尿。

| 病因病机 |

多由先天禀赋不足引起，如早产、双胎、胎怯等，或后天失养，使元气失充，肾阳不足，下元虚冷，不能温养膀胱，膀胱气化功能失调，闭藏失职，不能制约尿液，而为遗尿。

素体脾肺虚弱，屡患咳喘泻利，脾肺俱虚，脾虚运化失职，不能转输精微，肺虚治节不行，通调水道失职，三焦气化失司，则膀胱失约，津液不藏，而成遗尿。若脾虚失养，心气不足，或脾虚痰浊内蕴，困蒙心神，亦可使小儿夜间困寐不醒而遗尿。

平素性情急躁，所欲不遂，肝经郁热，肝之经络环阴器，肝失疏泄，影响三焦水道的正常通利，湿热迫注膀胱而致遗尿。

遗尿的病因为肾气不固、脾肺气虚、肝经湿热等。发病机制为膀胱失于约束，与肺、脾、肾功能失调，以及三焦气化失司有关。

| 诊断 |

1. **发病情况**：发病年龄在5岁以上，男孩多见，以原发性遗尿占大多数。

2. **症状**：睡眠较深，不易唤醒，每夜或隔几天发生尿床，甚则一夜尿床数次。白天过度活动、兴奋、疲劳或逢阴雨天往往遗尿次数增多，日间遗尿较少见。遗尿患儿常伴夜惊、梦游、多动或其他行为障碍。

3. **检查**：小便常规及尿培养多无异常发现，排除骶椎隐裂。

治 疗

锋针

①取穴：肾纹（小指掌面第2指间关节横纹处）。

②刺法：用小号锋针快速点刺肾纹中心，放出血液或黄白色的液体，左右手交替进行，2日1次，10天为1个疗程。疗程间隔3天。选五倍子、煅龙骨、硫黄、冰片按10∶5∶2∶1的比例研末过筛，醋调，夜晚敷于肚脐内，隔日换1次。10天1个疗程。

参考文献

[1] 周凤梧，张灿玾. 黄帝内经素问语释. 济南：山东科学技术出版社，1985.

[2] 王玉兴. 黄帝内经灵枢三家注. 北京：中国中医药出版社，2013.

[3] 王洪图，贺娟. 黄帝内经灵枢白话解. 北京：人民卫生出版社，2004.

[4] 李平华，孟祥俊. 黄帝内经九针疗法. 北京：中国中医药出版社，2018.

[5] 李平华，孟祥俊. 内经针法——五体针刺疗法. 北京：人民卫生出版社，2019.

[6] 田代华，刘更生. 灵枢经. 北京：人民卫生出版社，2005.

[7] 田代华. 黄帝内经素问. 北京：人民卫生出版社，2005.

[8] 梅自强，廖冬晴. 黄帝外经解要与直译. 昆明：云南出版集团云南人民出版社，2012.